Ralf Bohlmann

ERSCHAFFE DIE BESTE VERSION VON DIR

Dein Neustart in ein gesundes und glückliches Leben

riva

INHALT

DEIN NEUSTART IN EIN GESUNDES UND GLÜCKLICHES LEBEN

Standst du schon einmal vor dem Spiegel, nackt und ungeschminkt, und hast dir gedacht: »Hm, da geht noch was«? Ich stelle diese Frage gern am Anfang meiner Vorträge und Workshops und die Reaktion darauf ist immer die gleiche. Die meisten Anwesenden zögern kurz, schmunzeln dann und heben die Hand. Und die anderen verschränken die Arme vor der Brust und machen ein Gesicht, als dächten sie: »Ja, ich auch, aber ich werde mich hier ganz bestimmt nicht melden.«

Wenn auch dir beim Blick in den Spiegel schon einmal der Gedanke »Da geht noch was« kam, dann bist du damit nicht allein. Im Gegenteil: Es wäre sogar ziemlich ungewöhnlich, wenn es nicht so wäre. Denn es gibt kaum einen Erwachsenen, dem nicht schon einmal etwas Ähnliches durch den Kopf gegangen ist. Der Wunsch nach einem schönen Körper steckt offenbar – mehr oder weniger stark ausgeprägt – in jedem von uns.

Oft wird gesagt, dass es dabei um Anerkennung geht, und das ist sicher ein wichtiger Aspekt. Wir Menschen sind soziale Wesen und – ob uns das bewusst ist oder nicht – wir definieren uns über unseren Rang in der Gesellschaft. Dabei spielt körperliche Attraktivität eine wichtige Rolle, neben Dingen wie Talent, Kreativität, Zielstrebigkeit oder materiellem Vermögen.

Was dahintersteckt, ist ein Urinstinkt, der Millionen Jahre lang unser Überleben als Individuum gesichert hat. Attraktivität ist Gesundheit, die man sieht. Wir finden einen schlanken, muskulösen und sichtbar gesunden Körper deshalb attraktiv, weil wir die körperliche Fitness darin erkennen. Wir empfinden Menschen als attraktiv, denen wir ihre Energie und Lebensfreude ansehen, denn auch das waren zu allen Zeiten gute Voraussetzungen beim Kampf ums Überleben.

Bis heute sind in uns Aspekte wie Gesundheit, Fitness, Energie und Lebensfreude, die wir gemeinhin mit dem Wort »Attraktivität« umschreiben, als erstrebenswert fest verankert. Und dabei geht es auch, aber nicht nur, um die Anerkennung durch andere. Vor allem wollen wir uns selbst wohlfühlen in unserer Haut. Ich würde das auch wollen, wenn ich allein auf einer Insel wäre und es niemanden gäbe, um dessen Anerkennung ich mich bemühen müsste.

Look, feel and perform good. Gut aussehen, sich gut fühlen und fit sein – körperlich und mental.

Genau darum geht es in diesem Buch. Wir dürfen uns dazu bekennen, nach Gesundheit und Attraktivität zu streben, auch wenn beides längst nicht mehr die Voraussetzung für unser Überleben ist. Hinderlich ist es jedoch sicher nicht und, ganz ehrlich, es macht schlicht und ergreifend mehr Spaß, in den Spiegel zu schauen und zu sagen: Ja, mir gefällt, was ich sehe!

Mehr als ein Jahrzehnt habe ich mich mit der Frage beschäftigt, wie ich so etwas wie »die beste Version von mir« erschaffen kann. Eine Version, die kerngesund, körperlich und geistig topfit und voller Energie und Lebensfreude ist. Ich habe vieles ausprobiert und manches verworfen. Immer wieder habe ich versucht, über den Tellerrand der üblichen Ratschläge und Ratgeber hinauszusehen und das Puzzle für die beste Version von mir vollständig zusammenzusetzen. Mit über 50 Jahren bin ich heute messbar gesünder und körperlich leistungsfähiger als jemals zuvor in meinem erwachsenen Leben. Ich schaue in den Spiegel und mir gefällt, was ich sehe.

Als Podcaster, Coach, Trainer und Autor unterstütze ich heute Menschen dabei, den gleichen Weg ohne Umwege zu gehen und viel schneller als ich ans Ziel zu kommen. Auch du kannst die beste Version von dir erschaffen. Mit diesem Buch möchte ich dich inspirieren, motivieren und anleiten auf deinem Weg in ein Leben voller Gesundheit und Lebenskraft, Wohlbefinden und Glück. Ich möchte dich an die Hand nehmen und dich begleiten, damit auch du die beste Version von dir erschaffen kannst.

DEIN RALF BOHLMANN

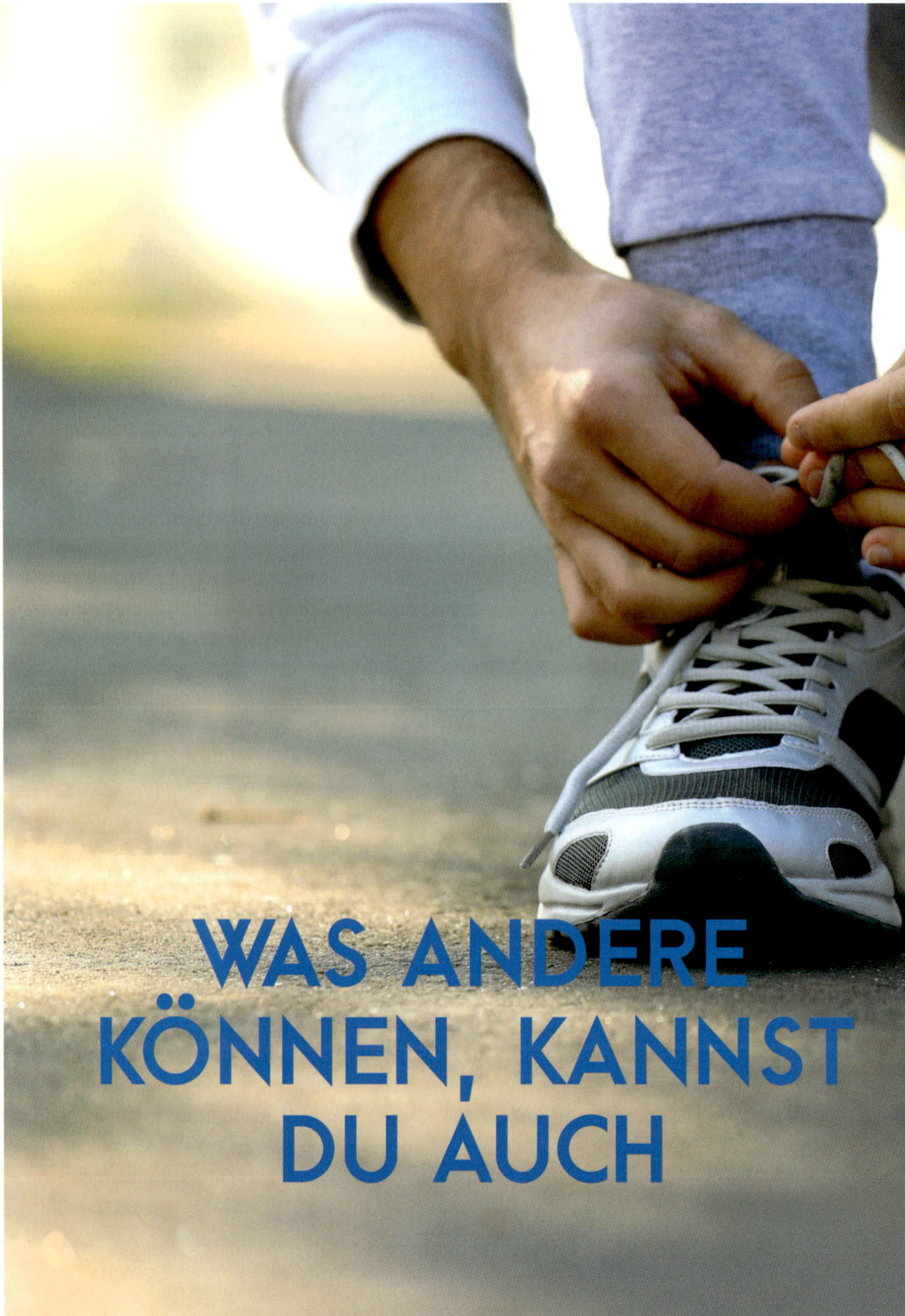

WAS ANDERE KÖNNEN, KANNST DU AUCH

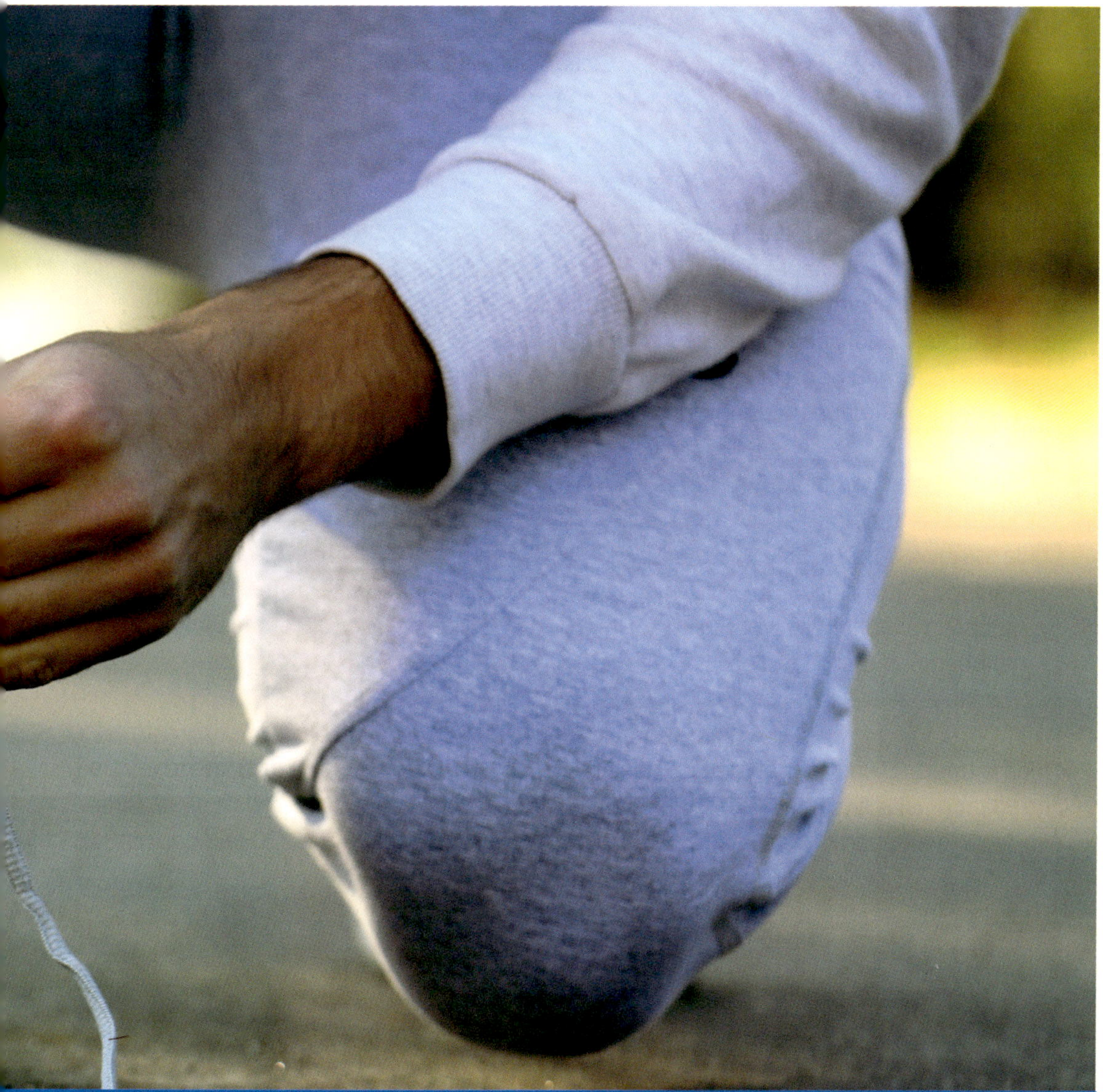

»Wie würde ich aussehen und wie würde ich mich fühlen, wenn ich das eine oder andere besser machen würde?«
Ich erlebe jeden Tag, dass beinahe jeder eine Idee von seiner besten Version hat. Lass uns gemeinsam herausfinden, wie die beste Version von dir aussehen könnte.

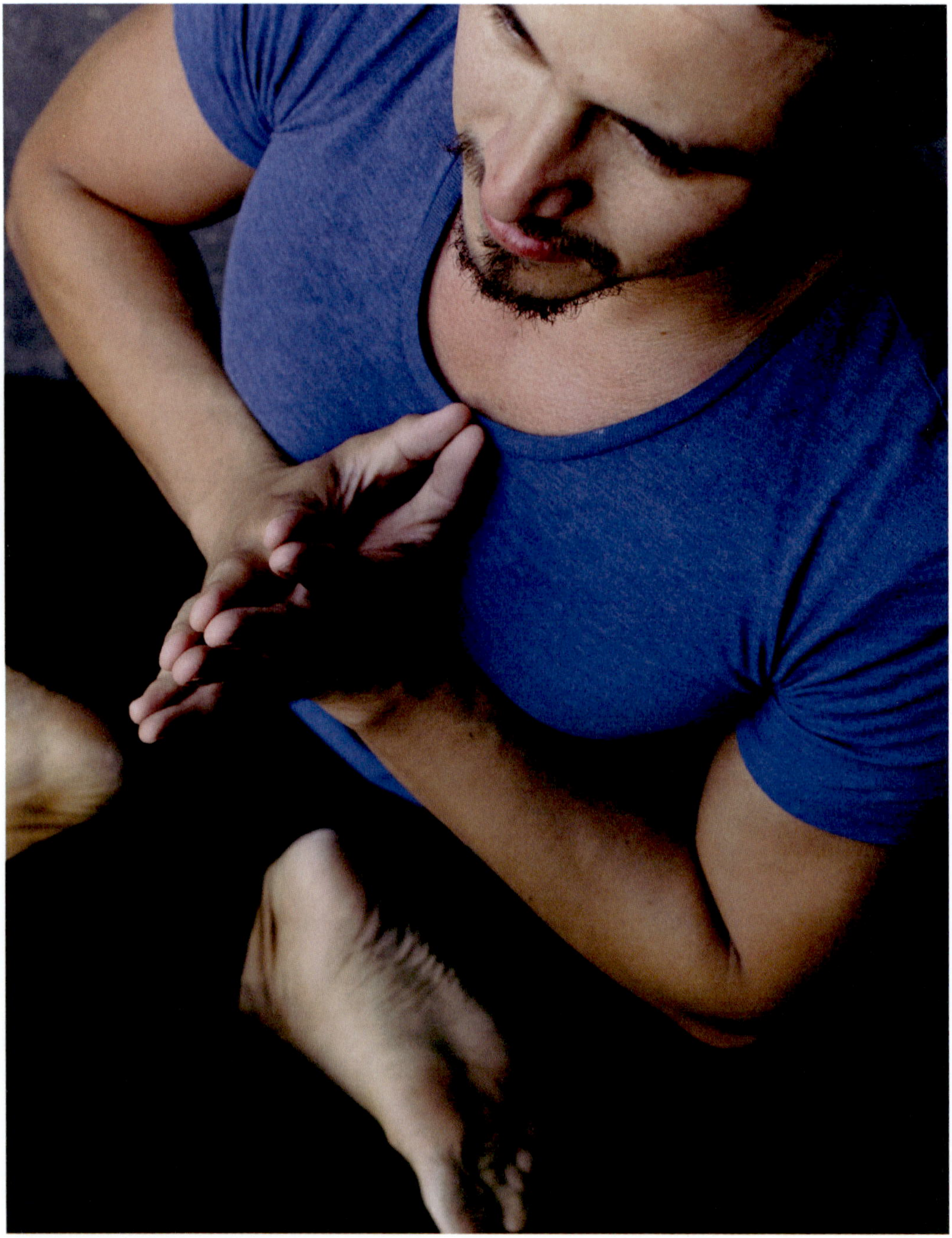

In einem Jahr kannst du Unglaubliches erreichen. Kein Weg ist zu weit.

ÜBERNIMM DIE VERANTWORTUNG UND GEHE DEINEN WEG

Was immer dich bisher daran gehindert hat, deine Ziele zu erreichen – du kannst diese Hindernisse überwinden. Kein Weg ist zu weit, um ihn zu gehen, und nichts wird dich aufhalten, sobald du bereit bist, die Verantwortung für deine Gesundheit, Fitness und Vitalität zu übernehmen. Arthur Boorman und Alessandro Zanardi haben genau das getan und hier sind ihre Geschichten.

Arthur Boorman: Auch wenn der Weg weit ist

Arthur Boorman verpflichtete sich als gesunder junger Mann für den Militärdienst bei der US Army. Er wurde zum Fallschirmspringer ausgebildet. Dabei sind harte Landungen die Regel und Verletzungen an der Tagesordnung. Für Arthur waren es wohl zu viele Sprünge und zu viele Verletzungen, sowohl in der Ausbildung als auch bei militärischen Einsätzen. Als er entlassen wurde, waren seine Knie kaputt und der Rücken geschädigt. Er konnte sich kaum mehr normal bewegen.

In den Jahren nach seiner Entlassung nahm Arthur massiv zu. Zuletzt wog er 134 Kilogramm, ein Mann nicht viel größer als 1,70 Meter. Irgendwann konnte sein verletzter Körper das eigene Gewicht nicht mehr tragen und er brauchte Schienen an den Kien und ein Korsett, das seinen Rücken stabilisierte. Die Ärzte sagten ihm, er würde nie wieder ohne Gehhilfen gehen können.

Arthur erkannte in seinem Spiegelbild einen fetten, kranken, verwahrlosten Loser und war kurz davor, sich in sein Schicksal zu ergeben. Bis er einen Yogalehrer fand, der bereit war, mit ihm zu arbeiten. Arthur trainierte und übte. Er fiel hin und stand wieder auf. Stundenlang, tagelang, wochenlang. In sechs Monaten verlor er 45 Kilogramm. Er konnte wieder ohne Krücken gehen, sogar laufen. Voller Übermut versuchte er, einen Kopfstand zu machen, und dabei stürzte er gegen einen Schrank in seinem Wohnzimmer. Doch er rappelte sich wieder auf, fiel erneut und erhob sich wieder. Stundenlang, tagelang, wochenlang.

In zehn Monaten hatte er schließlich sein Gewicht um 63 Kilogramm verringert. Er konnte gehen, laufen und rennen. Er war schlank, gesund, beweglich und er war wieder glücklich. Das YouTube-Video mit der spektakulären Geschichte von Arthur Boorman hat bis heute mehr als 13 Millionen Klicks. In weniger als einem Jahr hat er sich in der besten Version erschaffen, die er sich zu Beginn seines Weges vorstellen konnte.

Ich erzähle diese Geschichte immer dann, wenn jemand glaubt, dass sein Weg zu weit ist, um ihn bis zum Ende zu gehen. Egal, wie schlecht es dir heute gehen mag, in einem Jahr kannst du Unglaubliches erreichen.

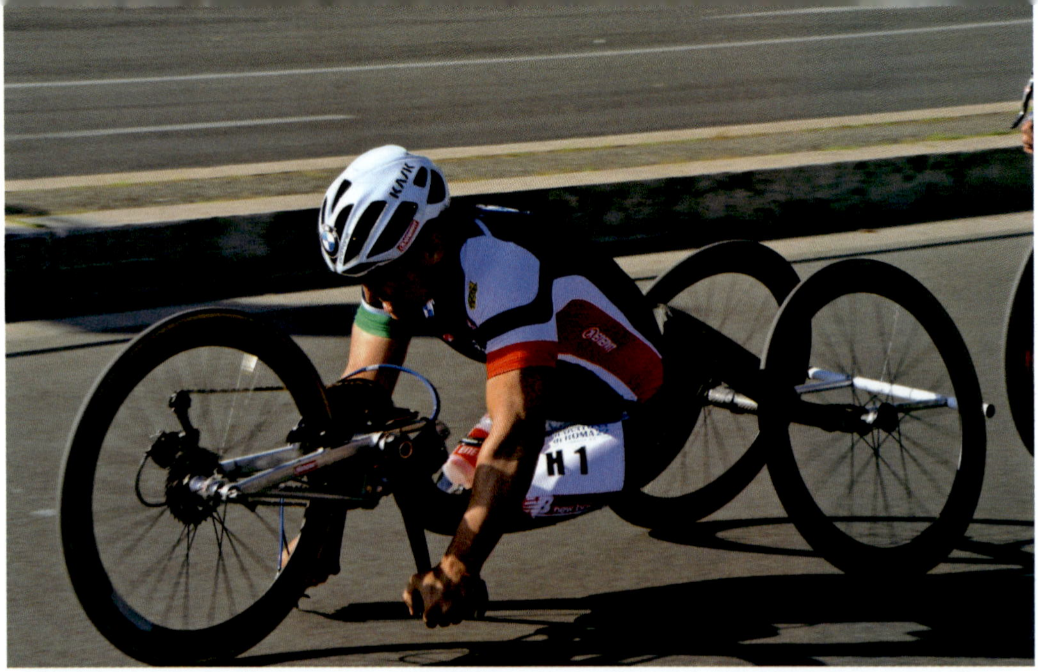

Olympiasieger und Motorsport-Champion, mit und ohne Beine. Für alles gibt es eine Lösung.

Alessandro Zanardi: Geht nicht, gibt's nicht

Alessandro Zanardi ist ein italienischer Rennfahrer. In den 1990er-Jahren fuhr er in der Formel 1, später dann in der amerikanischen Champcar-Serie. Im September 2001 wurde er in einen fürchterlichen Unfall verwickelt. Er wurde sieben Mal wiederbelebt, verlor beide Beine oberhalb der Knie und überlebte.

Alex Zanardi hielt sich nicht lange mit der Frage auf, ob er jetzt am Ende sei oder nicht. Zwei Jahre nach dem schrecklichen Unfall saß er wieder in einem Rennwagen. Zwischen 2005 und 2009 fuhr er in der Tourenwagen-Weltmeisterschaft für BMW. In einem Auto, in dem er mit der rechten Hand Gas geben und die Bremse mit einer Prothese am rechten Bein bedienen konnte. Vier Jahre nach seinem Unfall gewann er sein erstes Rennen in der Tourenwagen-Weltmeisterschaft. Weitere Siege sollten folgten.

Eine unglaubliche Geschichte – und sie ist noch nicht zu Ende. Im Jahr 2007 belegte Zanardi bei seiner ersten Teilnahme am New-York-Marathon mit dem Handbike den vierten Platz. 2011 gewann er den New-York-Marathon in seiner Klasse. Im Jahr 2012 ging er bei den Paralympics, den Olympischen Spielen für Behinderte, im Handbike an den Start. Er holte Gold im Einzelzeitfahren und im Straßenrennen, zudem noch Silber im Mixed-Teamfahren. 2016 gewann er bei den Paralympics in Rio erneut die Goldmedaillen im Einzelzeitfahren und in der Mixed-Staffel. Die Geschichte von Alex Zanardi ist vielleicht noch spektakulärer als die von Arthur Boorman. Wann immer mir jemand sagt, dass er dieses oder jenes Ziel nicht erreichen kann, weil dies oder das im Weg steht, fällt mir diese Geschichte ein. Zanardi wollte als Rennfahrer Rennen gewinnen

Manchmal geht es einfach nur darum, wieder in Form zu kommen, sich gut zu fühlen und fit zu sein. ▶

und nicht einmal der Verlust beider Beine hat ihn davon abgehalten. Er wollte beim New-York-Marathon die Ziellinie überqueren, und selbst das ist ihm ohne Beine gelungen. Wenn du etwas wirklich willst, dann kann auch dich nichts stoppen. Für alles gibt es eine Lösung.

WAS IST DEIN THEMA?

Vielleicht ist dein Thema nicht so spektakulär wie das von Arthur Boorman oder von Alessandro Zanardi. Möglicherweise findest du dich eher in den folgenden Geschichten von Katlin, Michael, Larissa oder Jari wieder. Sie alle standen irgendwann vor dem Spiegel und dachten: »Da geht noch was.«

Katlin: Schlank wie mit 32

Katlin kam mit 47 Jahren im Herbst 2015 zu einer meiner Veranstaltungen. Sie wollte nicht mehr Gewicht auf die Waage bringen als vor ihrer ersten Schwangerschaft. Nach der Geburt ihres ersten Kindes hatte sie rund acht Kilogramm mehr gewogen als zwei Jahre zuvor. Durch einige Diäten hatte sie immer wieder ein paar Kilos verloren. Von einem dauerhaften Erfolg war das leider nie gekrönt. Mit ihrer zweiten Schwangerschaft nahm sie weiter zu. Ihre Kinder gehen inzwischen zur Schule und die Zahl auf der Waage ist um 15 Kilogramm zu groß.

Katlin hatte die Vorstellung einer schlanken, fitten und gesunden Version von sich – eine beruflich erfolgreiche Mutter zweier Kinder

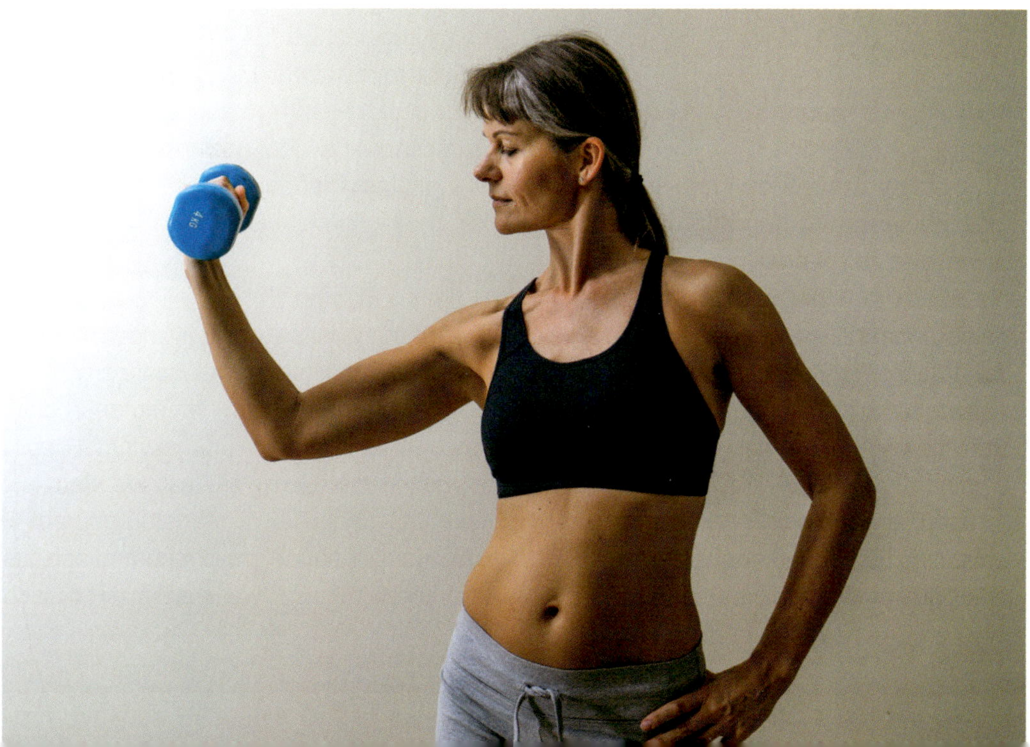

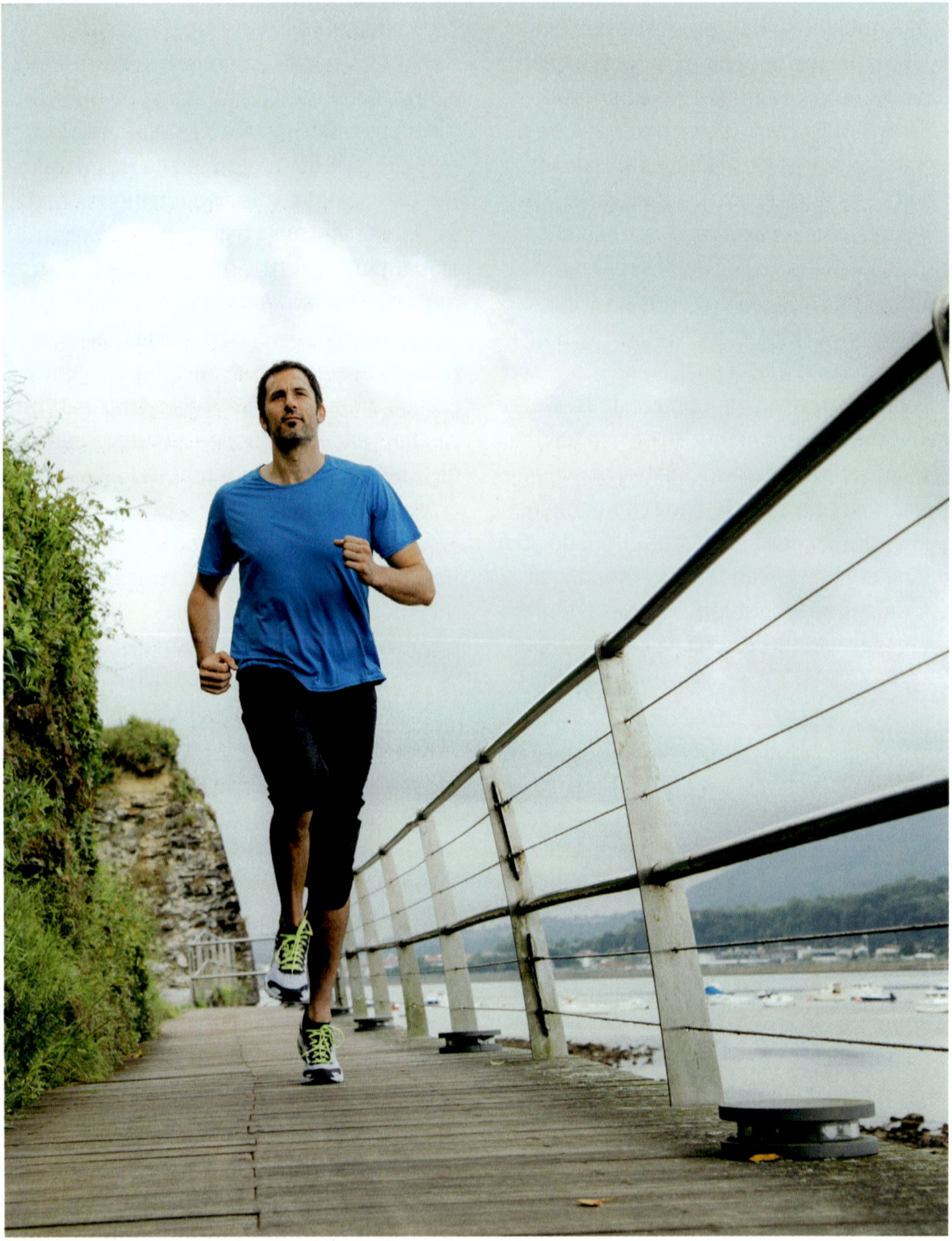

Mit 40 geht es bergab mit der Gesundheit. Tatsächlich? Ist das wirklich immer so?

voller Energie und Lebensfreude. Zwölf Wochen lang habe ich sie begleitet. Wir haben wöchentlich telefoniert, nie länger als 30 Minuten. Katlin hat in der Zeit einige alte Gewohnheiten in verschiedenen Lebensbereichen durch bessere ersetzt. Wirklich schwergefallen ist ihr das nicht. Im Gegenteil, sie ging das Thema sehr motiviert an, und da sie sich von der ersten Woche an besser fühlte, war das Dranbleiben für sie kein Problem.

Bei einem Telefonat drei Monate nach unserem Projektstart erzählte sie mir, dass sie 14 Kilogramm verloren habe und dass sie sehr zufrieden sei.

»Was ist los, Katlin? Soweit ich mich erinnere, sollten 15 Kilogramm verschwinden, oder?«

»Ja, stimmt schon. Aber kann es sein, dass ich jetzt einfach mehr Muskeln habe als vorher? Du weißt schon, vom Crossfit. Es fühlt sich auf jeden Fall klasse an und ich bin sehr happy damit. Vielen Dank, Ralf.«

Michael: Wieder fit wie früher sein

Als ich Michael kennenlernte, war er Anfang 30, spielte Fußball und war Mannschaftskapitän im örtlichen Sportverein. Ein Mann wie ein Baum, voller Energie und ausgestattet mit einem großen Selbstbewusstsein und einem ebenso großen Appetit. Nur waren seine Knie leider nicht so stark wie sein Ego und nach mehreren Operationen war mit Fußball Schluss.

In den folgenden zehn Jahren baute er ein Haus, drei Kinder wurden geboren und beruflich ging es bergauf. Michael wurde Geschäftsführer und das bedeutete mehr Verantwortung, mehr Stress, mehr Zeit bei der Arbeit und weniger Schlaf. Da der Appetit gleich blieb, entwickelte sich bei Michael ein mittelgroßes Bäuchlein, während die Oberarme und die Brust schmaler wurden. Es ist ja auch völlig normal, dass man mit 40 nicht mehr aussieht wie mit 30. Dass man etwas breiter wird, das Gesicht etwas rundlicher und dass sich die ersten kleinen Zipperlein einstellen, ein verspannter Nacken vom Stress, Rückenschmerzen vom vielen Sitzen, die Verdauung ... Oder?

Ich hatte Michael einige Zeit nicht gesehen. Bei einer Feier stand er plötzlich wieder neben mir: »Wow, hallo Michael, du siehst klasse aus! Schmaler bist du geworden.« Er sah tatsächlich wieder so aus, wie ich ihn mit Anfang 30 kennengelernt hatte. Schlank, stark, mit breiten Schultern, gesund und fit.

»Ich habe mir einen Hund zugelegt. Mit dem gehe ich jeden Tag raus. Den Job mache ich längst ohne viele Überstunden und ich habe mir einen Fitnesskeller eingerichtet mit allem, was man so braucht. Da trainiere ich zwei oder drei Mal in der Woche. Bier und Wein gibt es bei mir nur noch am Wochenende und morgens und abends lasse ich die Kohlenhydrate weg.« Das war sein einfaches Erfolgsrezept.

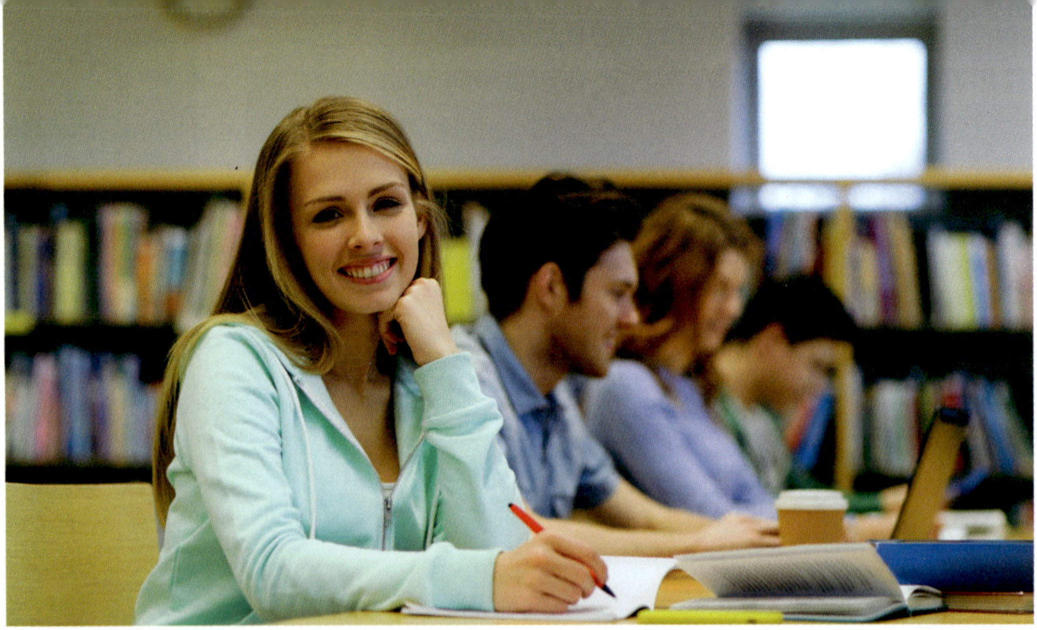

Brauchst du ein neues Ziel, eine neue Herausforderung?

Larissa: Die Umkehr schaffen

Larissa studierte seit etwas mehr als einem Jahr und sie kam auf Empfehlung ihres Arztes zu mir. Gefühlt war sie in letzter Zeit häufiger krank als gesund gewesen. In den vergangenen zwei, drei Jahren hatte sie so ziemlich jede Infektion angezogen, die sich in ihrer Nähe hatte blicken lassen. Ihre Haut war gerötet und empfindlich, die Haare stumpf. Sie hatte verschiedene Nahrungsmittelunverträglichkeiten entwickelt und fühlte sich müde und kraftlos. Das Studium verlangte ihr alles ab. An Ausgehen und Feiern war da nicht mehr zu denken.

Larissa wollte einfach nur wieder gesund sein. Sie wollte die Power und Lebensfreude zurück, die sie früher einmal besessen hatte. Wir fanden den Grund für ihr schwaches Immunsystem und die fehlende Energie schnell. Larissa stellte ihre Ernährung um, glich Defizite bei der Versorgung mit Vitalstoffen aus und brachte wieder mehr Bewegung in ihr Leben. Sehr schnell fühlte sie sich besser und nach einigen Wochen war sie wieder fit, gesund und hatte Spaß am Studium und am Leben an sich. In ein paar Lebensbereichen war Larissa in der falschen Richtung unterwegs gewesen. Sie musste nur die Richtung korrigieren.

Jari: Neue Ziele setzen

Jari war gut in Form, als er in mein Seminar kam. Schlank, gesund, glückliche Familie, tolle Kinder, beruflich etabliert. Und er wollte eventuell einen Marathon laufen, vielleicht aber auch nicht. Irgendein sportliches Ziel wollte er sich allerdings setzen. Er war nicht gelangweilt im eigentlichen Sinne, aber irgendetwas fehlte ihm. Was ihn am Marathon störte, war die hektische Volkslauf-Atmosphäre mit Tausenden von Startern, Zuschauern, Helfern in irgendeiner deutschen Innenstadt. Und die Jagd nach einer bestimmten Zeit oder Platzierung, die am Ende ohnehin bedeutungslos war. Das Laufen an sich, die Möglichkeit, locker und leicht stundenlang durch eine

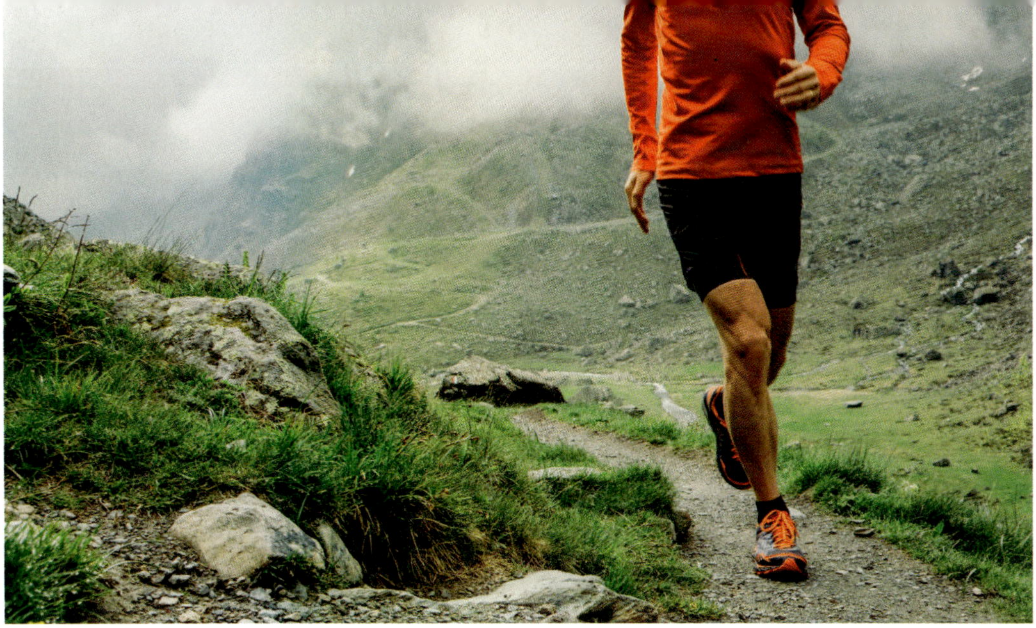

Willst du wieder kerngesund sein und voller Energie?

traumhafte Landschaft zu laufen, das faszinierte ihn.

Nach dem Seminar hatte Jari einen Floh im Ohr: Ultraläufe, Distanzen über 42 Kilometer, Landschaftsläufe in herrlichen Gegenden. Mit dieser Idee fuhr er heim und begann zu trainieren. Seine erste Halbmarathon-Distanz lief er einige Wochen später, ganz allein an einem Samstag im Urlaub an der niederländischen Nordseeküste. Im letzten Sommer lief er allein einige Tage mit Zelt, Schlafsack und wenig Gepäck zu Fuß durch Finnland. Jari brauchte nur ein neues Ziel und eine neue Vorstellung von seiner besten Version.

VON ANDEREN LERNEN

Das waren sechs völlig unterschiedliche Geschichten und von jeder einzelnen kannst du etwas lernen. Arthur Boorman hatte Pech mit seinen Verletzungen beim Militär, aber einen Großteil seines Problems hatte er sich selbst eingebrockt. 15 Jahre lang hatte er sich in Selbstmitleid ergangen und sich hängen lassen. Die 60 Kilogramm Übergewicht hatte er sich allein angefuttert. Aber eines Tages traf er eine Entscheidung und blieb dran, bis er sein Ziel erreichte. Wenn Arthur das schaffen kann, dann kannst du das auch. In einer Show wurde Arthur gefragt, welchen Rat er den Menschen geben würde: »Start and don't quit« war seine Antwort, also: »Fang an und hör nicht auf.« Alles beginnt mit deiner Entscheidung.

Alex Zanardi ist ein Phänomen. Erfolgreich zu sein ist Teil seiner Persönlichkeit. Er wurde durch einen schlimmen Unfall zurückgeworfen und doch kämpfte er sich, kaum aus dem Koma aufgewacht, zurück ins Leben. Er wollte Rennen gewinnen und er gewann Rennen. Dann eben ohne Beine. Er wollte Marathon laufen und anstatt zu sagen: »Das kann ich nicht, ich bin ein Krüppel«, gewann er den New-York-Marathon in seinem Handbike. Seine Einschränkungen sind im völlig egal, er sucht und er findet Möglichkeiten.

Wahrscheinlich sind die Geschichten von Arthur Boorman und Alex Zanardi weit entfernt von dem, was du gerade erlebst. Vielleicht denkst du beim Blick in den Spiegel lediglich, dass da noch mehr möglich ist. Womöglich bist du nur wie Katlin und Michael über die Jahre etwas gemütlicher geworden und ein bisschen eingerostet. Vor zehn oder 15 Jahren war ja noch alles gut. Das muss doch wieder hinzukriegen sein. Ja, glaub mir, das geht.

Larissa ging es tatsächlich schlecht und ihr Arzt konnte mit Medikamenten nicht helfen. Doch ihm war klar, dass ihr Gesundheitszustand etwas mit ihrer Lebensweise zu tun hatte. Larissa musste und wollte etwas verändern, weil ihr das Leben so einfach keinen Spaß mehr machte. Und das ließ sich schließlich auch korrigieren.

Vielleicht hast du aber auch wie Jari das Gefühl, dass du dein Potenzial noch lange nicht ausgeschöpft hast und dass du ein paar Dinge unbedingt ausprobieren möchtest. Einen Halbmarathon oder einen Marathon laufen, einen Berg besteigen, die Alpen mit dem Rad überqueren ... Oder du möchtest endlich die Figur haben, von der du schon lange träumst.

Es kann sein, dass du einfach neue Ziele brauchst, die dich wirklich begeistern und für die du dich in Form bringen willst. Viele Menschen träumen davon, einfach nur gesund zu leben. Sie möchten sich im Spiegel ansehen und denken: »Ja, so gefalle ich mir. Ich fühle mich zu 100 Prozent wohl in meiner Haut.« Und dieses Gefühl soll dann bitte dauerhaft, nachhaltig und mit selbstverständlicher Leichtigkeit bestehen bleiben. Wie ist es bei dir?

Die Idee von der besten Version von dir

Die beste Version von dir erschaffen, das geht tatsächlich. Ich habe es für dich ausprobiert. Vor zehn Jahren, mit Anfang 40, war ich relativ sportlich und fit, aber zu 100 Prozent wohlgefühlt in meinem Körper habe ich mich trotzdem nicht. Das Gewicht war okay und dennoch war ich mit meiner Figur nicht zufrieden. Ich hatte Nackenschmerzen und Verspannungen vom Stress, Rückenschmerzen vom vielen Sitzen, Probleme mit der Verdauung und ständig irgendeine Verletzung vom Laufen. Die üblichen Zipperlein halt. Meinen Freunden im gleichen Alter ging es nicht anders. Also alles ganz normal. So ist es eben. Oder?

Doch eine Sache ging mir nicht aus dem Kopf, nämlich die Vorstellung einer besseren Version von mir – kerngesund, topfit und voller Energie und Lebensfreude. Ich hatte ein Bild von mir im Kopf, wie ich gern sein wollte. Ich in »Perfekt«. Ich habe Jahre gebraucht, um herauszufinden, wie ich diese Version von mir erschaffen kann. Schritt für Schritt habe ich das Puzzle zusammengesetzt. Heute, mit Anfang 50, bin

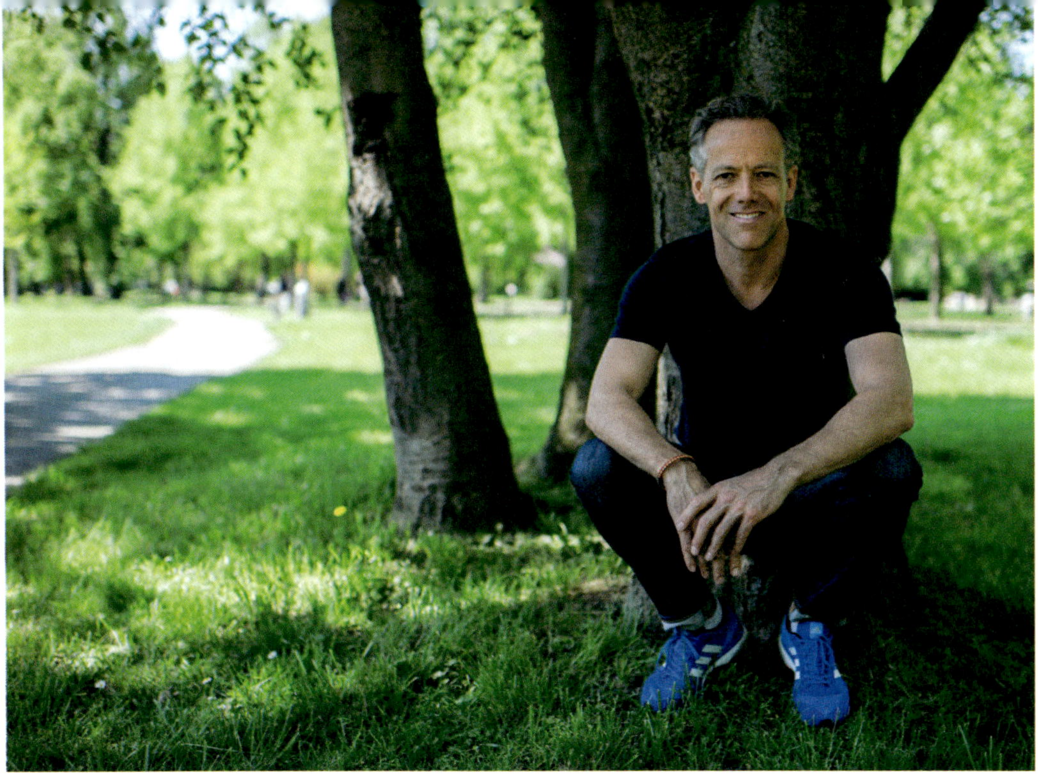

Die beste Version von dir beginnt mit deiner Entscheidung. Wann entscheidest du dich? Jetzt?

ich fitter und gesünder als je zuvor in meinem erwachsenen Leben. Ich fühle mich vollkommen wohl in meinem Körper und lebe mit selbstverständlicher Leichtigkeit – ohne Diäten und Trainingspläne. Ich habe gelernt, welche Lebensbereiche dafür entscheidend sind, was wirklich wichtig ist und was nicht. Und es ist tatsächlich leicht.

WIE SIEHT DIE BESTE VERSION VON DIR AUS?

Erinnerst du dich an deine Zeit als Teenager? Wie hast du die Erwachsenen damals erlebt und gesehen? Ich erinnere mich noch gut an einige Familienfeste in meiner Kindheit. An die Geburtstage meiner Eltern zum Beispiel. Verwandte, Nachbarn und Freunde meiner Eltern waren im Wohnzimmer versammelt. Es wurde gegessen, getrunken, gescherzt und gelacht. Ich habe die Menschen beobachtet. Menschen, die ich mochte und die ich bis heute mag. Und dennoch wollte ich nie so aussehen wie sie.

Ich war vielleicht 15 Jahre alt und Menschen mit 40 waren für mich damals alt. Die Erwachsenen hatten runde Gesichter mit roten Wangen. Die Männer hatten stramme Bäuche und die Damen eine Menge Hüftgold. Natürlich nicht alle, aber in meiner Erinnerung waren die Erwachsenen, die ich kannte, selten schlank, sportlich, fit und kerngesund. Es wurde viel gearbeitet, viel geraucht, viel getrunken und viel gegessen, damals. Gesundheit war nur dann ein Thema, wenn jemand krank war. Fitness im sportlichen Sinne spielte keine Rolle. Es wurde hart gearbeitet und am Abend war man müde.

Damals habe ich mir zum ersten Mal vorgestellt, wie ich als Erwachsener wohl einmal aussehen würde. Seit der Zeit habe ich ein Bild von mir: schlank, mit einer sportlichen Figur, einer gesunden Haut, mit gepflegten Haaren und mit wachen, offenen Augen. Ich wollte auf keinen Fall so aussehen wie die Erwachsenen, die ich in meiner Umgebung wahrnahm.

Meine Vorbilder waren daher Menschen, die ich aus dem Fernsehen kannte. Fußballer wie Karl-Heinz Rummenigge und Schauspieler wie Robert Redford waren meine Vorbilder. Robert Redford kam meinem Wunschbild dabei am nächsten. Ich wollte später einmal so gesund, sportlich, fit und so smart aussehen wie Robert Redford. Ich sehe noch immer dieses Bild vor mir. Ich in Jeans mit einem weißen Hemd …

Wovon hast du geträumt, als du ein Teenager warst? Wer waren deine Vorbilder und Idole? Hast du dir damals ein Bild von dir selbst als Erwachsener gemacht? Wie wolltest du aussehen? Oder wie wolltest du auf gar keinen Fall sein? Nimm dir einen Augenblick Zeit und denke darüber nach: Als du ein Teenager warst, in was für einem Körper hast du dich als Erwachsener gesehen? Und wo stehst du heute?

Wenn du dich heute vor einen Spiegel stellst und dich betrachtest, nackt und ungeschminkt, was denkst du? Wie weit bist du entfernt von dem Bild, das du dir damals gemacht hast? Bist du ungefähr da angekommen, wo du sein wolltest? Würdest du sagen: »Ja, das passt schon. So ungefähr hatte ich mir das damals vorgestellt!« Dann darfst du dich ruhig

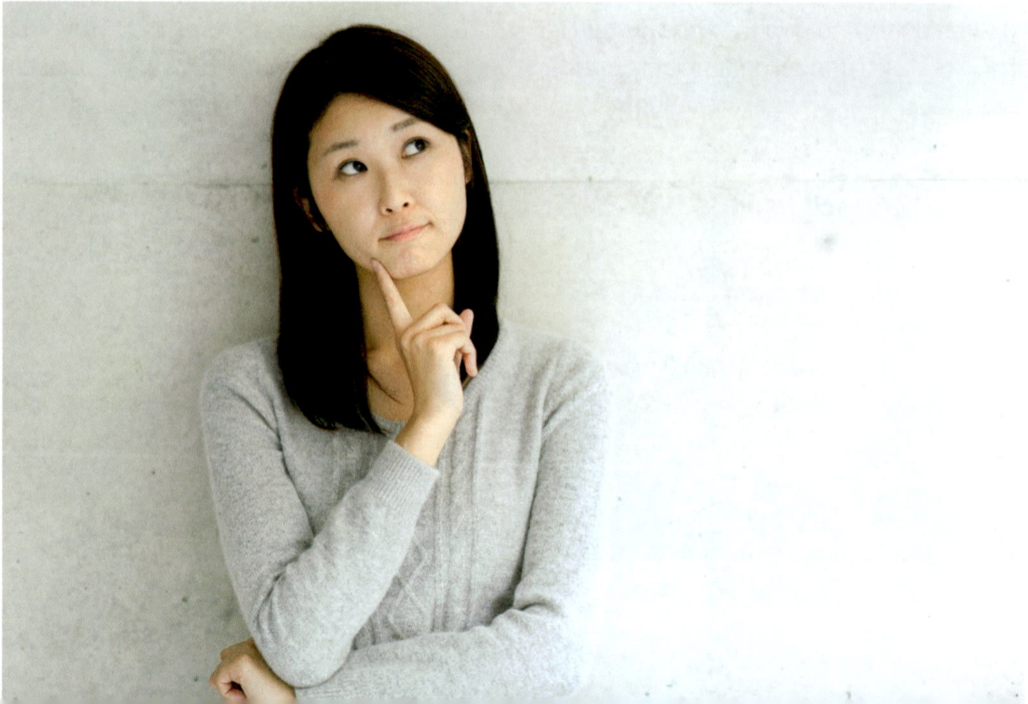

zurücklehnen und dir klarmachen, was für ein Privileg das ist. Kompliment. Du kannst dir dann aber gleich ein Bild für die Zukunft ausmalen. Du in 20 Jahren. Oder mit 70, was immer du willst. Programmiere ein neues Ziel in dein Navigationssystem ein. Du schlank, stark, topfit, kerngesund in 20 Jahren. Wie sieht das aus?

Sagst du vielleicht eher: »Ich habe mir als Teenager keine Gedanken darüber gemacht, wie ich aussehen werde, wenn ich erwachsen bin. Ich habe keine Idee oder ich erinnere mich nicht daran. Und was ich im Spiegel sehe, na ja, da geht noch was.« Wenn du dir damals nicht vorgestellt hast, wie du gern mal aussehen würdest, dann hast du in dein Navi kein Ziel eingegeben. Dein Unterbewusstsein ist dein Navigationssystem und es führt dich auf direktem Weg zu dem bestimmten Ziel. Wenn kein Ziel festgelegt ist, führt es dich irgendwo hin. Und du bist ja auch irgendwo angekommen. Nur vielleicht nicht da, wo du gern wärst. Mein Tipp: Mach dir jetzt ein Bild von dir in der Zukunft, damit dein Navi dich auf direktem Weg dahin führen kann.

Trifft für dich jedoch eher dieser Satz zu: »Ich hatte schon ein Bild von mir, nur leider bin ich heute ein ganzes Stück davon entfernt«? Dann haben sich dir offenbar Hindernisse in den Weg gestellt oder dein Ziel war nicht klar genug. Vielleicht hat auch einfach das Know-how gefehlt und dein Navi ist nicht auf dem neuesten Stand. Durch dieses Buch kannst du herausfinden, woran es gelegen hat und wie du ein Ziel so formulieren kannst, dass es funktioniert. Du lernst, wie du die Hindernisse aus dem Weg räumst und wie du es schaffst, dein Ziel wirklich zu erreichen.

◀ Wie wolltest du als Teenager aussehen, wenn du erwachsen bist? Hattest du eine Idee?

WENN DU ALLE MÖGLICHKEITEN HÄTTEST

Ich bin fest davon überzeugt, dass es eine »beste Version« von dir gibt. Vielleicht hast du ja bereits ein Bild davon im Kopf. Du in Perfekt – stell dir vor, wie du aussehen würdest. Wie würdest du dich fühlen, wenn du in allen Lebensbereichen alles richtig machen würdest? Angenommen, du würdest dein Potenzial, deine Möglichkeiten auch nur annähernd ausschöpfen. Angenommen, du würdest dich perfekt ernähren, täglich trainieren, täglich meditieren und so viel schlafen, wie du magst. Angenommen, du hättest die Zeit und das Geld dazu und du hättest keinerlei Sorgen, stattdessen spannende Ziele und Herausforderungen. Eine liebevolle Beziehung hättest du auch und du könntest einer Arbeit nachgehen, die du magst und die sich für dich gar nicht nach Arbeit anfühlt. Wie würdest du aussehen in einer idealen Welt?

In einer solchen idealen Welt wärst du so schlank, wie du schon immer sein wolltest.

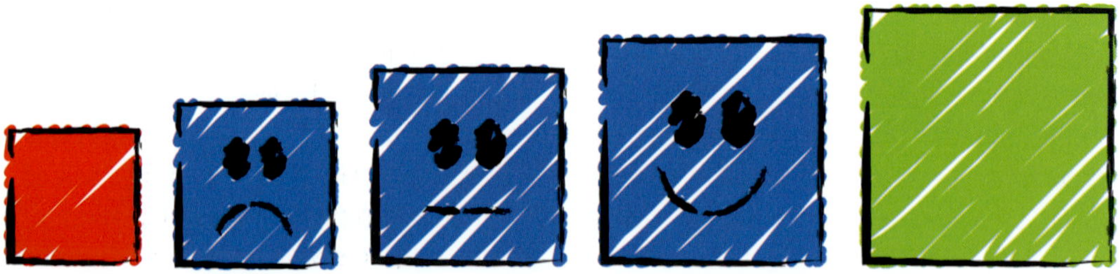

Eines der drei blauen Kästchen beschreibt vermutlich recht gut, wie du dich derzeit fühlst.

Du hättest einen sportlichen, athletischen Körper. Du wärst kerngesund, topfit, hättest Kraft und Ausdauer, du wärst beweglich und agil. Du würdest dich super fühlen, voller Energie und Lebensfreude, wärst selbstbewusst und gut drauf, wach, aufmerksam, souverän und du könntest dich über Stunden konzentrieren.

Ich weiß genau, wie die beste Version von mir aussieht. Aber wie sieht die beste Version von dir aus? Hast du ein Bild davon? Ich rede nicht von der besten Version von dir als Mutter, als Geschäftsmann oder als Partner. Ich meine deine Körperlichkeit. Davon, wie du aussiehst und wie du dich fühlst in deinem Körper. Und auch davon, was du mit dir und deinem Körper anstellen kannst. Wie leistungsfähig du bist, körperlich und geistig. Beim Sport, im Job, mit der Familie und in deiner Freizeit. Hast du das als Bild im Kopf?

Dann gehe bitte noch einen Schritt weiter. Hast du eine Vorstellung davon, wie du mit 50, 60 oder mit 70 Jahren sein möchtest? Wie willst du dann aussehen? Wie fit und wie beweglich möchtest du sein? Wie möchtest du dich fühlen und was willst du tun? Stell dir einen Samstag im Mai vor, in dem Jahr, in dem du 70 Jahre alt wirst. Du stehst auf einer Wiese, die Sonne scheint. Kinder spielen Fußball und der Ball rollt auf dich zu …

Erinnerst du dich an die Geschichte von Arthur Boorman? Dem ehemaligen Fallschirmspringer, der 15 Jahre nach seiner Entlassung vom Militärdienst mit Schienen an den Knien, einem Korsett am Rücken und mit 60 Kilogramm Übergewicht krank und deprimiert, wie er war, geglaubt hat, er sei am Ende? Arthur kam sich vor wie die schlechtestmögliche Version seiner selbst. 15 Jahre lang hatte er alles falsch gemacht, was man falsch machen kann. Er hatte sich ungesund ernährt, sich kaum bewegt und sich selbst bemitleidet. Für ihn ging es gefühlt gar nicht mehr schlechter.

Die absolut schlechteste Version von dir ist wie das rote Kästchen in der Grafik auf

Seite 22. Und die beste Version von dir, das ist das grüne Kästchen.

Das kleine blaue Kästchen steht für »Ich bin absolut unzufrieden mit meiner Figur, meiner Gesundheit und meiner Fitness. Ich habe keine Energie, ich fühle mich nicht gut und ich bin schlecht drauf.« Das mittlere blaue Kästchen bedeutet: »Alles soweit ganz okay, und ja, da geht noch einiges mehr.« Das große blaue Kästchen kennzeichnet hingegen eine Überzeugung wie »Ich fühle mich prima. Ich bin mit meiner Figur ziemlich zufrieden und ich bin auch recht fit. Ich habe Energie und ich bin gut drauf und ich möchte trotzdem noch mehr. Ich weiß, dass die beste Version von mir noch gesünder und fitter ist, noch fröhlicher und glücklicher, als ich das bisher bin.«

Das rote Kästchen steht für eine Version, von der du gottlob weit entfernt bist. Rot würde bedeuten, dass jemand körperlich praktisch am Ende ist, und das bist du natürlich ganz und gar nicht.

Das große, leuchtend grüne Kästchen symbolisiert die beste Version von dir. Die ideale und perfekte Version, die du erschaffst, wenn du eine Zeit lang wirklich alles perfekt und richtig machst, in allen Lebensbereichen, die etwas mit deiner Körperlichkeit und deinem Wohlbefinden zu tun haben. Diese Version von dir verändert sich übrigens, je näher du ihr kommst. Wenn du heute davon träumst, eines Tages zehn Kilometer am Stück laufen zu können, wirst du vielleicht von einem Halbmarathon träumen, sobald du dieses Ziel erreicht hast, und von einem Marathon, sobald du deinen ersten Halbmarathon gelaufen bist. Oder du bekommst Lust auf einen sportlicheren Körper, sobald du dein Übergewicht los bist. Vielleicht versteckt sich bereits die nächste beste Version von dir hinter deinem aktuellen Ziel.

Wir stehen tatsächlich alle irgendwo zwischen der hypothetischen, schlechtesten Version und der besten Version von uns. Auch unsere Vorbilder haben eine Vorstellung von einer besseren Version von sich selbst. Ein Typ wie Mats Hummels mag vielleicht denken: »Ich bin in Form, ich bin Weltmeister, ich fühle mich super. Aber nach meiner aktiven Karriere hätte ich gern mehr Muskeln und einen Sixpack wie Robert Lewandowski.« Eine Jessica Biel schielt vielleicht auf den sportlichen Körper eines Fitnessmodels. Auch deine Vorbilder stehen hin und wieder vor dem Spiegel und denken: »Hm, da geht noch was.«

Wie fühlst du dich heute in puncto Gesundheit, Figur und Wohlbefinden? Würdest du sagen: Das geht gar nicht? Oder bist du irgendwo in der Mitte, also im Okay-Bereich? Es gibt ein paar Dinge, die passen, und ein paar, mit denen du eher nicht zufrieden bist. Oder würdest du sagen: alles schon recht gut, aber noch nicht perfekt?

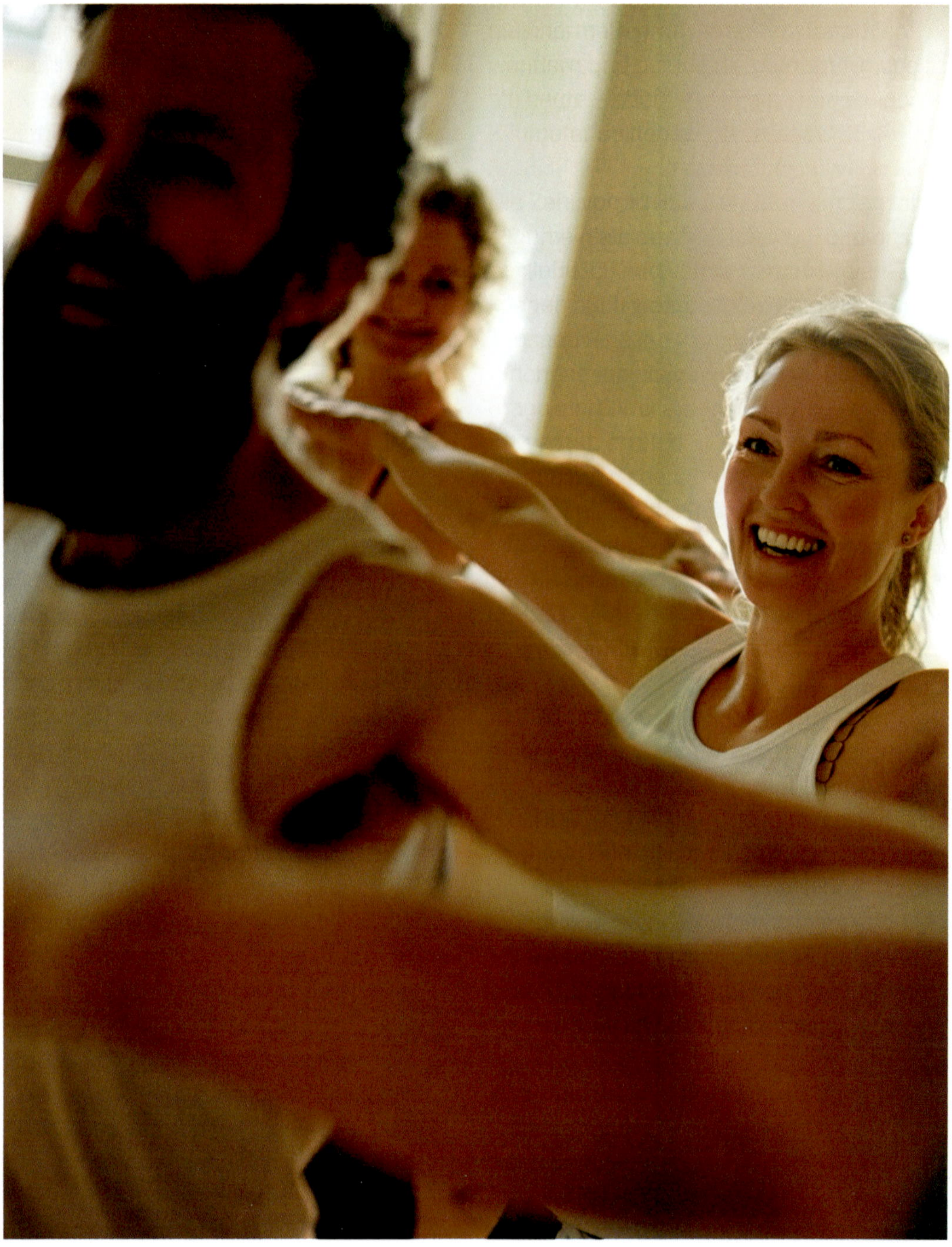

Der Weg zur besten Version von dir macht Spaß.

Arthur Boorman kam sich vor wie das rote Kästchen und hätte er die beste Version von sich beschreiben sollen, hätte er gesagt: »Die beste Version von mir wiegt 60 Kilogramm weniger, ist gesund und kann laufen.« Zehn Monate später hatte er dieses Ziel erreicht. Hätte man ihn da danach gefragt, hätte er bestimmt eine nächste beste Version von sich beschreiben können.

Mach dich auf den Weg

Es geht also nicht darum, dass du die absolut beste Version von dir erreichst und dich dann hinsetzt und sagst: »Danke, das war's.« Das Ziel sollte vielmehr sein, dass du in den Spiegel schaust und denkst: »Ja, so gefalle ich mir. Ich fühle mich zu 100 Prozent wohl in meinem Körper.«

Der Weg zur besten Version von dir ist vergleichbar mit einer Mountainbiketour in der Toskana. Stell dir vor, du magst so etwas und fährst mit einem Freund oder einer Freundin einen Hügel hinauf. Das macht Spaß und du genießt die Tour. Fast oben angekommen, entdeckst du den nächsten Hügel hinter dem Hügel. Und du schaust deinen Partner an und fragst: »Hey, hast du den Hügel gesehen? Hast du Lust?« Und die Antwort lautet: »Klar, es hat wirklich Spaß gemacht bis hierher. Da fahren wir auch rauf. Los geht‘s.«

Der Weg zur besten Version von dir ist keine Quälerei. Du musst den Hügel ja nicht im größten Gang hinauffahren. Wähle einen Gang, in dem du gut treten kannst. Du entscheidest dein Tempo. Wenn du schnell vorankommen willst, kann es sein, dass du bei der Bergauffahrt etwas ins Schwitzen kommst. Doch wenn es zu schwierig wird, schaltest du einfach einen Gang zurück. Und deine Anstrengung wird belohnt werden. Am Ziel fühlst du dich großartig. Wenn du magst, und nur dann, schaust du dich bei einer kühlen Erfrischung schon nach dem nächsten Hügel um.

Gesunder Körper, gesunder Geist

Und was ist, wenn es dir gar nicht so sehr um deinen Körper und deine Ästhetik geht? Wenn dir dein Gewicht und deine Figur eher weniger wichtig sind? Wenn du ein gesundheitliches Thema hast oder es dir eher darum geht, wie du dich fühlst. Was ist, wenn dir einfach die Energie und der Antrieb fehlen und du dich müde, erschöpft oder unglücklich fühlst? Dann fang genauso an, denn bei der besten Version von dir geht es um beides. Entscheidend ist, wie du aussiehst, wie du dich fühlst und was du zu leisten imstande bist, sowohl körperlich als auch mental. Gut aussehen, gut fühlen und fit sein – look, feel and perform good. Es ist eine Illusion zu glauben, dass sich das eine vom anderen trennen lässt.

Dein Körper und dein Geist sind untrennbar miteinander verbunden. Ich möchte dir ein Beispiel geben: Ein Gefühl ist nichts weiter als eine körperliche Reaktion auf einen Gedanken. Zum Beispiel auf den Gedanken an einen Lottogewinn oder an eine Steuernachzahlung. Der eine Gedanke fühlt sich toll an und der andere bereitet dir eher Bauchschmerzen. Unsere Gefühle wiederum werden körperlich repräsentiert durch Hormone, und die bestehen aus Eiweiß. Du kannst also etwas dafür tun, dass dein Körper Glückshormone oder Antriebshormone produziert, indem du deinem Körper über deine Ernährung genügend Eiweiß zur Versorgung stellst. Sonst klappt es nicht mit dem »feel good«, mit Energie und Lebensfreude. Sorge gut für deinen Körper und du wirst dich gut fühlen.

Dein Körper ist nicht nur deine Hülle und das Transportmittel für deinen Verstand und deine Identität. Dein Körper ist auch deine Fabrik für Antriebs- und Glückshormone. Mentale Leistungsfähigkeit, Energie und Lebensfreude haben unmittelbar etwas damit zu tun, wie gesund und wie körperlich fit du bist. Alles steht im Zusammenhang miteinander. Natürlich darfst du für dich entscheiden, worauf du deinen Schwerpunkt legst und worauf du dich konzentrierst. Aber wenn du deine Gesundheit und Fitness steigerst, wirst du dich besser fühlen und körperlich und mental leistungsfähiger sein. Willst du deine Stimmung und deine mentale Fitness verbessern, so kommst du nicht umhin, dich um deinen Körper zu kümmern. Die beste Version von dir bedeutet: »Ein gesunder Geist in einem gesunden Körper«, entsprechend dem lateinischen Diktum »Mens sana in corpore sano«.

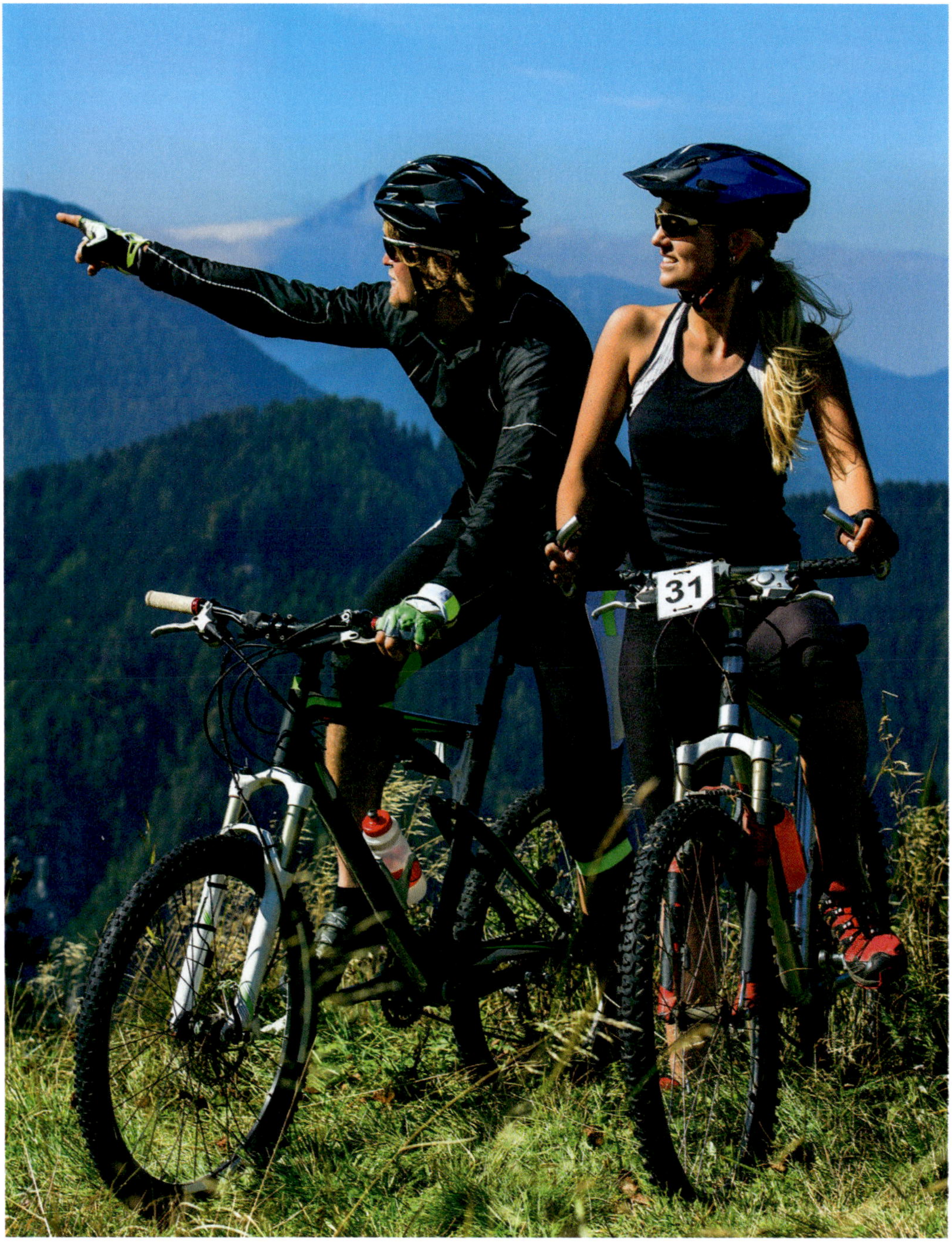

Der Weg zur besten Version von dir ist wie eine Radtour in den Bergen, bei der du das Tempo bestimmst.

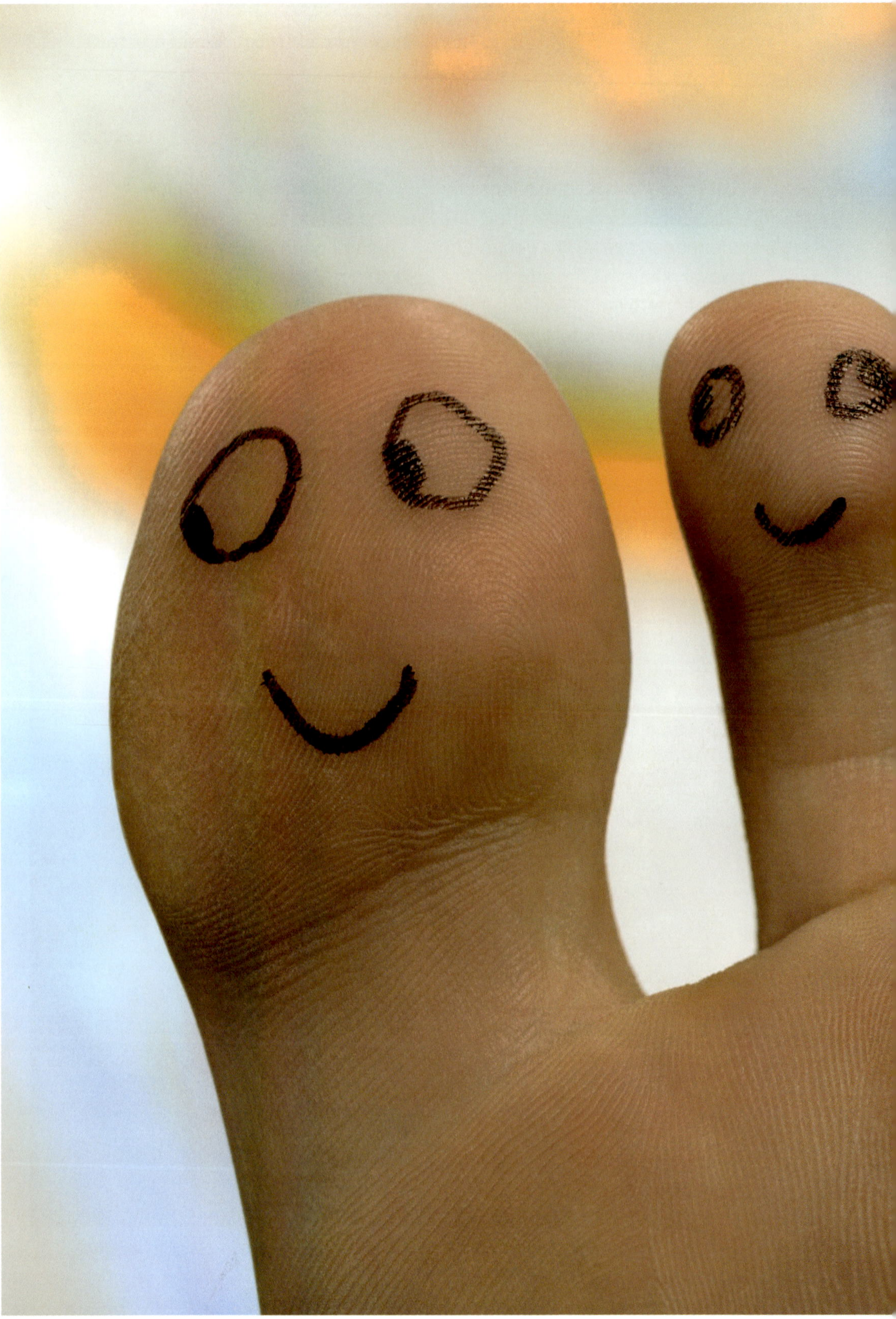

DIE FÜNF ZEHEN AM FUẞ DEINER GESUNDHEIT

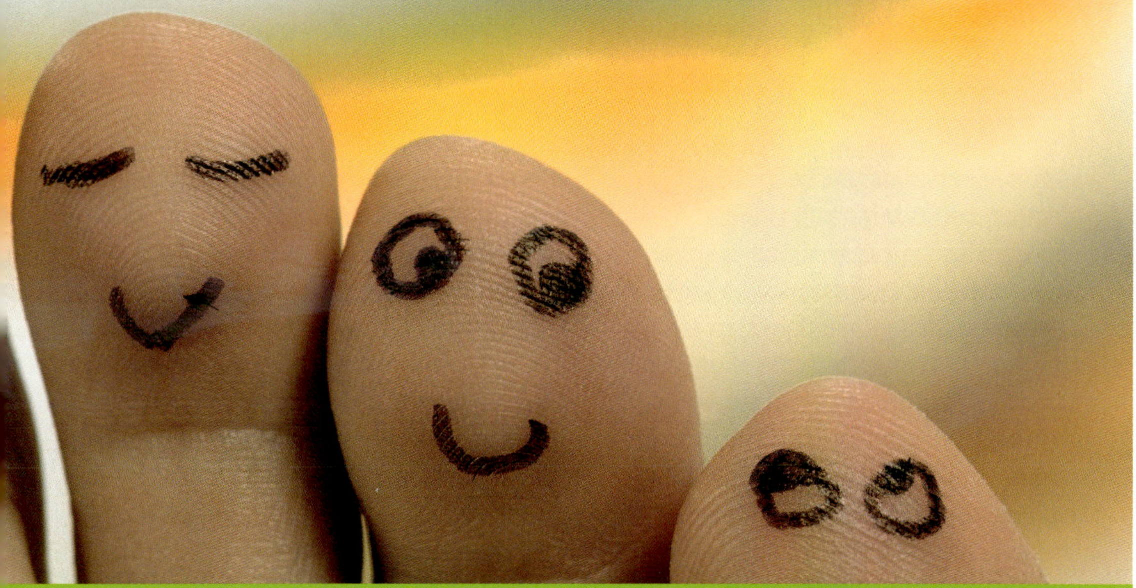

In Gesprächen berichten mir die Menschen von ihren Versuchen, ihre Ernährung zu verändern und mehr Sport zu treiben. Das sind vermutlich gute Ideen, aber der Fuß deiner Gesundheit hat fünf Zehen, nicht nur zwei. Im Folgenden möchte ich dir die fünf entscheidenden Lebensbereiche vorstellen und dir zeigen, warum sie alle gemeinsam darüber entscheiden, wie du aussiehst, wie du dich fühlst und wie fit du bist.

FÜNF ESSENZIELLE LEBENSBEREICHE

Ich erinnere mich an ein Gespräch mit einer Frau, die mir beschrieb, wie sie exakt nach Plan ihre Ernährung optimiert hatte. Sie versicherte mir zudem, dass sie sich äußerst penibel an ihr anspruchsvolles Sportprogramm hielt, und das neben all ihren beruflichen und privaten Verpflichtungen als Unternehmerin und Mutter von zwei Kindern. An ausreichend Schlaf war dabei natürlich nicht zu denken und außerdem, so sagte sie, »habe ich gleich einen dringenden Termin und dann gleich noch einen direkt im Anschluss …« Die Arme wusste nicht, wo ihr der Kopf stand. Sie hatte in Bezug auf ihr Gewicht und ihre Figur bisher nur auf Ernährung und Sport geachtet. Ihrer besten Version war sie damit bisher jedoch nicht wesentlich nähergekommen.

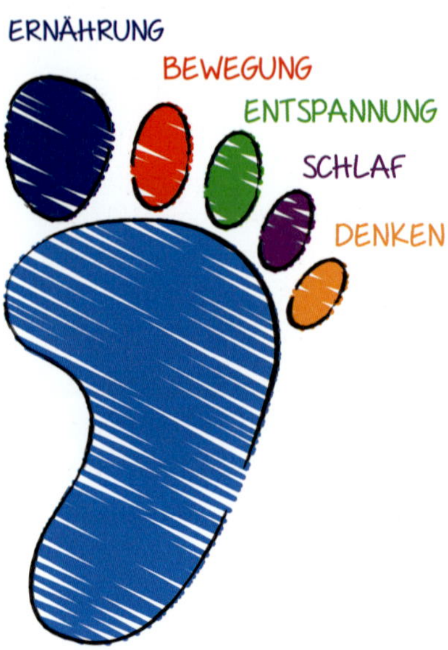

Denn die beste Version entsteht nicht nur durch gute Ernährung und Sport. Es gibt weitere Lebensbereiche, die einen enormen Einfluss darauf haben, wie du aussiehst, wie du dich fühlst und wie leistungsfähig du körperlich und mental bist. Die Bereiche Entspannung und Stressmanagement, Schlaf und Denken werden in Bezug auf Gesundheit, Fitness und Lebensenergie vielfach unterschätzt und teilweise überhaupt nicht mit der Körperlichkeit in Verbindung gebracht. Oft liegt jedoch gerade in diesen Lebensbereichen ein großes Potenzial und die Möglichkeit, mit kleinen Veränderungen große Schritte voranzukommen. Um kerngesund, topfit und voller Energie und Lebensfreude zu sein, sind fünf Lebensbereiche von essenzieller Bedeutung:

1. Ernährung
2. Bewegung und Sport
3. Entspannung und Stressmanagement
4. Schlaf
5. Denken

DIE RICHTIGE ERNÄHRUNG

Neulich war meine Frau mit meiner fünfjährigen Tochter im Zoo. Meine Kleine will Tierpflegerin werden und sie kennt den Zoo und seine Tiere in- und auswendig. Als sie meine Frau fragte, ob sie Schokolade

◀ Die fünf Zehen am Fuß deiner Gesundheit

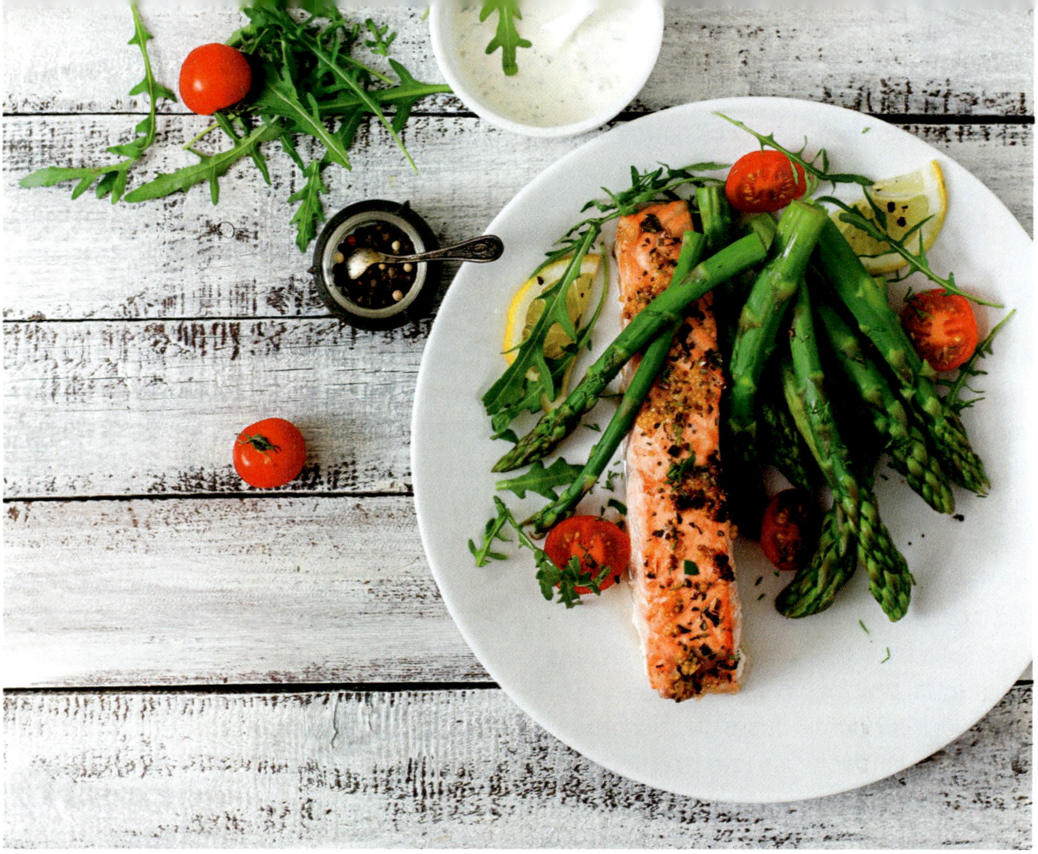

Wie sieht eine »artgerechte« Ernährung für Menschen aus?

haben dürfe, meinte meine Frau: »Siehst du den Tiger da vorn? Würdest du dem Schokolade geben?« »Nein, davon wird der doch krank«, war die Antwort. Meine Tochter geht noch nicht in die Schule, und dennoch weiß sie schon, welche Nahrung ein Tiger braucht und was ihm schadet. Sie weiß auch, dass Kaninchen Blätter und Kräuter fressen und dass Waschbären Allesfresser sind. Jedem von uns ist klar, dass ein Tier nur bei einer artgerechten Ernährung wächst, gedeiht und gesund bleibt.

Für uns Menschen gilt das ebenso, nur, was ist eine artgerechte Ernährung für uns? Biologisch gesehen sind wir Omnivoren, also Allesfresser. Das bedeutet, wir sind in der Lage, sowohl pflanzliche als auch tierische Lebensmittel zu verdauen. Schon unsere Vorfahren jagten und verzehrten vor mehr als 2,5 Millionen Jahren tierische Beute und sammelten pflanzliche Nahrung. Der moderne Mensch (Homo sapiens) hat in den vergangenen 200 000 Jahren viele Lebensräume erobert und sich an das dortige Nahrungsangebot angepasst. Es gibt Völker, die sich über Jahrtausende weitgehend von Fleisch und Fisch ernährt haben. Ursprünglich lebende Eskimos im ewigen Eis tun das bis heute. Und es existieren Stämme und Religionsgemeinschaften, die fast ausschließlich vegetarisch leben, wie die Jains in Indien. Dazwischen gab und gibt es viele verschiedene Ernährungsformen, die offenbar alle für uns Menschen funktionieren. Aber welche Ernährung ist die richtige für dich, hier und heute im 21. Jahrhundert mitten in Europa? Welche Nahrungsmittel machen dich schlank, stark, fit, kerngesund und fröhlich? Und warum ist deine Ernährung so entscheidend für die beste Version von dir?

Die drei Aufgaben der Ernährung

Auf der Suche nach der richtigen Ernährung sollten wir uns zunächst klarmachen, wozu Nahrung überhaupt da ist. Nur wenn du weißt, welche Aufgaben die Ernährung im biologischen Sinn für dich erfüllt, kannst du beurteilen, ob deine spezifische Ernährung hilfreich oder hinderlich in Bezug auf deine Ziele ist. Also: Wozu nimmst du überhaupt Nahrung zu dir?

Nahrung versorgt dich mit drei Dingen:
1. Energie
2. Baustoffe für deinen Körper
3. Hilfsstoffe für biologische Prozesse

Diese drei Aspekte solltest du zumindest im Grundsatz verstehen und dazu ist es nicht erforderlich, tief in wissenschaftliche Details einzusteigen. Im Folgenden findest du die wichtigsten Informationen, die dir helfen, zukünftig die richtigen Entscheidungen in Bezug auf deine Ernährung zu treffen.

Aufgabe Nummer eins: Nahrung liefert Energie für jede Zelle deines Körpers. Dein Körper ist im Grunde eine komplizierte biochemische Maschine und jede Maschine braucht Energie. Die Energie für jede Zelle deines Körpers beziehst du aus der Nahrung. Du bestehst aus 70 bis 100 Billionen Körperzellen, die nur funktionieren können, wenn sie mit Energie versorgt werden. Dafür gibt es in jeder einzelnen Zelle viele eigene kleine Kraftwerke: die Mitochondrien. Die Mitochondrien verwandeln die in der Nahrung enthaltene Energie in den eigentlichen Zelltreibstoff Adenosintriphosphat (ATP). ATP wiederum ist der Stoff, der dafür sorgt, dass sich eine Muskelzelle zusammenzieht, dass eine Sehzelle einen Lichtimpuls verarbeitet, eine Gehirnzelle einen Gedanken weiterleitet oder eine Immunzelle einen Virus bekämpft.

Energie, die wir durch unsere Nahrung aufnehmen, ist nicht nur Treibstoff für unsere Muskeln. Wir brauchen Energie auch für die Aufrechterhaltung unserer Körpertemperatur und als Antrieb für alles, was wir tun: fürs Laufen, Denken, Sprechen, Fühlen, Hören, Sehen, Riechen, Schmecken ebenso wie für Verdauung, Wachstum oder für Immunfunktionen. Unser Körper ist dabei recht flexibel, was die Energieträger angeht. So wie ein Ofen, der sowohl mit alten Zeitungen, mit Pappe, mit

Kohlenhydrate verwandelt dein Körper ausschließlich in Energie. ▶

gutem Bauholz oder mit Kohlen befeuert werden kann, kann dein Körper die folgenden Stoffe in Energie umwandeln:

1. Alkohol
2. Kohlenhydrate
3. Fett
4. Eiweiß

Diese vier Stoffe haben allerdings spezifische Vor- und Nachteile, so, wie auch die Brennstoffe Papier, Pappe, Holz und Kohle jeweils Vor- und Nachteile haben. Bei deinem Ofen würdest du dir genau überlegen, womit du ihn befeuerst. Du solltest daher auch bei der Energie, mit der du deinen Körper betreibst, eine gute Entscheidung treffen.

Alkohol: Tatsächlich wird auch Alkohol im Körper zu Energie verarbeitet (circa 7 kcal/g). Dabei ist Alkohol eigentlich ein Zellgift und sollte als Energielieferant für dich keine Rolle spielen. Alkohol ist wie altes, bedrucktes Papier in deinem Ofen. Es brennt, aber es macht eine Menge Rauch. Papier verrußt deinen Ofen dermaßen, dass du lieber darauf verzichtest, dein Haus damit zu heizen. Für Alkohol als Energielieferant für deinen Körper gilt das Gleiche: Du richtest mehr Schaden an, als dir lieb ist. Alkoholische Getränke in kleinen Mengen hin und wieder als Genussmittel sind okay. Als Energieträger kommen sie für die beste Version von dir nicht infrage. Denn Alkohol ist ein schlechter Brennstoff für deinen Körper.

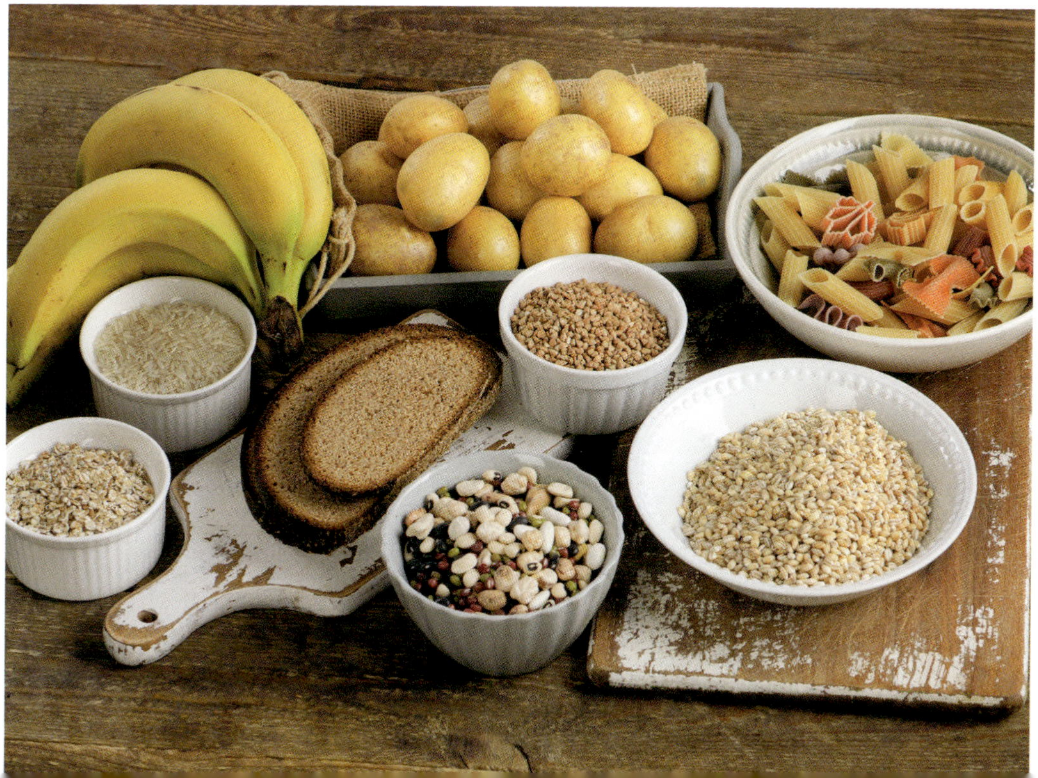

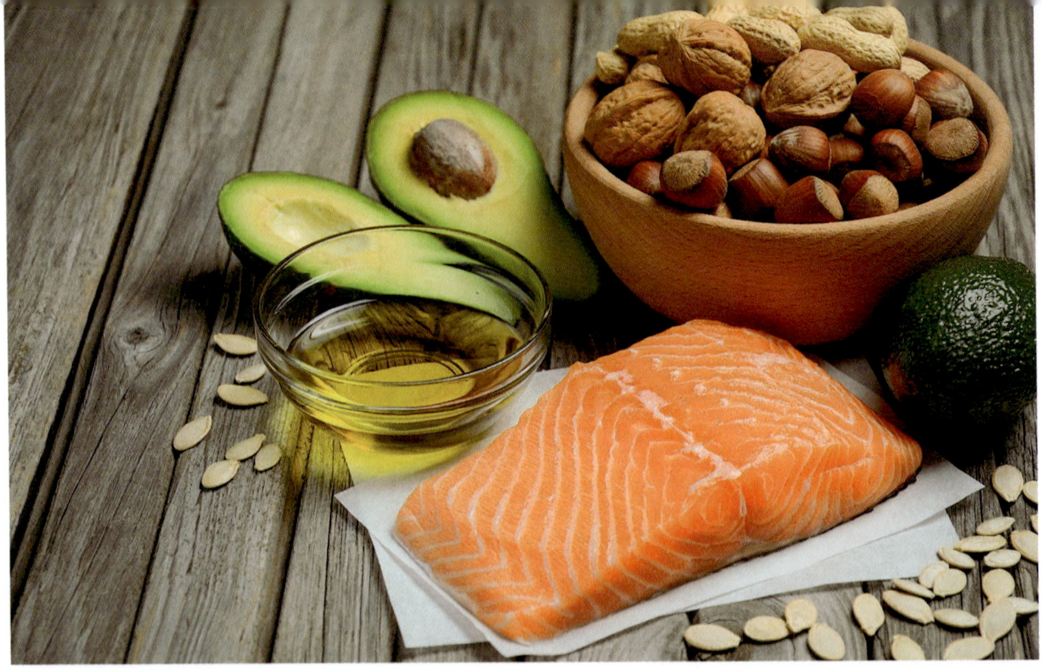

Fett ist Energie und zugleich Baustoff für deinen Körper.

Kohlenhydrate: Kohlenhydrate sind in aller Munde, im wörtlichen wie im übertragenen Sinne. Dabei sind viele Mythen und Emotionen im Spiel. Bleiben wir bei den wissenschaftlichen Fakten. Dein Körper kann Kohlenhydrate in Energie umwandeln (circa 4 kcal/g). Wenn du Kohlenhydrate verbrennst, bist du beim Sport sogar einen Tick schneller, als wenn du Fett verbrennst. Allerdings haben Kohlenhydrate als Energielieferant auch Nachteile. Zum einen kann dein Körper nur wenige Hundert Gramm speichern. Das reicht nur für einige Stunden. Ein weiterer Nachteil ist die Tatsache, dass bei der Verbrennung von Kohlenhydraten zu Energie deutlich mehr entzündliche Prozesse entstehen als beispielsweise beim Fettstoffwechsel. Und dieser Nachteil wiegt schwer, denn Entzündung ist die Ursache jeder Form von Krankheit. Du solltest so wenig entzündliche Prozesse wie möglich im Körper haben. Entzündungen machen deine Blutgefäße spröde und aufnahmebereit für Ablagerungen, sie greifen deine Gelenke an, belasten dein Immunsystem und machen dich damit anfälliger für Krankheiten aller Art: vom Schnupfen über Gürtelrose bis zu Krebs und Demenz. Und dann kommt noch das Thema mit dem Blutzucker. Kohlenhydrate in der Nahrung werden im Magen zu Glucose (Zucker) und der Zucker geht ins Blut. Der Blutzuckerspiegel steigt und du hast Energie für ein paar Stunden. Dann fällt der Blutzuckerspiegel wieder und dein Energieniveau sinkt ab. Mit der nächsten Mahlzeit beginn alles wieder von vorn. Das Problem dabei: Dein Energieniveau hängt von deinen Mahlzeiten ab. Kohlenhydrate sind wie Pappe in deinem Ofen. Es brennt heftig, aber nur kurz und es entsteht eine Menge Rauch (Entzündungen). Da gibt es durchaus noch Besseres.

Fett: Auch Fett kann dein Körper zu Energie verbrennen. Fett hat eine hohe Energiedichte. Ein Gramm davon enthält mehr als doppelt so viel Energie (cir-

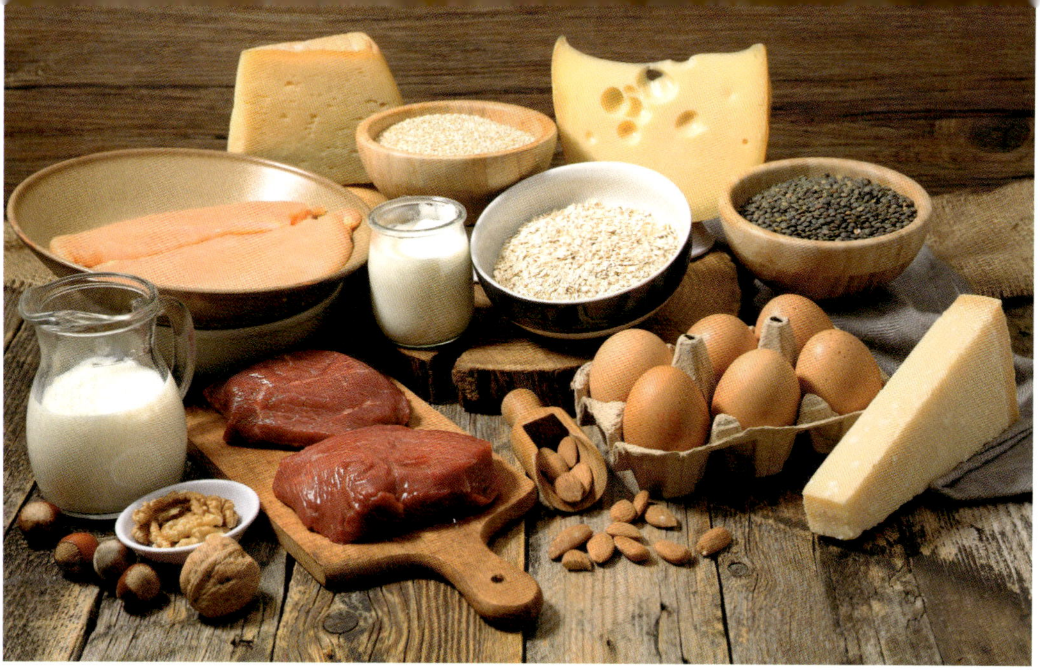

Auch Eiweiß ist ein wertvoller Baustoff für Muskeln, Immunsystem, Hormone und vieles mehr.

ca 9 kcal) wie ein Gramm Zucker (circa 4 kcal). Und noch einiges mehr spricht für Fett als Brennstoff für deinen Ofen. Zum einen kann dein Körper eine Menge Energie in Form von Fett speichern. Selbst bei schlanken Menschen steckt in den verzichtbaren Fettreserven Energie für mehrere Wochen. Zum anderen entstehen beim Fettstoffwechsel wesentlich weniger entzündliche Prozesse. Das schützt deine Blutgefäße, deine Gelenke und dein Immunsystem, was allein schon äußerst wünschenswert ist. Darüber hinaus verläuft die Energiebereitstellung im Fettstoffwechsel sehr gleichmäßig. Schwankungen des Energieniveaus über den Tag, wie beim Zuckerstoffwechsel üblich, gibt es nicht. Das bedeutet, dass du weniger abhängig von der nächsten Mahlzeit bist. Energie ist einfach immer da, ob es was zu essen gibt oder nicht. Fett ist wie Kohle für deinen Ofen. Es liefert viel Energie für lange Zeit und fast ohne Rauch. Fett ist der ideale Brennstoff für deinen Körper.

Eiweiß: Dein Körper kann auch Eiweiß zu Energie umwandeln (circa 4 kcal/g). Allerdings findet das nur in Ausnahmefällen statt. Nämlich dann, wenn die Kohlenhydratreserven erschöpft sind und auch der Fettstoffwechsel am Limit läuft. Beispielsweise auf den letzten Kilometern bei einem Marathon oder im Falle einer Hungersnot, die du vermutlich nie erleben wirst. Eiweiß ist für den Körper zudem viel zu wertvoll, um als Treibstoff verbrannt zu werden, denn Eiweiß wird für etwas anderes dringend benötigt. Es ist ein äußerst wichtiger Baustoff für deinen Körper. Dazu kommen wir noch im nächsten Abschnitt. Eiweiß ist wie gutes Bauholz, viel zu wertvoll, um im Ofen verbrannt zu werden.

Aufgabe Nummer zwei: Nahrung liefert Baustoffe für neue Zellen

Dein Körper setzt sich, wie schon erwähnt, aus 70 bis 100 Billionen Zellen zusammen: Knochenzellen, Muskelzellen, Organzellen, Hautzellen, Gehirnzellen et cetera.

Deine gesamte körperliche Struktur, also alles, was du anfassen kannst, besteht aus Zellen. Aber auch Dinge, die du nicht siehst, zum Beispiel dein Immunsystem, das dich vor Krankheiten schützt, Enzyme, die du unter anderem für die Verdauung brauchst, oder Hormone, die verschiedenste Körperfunktionen steuern. Die meisten Zellen deines Körpers haben eine begrenzte Lebensdauer. In jeder Sekunde sterben viele Millionen davon ab und ebenso viele neue werden gebildet. In deinem Körper wird quasi ständig renoviert. Dabei werden die Baustoffe, aus denen die Zellen bestehen, recycelt. Aber wie es eben so ist, wenn man renoviert: Ein Teil der Baustoffe kann erneut verwendet werden, den anderen Teil wirft man fort und ersetzt ihn durch neues Material. So ist das auch bei dir: Für die Zellerneuerung musst du deinem Körper permanent Baustoffe über die Nahrung zuführen.

Doch über welche Baustoffe reden wir hier? Dein Körper besteht zu rund 60 bis 70 Prozent aus Wasser. Ein gesunder, schlanker Mensch besteht zudem zu circa 15 Prozent aus Eiweiß und zu etwa 10 bis 20 Prozent aus Fett. Wasser, Eiweiß und Fett machen ungefähr 95 Prozent des Körpergewichts aus. Die restlichen 5 Prozent sind Mineralstoffe (circa 4 Prozent), Vitamine (circa 0,4 Prozent) und Kohlenhydrate (0,6 Prozent). Was du deinem Körper also ständig und in erheblichen Mengen zuführen musst, sind Wasser, Eiweiß und Fett.

Eiweiß ist elementar. Eiweiß ist der umgangssprachliche Begriff für Protein. Es gibt rund 20 000 verschiedene Proteine in deinem Körper, und die wiederum bestehen aus einzelnen Aminosäuren. Deine Knochen sind verhärtete Eiweißstrukturen. Deine Muskeln setzen sich aus Eiweiß zusammen, ebenso wie deine Sehnen und Bänder, Haut, Haare und Fingernägel und natürlich auch deine Organe und dein Blut. Darüber hinaus besteht dein Immunsystem aus 1,5 Kilogramm reinem Eiweiß. Deine Enzyme sind aus Eiweiß und auch deine Hormone, deine Glückshormone ebenso wie deine Antriebs- und Sexualhormone. Für all das brauchst du permanent Eiweiß als Baustoff. Um genau zu sein, benötigt dein Körper die Aminosäuren, aus denen Eiweiße bestehen. Aus zwölf verschiedenen Aminosäuren kann dein Körper alle nötigen Proteine selbst herstellen. Die zwölf essenziellen Aminosäuren musst du jedoch über deine Nahrung zu dir nehmen.

Fett ist viel mehr als nur Energie. Die Zellmembran jeder einzelnen Körperzelle enthält Lipide, also Fette. Daher ist Fett für die Zellerneuerung unverzichtbar. Auch dein Gehirn besteht zu einem erheblichen Teil aus Fett. Zudem werden Fette für die Aufnahme von Vitaminen ebenso benötigt wie für den Aufbau von Signal- und Botenstoffen. Dazu übernimmt Fett eine mechanische Schutzfunktion und bewahrt dich vor Auskühlung. Fette werden also nicht nur als Brennstoffe im Ofen verfeuert, sie sind zudem unverzichtbarer Baustoff und müssen ebenso wie Eiweiß ständig über die Nahrung zugeführt werden. Dabei ist auch wichtig, welche Fette du zu dir nimmst. Man unterscheidet gesättigte, ungesättigte und mehrfach ungesättigte Fette. Zu den mehrfach ungesättigten Fetten gehören die Omega-3- und die Omega-6-Fettsäuren. Diese beiden Fette sind die unverzichtbaren Baustoffe für deinen Körper und müssen in einem gesunden Verhältnis in deiner Nahrung enthalten sein.

Aufgabe Nummer drei: Nahrung liefert Hilfsstoffe für biologische Prozesse

Es gibt noch ein paar Substanzen mehr, die du zwingend über deine Nahrung aufnehmen musst. Und das sind diverse Hilfsstoffe, ohne die eine Vielzahl biologischer Prozesse in deinem Körper nicht funktionieren kann. Die Rede ist von Vitaminen, Mineralien und Spurenelementen. Ich nenne sie Hilfsstoffe, weil sie nicht als Brennstoff zur Energiegewinnung verwendet und auch nicht als Baumaterial für neue Zellen gebraucht werden. Sie sind eher wie das Motoröl in deinem Auto, ohne das der Motor nicht läuft, oder wie die Hefe, ohne die der Teig nicht aufgeht.

Vitamine: Sie übernehmen vielfältige Aufgaben in deinem Körper. Vitamine steuern und beeinflussen viele biologische Vorgänge. Zellregeneration, Stoffwechsel und Immunfunktionen sind ohne sie nicht möglich. Bis auf eine Ausnahme kann dein Körper Vitamine allerdings nicht selbst herstellen. Bei der Vitaminversorgung bist du daher auf deine Ernährung angewiesen.

Mineralstoffe und Spurenelemente: Das sind chemische Verbindungen, die ebenfalls vom Organismus für eine Vielzahl biologischer Vorgänge benötigt werden. So regulieren sie unter anderem den Wasserhaushalt und den Stoffwechsel, sorgen für feste Knochen und Zähne, unterstützen bei der Blutbildung und dem Sauerstofftransport, schützen unsere Zellen und fördern die Wundheilung. Nur über die Nahrung gelangen sie in deinen Körper und je nach dem mengenmäßigen Bedarf spricht man von Mineralstoffen oder eben von Spurenelementen.

Optimale Ernährung

Deine Ernährung ist so gut, wie sie diese drei Aufgaben erfüllt:

1. Sie muss dich mit Energie versorgen.
2. Sie muss dir Baustoffe für neue Zellen zur Verfügung stellen.
3. Sie muss Hilfsstoffe für eine Vielzahl biologischer Prozesse liefern.

47 essenzielle Stoffe

Jetzt kennst du die drei Aufgaben, die deine Ernährung für dich erfüllen muss. Worüber reden wir da aber konkret? Was muss in deiner Nahrung enthalten sein, damit sie ihren Aufgaben gerecht wird?

Die Wissenschaft spricht von 47 essenziellen, also überlebenswichtigen Stoffen. Das bedeutet schlicht und einfach: Wenn einer davon fehlt, bist du tot. Alle anderen Substanzen, die dein Körper irgendwann und irgendwo benötigt, macht er sich selbst aus den 47 essenziellen Grundsubstanzen. Aber jeden einzelnen davon musst du zwingend über deine Nahrung aufnehmen. Punkt. Man nennt diese Stoffe auch Vitalstoffe, abgeleitet von dem lateinischen Wort *vita* für Leben.

Da du ja offensichtlich lebst, nimmst du auch all diese Stoffe über deine Nahrung auf. Die entscheidende Frage aber lautet, wie gut du tatsächlich damit versorgt bist.

Nur vorab, damit du weißt, um welche Stoffe es geht. Die 47 Stoffe sind folgende:

- 12 Aminosäuren: Arginin, Isoleucin, Leucin, Valin, Lysin, Methionin, Phenylalanin, Threonin, Tryptophan, Histidin, Cystein, Prolin
- 2 Fettsäuren: Omega 3, Omega 6
- 13 Vitamine: Vitamin A, Vitamin B1, Vitamin B2, Vitamin B3, Vitamin B5, Vitamin B6, Vitamin B9, Vitamin B12, Vitamin C, Vitamin D, Vitamine E, Vitamin H, Vitamin K
- 6 Mineralien: Kalzium, Eisen, Kalium, Magnesium, Natrium, Kupfer
- 14 Spurenelemente: Chrom, Jod, Mangan, Molybdän, Selen, Zink, Nickel, Lithium, Kobald, Fluorid, Silizium, Rubidium, Vanadium, Phosphor

Die einzelnen Stoffe muss sich niemand merken. Wichtig aber ist, dass dein Körper Eiweiß (Aminosäuren), Fett, Vitamine, Mineralien und Spurenelemente braucht.

Kohlenhydrate

Kohlenhydrate kommen bei den essenziellen Stoffen nicht vor. Die kannst du essen, musst du aber nicht. Dein Körper braucht tatsächlich ein paar Gramm Zucker pro Tag, und die stellt er bei Bedarf selbst her, und zwar in der Leber, aus Eiweiß. Es ist allerdings kaum möglich, keine Kohlenhydrate zu verzehren, denn die meisten Lebensmittel, wie Gemüse, Nüsse, Samen und Milchprodukte, enthalten Kohlenhydrate. Worauf du bei deiner Ernährung am wenigsten achten musst, ist auf deine Versorgung mit Kohlenhydraten. Die macht sich dein Körper bei Bedarf einfach selbst und außerdem nimmst du über die Nahrung ohnehin welche auf.

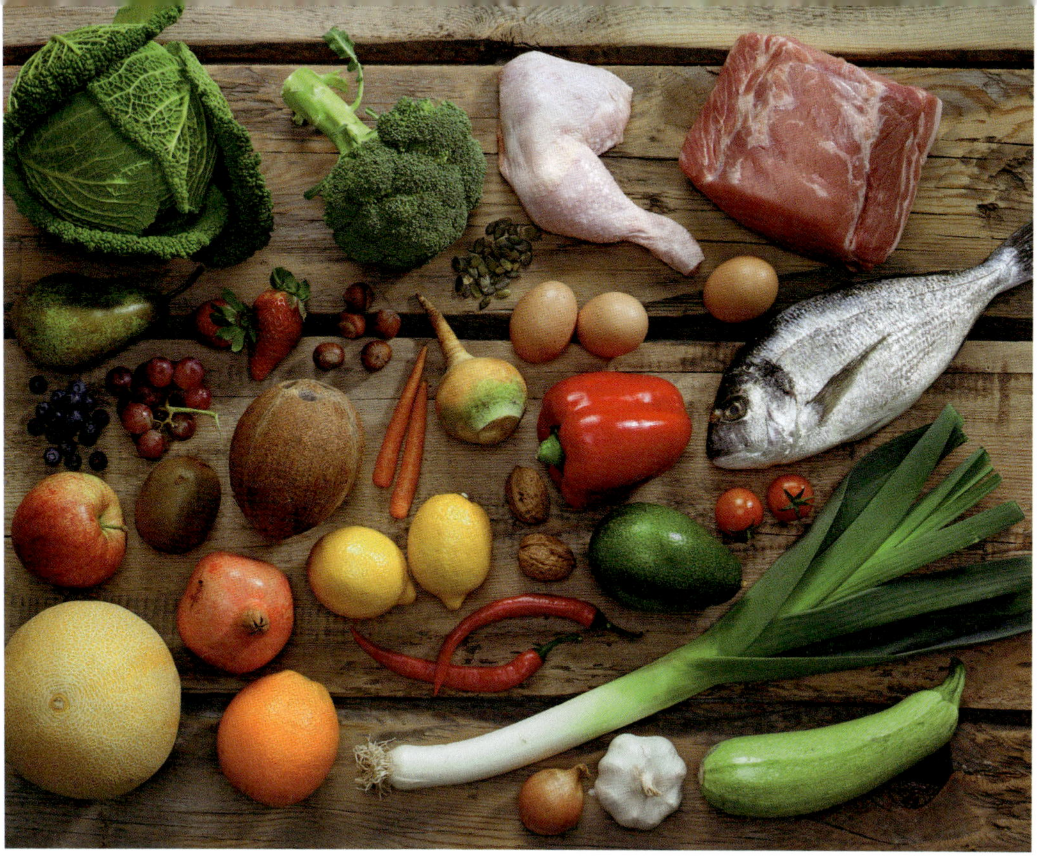

Hier ist alles drin: Eiweiß und Fett, Vitamine, Mineralien und Spurenelemente.

Das Fett liefert die Energie, Eiweiß und Fett sind die Baustoffe für neue Zellen, Vitamine, Mineralstoffe und Spurenelemente sind Hilfsstoffe für biologische Prozesse.

Kommen wir wieder zu der entscheidenden Frage: Wie gut bist du mit den 47 essenziellen Stoffen versorgt? Ausreichend? Ausreichend, das ist in der Schule eine 4. Das ist mir persönlich zu wenig. Ich möchte gut (2) oder sehr gut (1) mit diesen Stoffen versorgt sein. Wie ist das mit dir? Die Qualität deiner Versorgung mit Eiweiß, Fett, Vitaminen, Mineralstoffen und Spurenelementen bestimmt über deine Gesundheit, deine Fitness, deine Energie und deine Lebensfreude.

Wie sieht eine gute Ernährung aus?

Eine gute Ernährung versorgt dich mit exakt der richtigen Menge an Energie – also genau so viel, wie du verbrauchst. Nimmst du mehr Energie zu dir, dann speichert dein Körper diese Energie in Form von Fett. Nimmst du weniger zu dir, dann verbrennt dein Körper gespeicherte Energie in Form von Körperfett. Ist dein Gesamtgewicht ebenso stabil wie dein Körperfettanteil, dann stimmt die Energiebilanz.

Eine gute Ernährung liefert dir darüber hinaus so viele Baustoffe und Hilfsstoffe, dass deine Muskelmasse erhalten bleibt, deine Haut, Haare und Fingernägel gesund sind, dein Immunsystem stark ist und du voller Energie und Lebensfreude bist. All das erreichst du mit natürlichen Lebensmitteln, die voller Vitalstoffe stecken. Ich möchte dir einige einfache Richtlinien an die Hand geben, an denen du dich orientieren kannst.

1. Ich empfehle dir Gemüse und Salat, Samen und Nüsse, Fleisch, Fisch und Eier. Milchprodukte, wenn du sie verträgst. Dazu etwas Obst, wenig Stärke und noch weniger Zucker.
2. Alle Lebensmittel sollten möglichst unverarbeitet, frisch und von hoher Qualität sein.
3. Verwende gute Fette mit viel Omega 3 wie Olivenöl, Kokosöl, Leinöl und Butter, keine »Pflanzenöle«, keine Margarine.
4. Alkohol, Zucker und leere Kohlenhydrate sind seltener Luxus.

Wenn du dich aus ethischen oder moralischen Gründen gegen den Verzehr von Fleisch entscheidest, dann achte darauf, dass du dich über pflanzliche Nahrungsmittel gut (2) oder sehr gut (1) mit allen essenziellen Aminosäuren versorgst.
Aus gesundheitlicher Sicht spricht nichts gegen den Konsum von Fleisch, solange es unverarbeitet und von hoher Qualität ist, also zum Beispiel Fleisch von grasgefütterten Weidetieren. Wurstwaren und Schinken dagegen sind verarbeitete Fleischwaren, damit solltest du zurückhaltend sein.

Konsumiere nur Milchprodukte, die du verträgst. Wenn du da unsicher bist, verzichte für etwa 30 Tage auf Milchprodukte und probiere anschließend einzelne davon aus. So wirst du schnell merken, was du verträgst und was nicht.

Ich esse durchaus Obst, aber nicht jeden Tag, denn Obst enthält zum Teil erhebliche Mengen an Fructose, also Zucker. Stärke wird im Körper ebenfalls zu Zucker, also konsumiere ich auch wenig Lebensmittel, die viel Stärke enthalten wie Getreide, Kartoffeln, Bohnen, Erbsen oder Linsen.

Unter leeren Kohlenhydraten verstehe ich Lebensmittel, die viel Energie in Form von Kohlenhydraten enthalten, aber sehr wenig Vitalstoffe, also Eiweiß und Fett, Vitamine, Mineralstoffe und Spurenelemente. Typische Lebensmittel dieser Art sind Brot, Pasta, Pizza und süße Getränke. Sie liefern Energie und sonst praktisch nichts. Der Gehalt an Vitaminen & Co. ist im Vergleich zu den natürlichen Lebensmitteln sehr gering. Darüber hinaus haben die enthaltenen Kohlenhydrate den Nachteil, dass sie bei der Verbrennung zu Energie erheblich mehr entzündliche Prozesse erzeugen als Fett. Kohlenhydrate sind als Energielieferant für uns Menschen nur die zweite Wahl.

Wie kann eine gute Ernährung in der Praxis aussehen? Hier ein Beispiel: Mein Frühstück besteht aus Eiern mit Speck,

Ich empfehle dir Gemüse und Salat, Samen und Nüsse, Fleisch, Fisch und Eier, Milchprodukte, wenn du sie verträgst, dazu etwas Obst, wenig Stärke und noch weniger Zucker. ▶

Käse oder Avocado. Alternativ gibt es bei mir zum Frühstück eine Schüssel Quark mit ein paar Beeren, Walnüssen oder Leinsamen. Mittags esse ich zum Beispiel eine Schüssel Salat mit Fleisch oder Fisch, Käse, Avocado oder Mozzarella. Am Abend kommen etwa Gemüse und Low-Carb-Eiweißbrot mit Frischkäse und Eiern oder Zucchini-Spaghetti mit Hackfleischsauce und Salat auf den Tisch. Es gibt unendlich viele Möglichkeiten, aus natürlichen Lebensmitteln leckere und gesunde Mahlzeiten zu zaubern.

Wie aktivierst du deine Fettverbrennung?

Mehr als die Hälfte der Erwachsenen in Deutschland ist übergewichtig (BMI >25) und für viele Menschen ist Abnehmen ein Thema. Zu viele Muskeln sind dabei selten das Problem, es geht in aller Regel um zu viel Körperfett. Um das loszuwerden, ist es besonders wichtig, den Stoffwechsel auf Fettverbrennung umzustellen.

Eine Sache ist dabei entscheidend: Für den Körper sind Kohlenhydrate und Zucker praktisch das Gleiche. Kohlenhydrate sind nichts weiter als 400 bis 2000 aneinandergereihte Zuckermoleküle. Im Magen werden die Kohlenhydrate aufgespalten und übrig bleibt Glucose, also Zucker.

Dieser Zucker wandert ins Blut und erhöht den Blutzuckerspiegel mit allen Konsequenzen, positiven wie negativen. Zwei

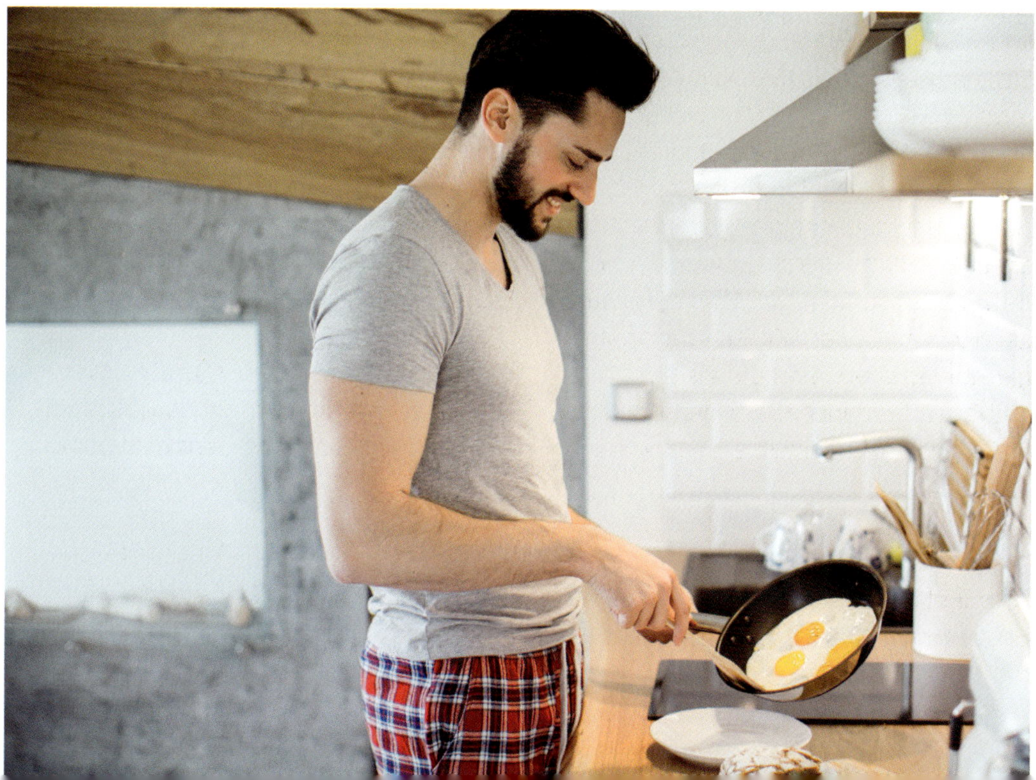

Scheiben Vollkornbrot enthalten circa 40 Gramm Glucose (Zucker) in Form von Kohlenhydraten. Das ist genauso viel wie 140 Gramm Vollmilchschokolade, also knapp anderthalb Tafeln! Wer Zucker vermeiden möchte, muss Kohlenhydrate vermeiden. Es ist dabei ziemlich unerheblich, ob es sich um kurzkettige oder langkettige Kohlenhydrate handelt. Beides wird im Magen zu Glukose, also zu Zucker.

Der Körper kann Energie nur in einer bestimmten Reihenfolge verbrennen. Zuerst Alkohol, dann Zucker, dann Fett. Solange Alkohol im Blut ist, wird der Körper immer zuerst den Alkohol verbrennen. Nur wenn kein Alkohol mehr vorhanden ist, macht sich der Körper an den Zucker. Befindet sich Zucker im Blut, verbrennt der Körper kein Fett, sondern zunächst den Zucker. Erst wenn kein Zucker mehr da ist, wendet sich der Körper dem Fett zu.

Genau das ist der entscheidende Punkt in Bezug auf die Fettverbrennung. Nach einer Mahlzeit, die Kohlenhydrate enthält, steigt der Blutzuckerspiegel an, denn aus den Kohlenhydraten wird Zucker (Glucose) und der wandert ins Blut. Damit wird die Fettverbrennung gestoppt, denn der Körper verbrennt zunächst den Zucker im Blut. Erst wenn drei bis vier Stunden nach der Mahlzeit der Blutzuckerspiegel wieder absinkt, kann der Körper mit der Fettverbrennung beginnen. Es sei denn, es folgt dann bereits die nächste Mahlzeit mit neuen Kohlenhydraten und damit Zucker.

Wer am Morgen mit Brot, Müsli und Orangensaft startet, beendet die Fettverbrennung bereits mit dem Frühstück. Trinkt man dann am Vormittag Kaffee mit Zucker und isst einen Apfel, eine Banane oder einen Schokoriegel, dann verharrt man zuverlässig bis Mittag im Zuckerstoffwechsel. Wenn dann am Mittag Kartoffeln, Pasta oder Pizza auf dem Teller liegen, findet bis weit in den Nachmittag hinein sicher keine Fettverbrennung statt. Ein Stück Kuchen, Süßigkeiten oder Obst am Nachmittag und es bleibt bis zum Abendessen dabei. Zum Abendessen Brot mit Wurst und Käse, und am Abend Schokolade oder Weingummi, dann ist der Blutzuckerspiegel bis tief in die Nacht erhöht und die Fettverbrennung verhindert.

So ist es für den Körper praktisch unmöglich, Körperfett zu verlieren. Im Gegenteil: Das Fett aus Schokolade, Pizza und Käse wandert in die Fettspeicher an Bauch, Po und Beinen, denn verbrannt wird ja der Zucker, der sich in den Kohlenhydraten in Brot, Müsli, Orangensaft, Apfel, Banane, Pasta und Schokolade versteckt.

Fettverbrennung funktioniert nur dann, wenn kein Zucker im Blut ist. Ziel ist es, dass das Fett aus dem Essen verbrannt und nicht an Bauch, Po oder Beinen gespeichert wird. Fett im Essen macht nur dann dick, wenn Zucker, also Kohlenhydrate, sich vordrängeln. Und wenn kein Zucker, also keine Kohlenhydrate, da ist und weniger Fett gegessen als verbrannt wird,

Körperfett verlieren

Brot, Pasta, Pizza, Süßigkeiten, süße Getränke und Zucker stoppen die Fettverbrennung und zwingen deinen Körper in den Zuckerstoffwechsel. Wenn du Körperfett verlieren willst, dann solltest du bei deiner Ernährung auf Fett als Brennstoff, Eiweiß als Baustoff und Vitamine & Co. für Gesundheit und Fitness setzen.

dann wird auch überflüssiges Körperfett verringert. Die wichtigste Voraussetzung dafür lautet: kein Zucker im Blut. Also keine Kohlenhydrate im Essen beziehungsweise nur so wenige, dass die Fettverbrennung nicht gestört wird. Mit Gemüse und Salat, Samen, Nüssen, Fleisch, Fisch, Eiern Milchprodukten, etwas Obst, wenig Stärke und ohne Zucker ist das kein Problem.

BEWEGUNG UND SPORT

Mit dem Auto oder der Bahn zur Arbeit fahren, Arbeiten im Sitzen und in der Freizeit ab aufs Sofa – wir sind die erste, bestenfalls die zweite Generation, die so lebt. Doch die Natur hat eigentlich etwas anderes für uns vorgesehen. Wir leben in einem Körper, der 2,5 Millionen Jahre lang für ein anderes Verhalten entwickelt wurde: für ein Leben als Jäger und Sammler.

Erst vor rund 250 Jahren, vor weniger als zehn Generationen, begann das Industriezeitalter. Das Leben in festen Siedlungen mit Ackerbau und Viehzucht wurde erst vor 300 Generationen erfunden. Alle vorherigen 75 000 Generationen der Gattung Homo (Mensch) waren Jäger und Sammler.

Die Natur hatte bisher nicht den Hauch einer Chance, uns biologisch an unsere moderne Lebensweise anzupassen. Weder an moderne Lebensmittel noch an die Art, wie wir uns bewegen oder eben nicht bewegen. Unser Körper ist optimiert dafür, den ganzen Tag auf den Beinen zu sein. Um das zu erkennen, reicht ein Blick in die Vergangenheit. Unsere Vorfahren haben den Tag damit verbracht, Nahrung zu beschaffen und Schutz zu suchen. Sie mussten ihre Muskeln benutzen, um Fallen zu bauen und Kinder zu tragen. Sie mussten Vollgas geben, um ein Reh zu fangen oder um dem Säbelzahntiger zu entkommen. Das war normal, 2,5 Millionen Jahre lang. Heute bekommen viele Menschen Übergewicht, Rückenschmerzen und Krampfadern, während es einigen gelingt, schlank, fit und gesund zu sein und zu bleiben. Was macht den Unterschied aus?

Ohne Bewegung geht es nicht

Gesundheit, Fitness und Vitalität stellen sich ein, wenn wir so leben, wie die Natur

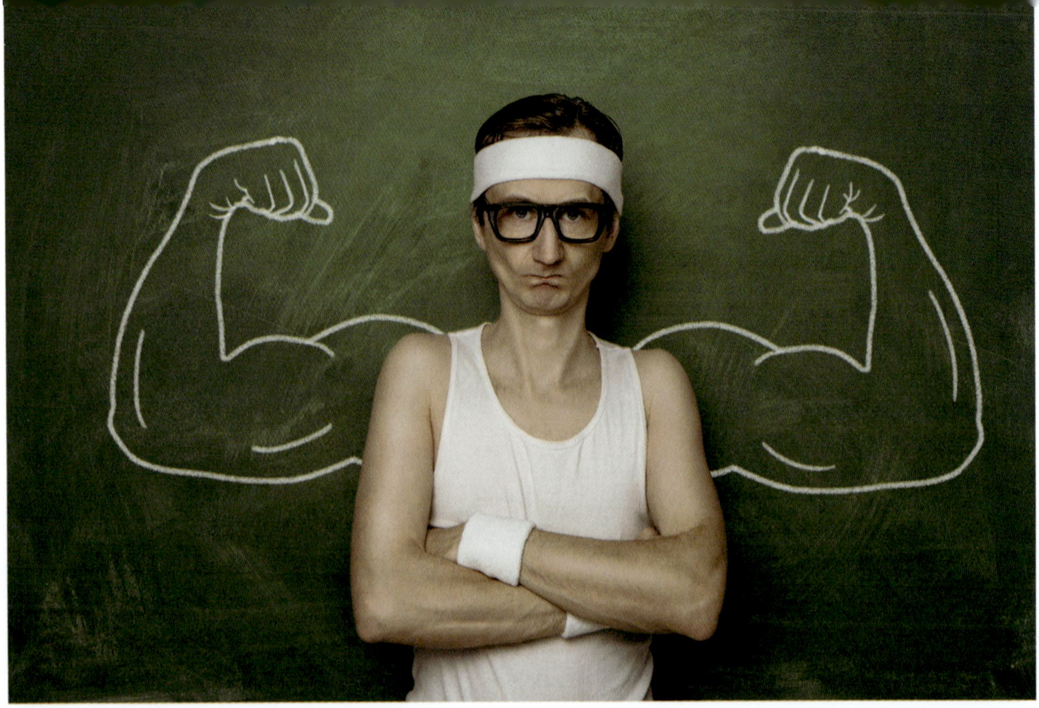
Bewegung heißt, die Muskeln zu benutzen. Use it or lose it!

das für uns vorgesehen hat. Wieder auf die Jagd zu gehen und zurück in die Höhle zu kriechen, das ist natürlich keine Option und das müssen wir auch nicht. Allerdings sollten wir unseren Körper nur so benutzen, wie er gedacht war.

Das Prinzip der Natur: Use it or lose it
Du hast das sicher schon einmal gehört oder selbst erlebt. Wenn jemand einen Gipsverband tragen muss, dann werden die Muskeln unter dem Verband innerhalb weniger Wochen sichtbar dünner. Und zwar deshalb, weil sie nicht benutzt werden.

Astronauten, die sich auf der Raumstation ISS in der Schwerelosigkeit aufhalten und deren Muskeln und Knochen dadurch kaum beansprucht werden, kämpfen täglich zwei Stunden lang mit Muskeltraining gegen den massiven Verlust von Muskelmasse und Knochensubstanz an.

Dein Körper baut ab, verliert und büßt ein, was du nicht regelmäßig von ihm abrufst. Das gilt nicht nur für Muskelmasse und Knochensubstanz, das gilt auch für deine körperlichen Fähigkeiten. Wenn du die Beweglichkeit, die du als Kind noch hattest, als Erwachsener nicht nutzt, dann wirst du an Beweglichkeit verlieren. Wenn du nie schwere Lasten hebst, drückst und ziehst, dann wirst du an Kraft einbüßen. Wenn du selten läufst, Rad fährst, schwimmst oder dich sonst irgendwie über einige Zeit anstrengst, dann wird sich deine Ausdauer reduzieren.

Das Prinzip »use it or lose it« gilt überall in der Natur und selbstverständlich auch bei dir. Und der Umkehrschluss ist ebenso gültig. Du kannst deine Muskeln erhalten und entwickeln, indem du sie benutzt. Du kannst deine Knochensubstanz bewahren und sogar stärken, wenn du deine Knochen belastest. Du kannst alle deine Fähigkeiten beibehalten und fördern, wenn du sie nur abrufst und trainierst. Das gilt für deine Kraft, deine Ausdauer und deine Schnelligkeit ebenso wie für deine Beweglichkeit und deine Koordination.

Benutze, was du hast, und du bekommst mehr davon. Trainiere, was du kannst, und du wirst besser darin.

Gesundheit, Energie und Lebensfreude sind noch wichtiger als Wunschgewicht, Kraft und Ausdauer. Für Gesundheit braucht es ein starkes und kompetentes Immunsystem und für Energie und Lebensfreude Antriebs- und Glückshormone. Bewegung und Sport stärken dein Immunsystem, weil sie es herausfordern. Dein Körper reagiert auf die Belastung, indem er vermehrt Abwehrzellen produziert. Von Bewegung profitieren Gesunde ebenso wie chronisch kranke Menschen. Freizeitsportler sind seltener krank und sie stecken Krankheiten schneller weg als Bewegungsmuffel.

Früher haben wir den Muskel als rein mechanisches Element betrachtet. Man steckt Energie rein und Bewegung kommt raus. Heute wissen wir, Muskeln sind sehr viel mehr als das. Sie produzieren unter Belastung Botenstoffe, die sich nicht nur auf das Immunsystem, sondern auch auf unsere Hormone auswirken. So stimuliert Muskeltraining die Produktion von Wachstums-, Antriebs- und Glückshormonen. Wachstumshormone helfen, deine Muskeln zu erhalten, Antriebshormone bestimmen deine Lebensenergie und Glückshormone bedeuten Lebensfreude.

Die universellen Bewegungsmuster

Bewegung ist unverzichtbar für die beste Version von dir. Denn sie erhält dir deine Kraft, deine Ausdauer, deine Schnelligkeit und Beweglichkeit. Sie hilft dir, dein Gewicht zu managen, gesund zu bleiben und mit Energie und Lebensfreude durchs Leben zu gehen. Dabei ist das Thema Bewegung gar nicht so kompliziert. Es gibt lediglich fünf universelle Bewegungsmuster des menschlichen Körpers.

- Aufrichten
- Heben
- Drücken
- Ziehen
- Gehen, Laufen, Springen

Kniebeugen und Ausfallschritte sind typische Bewegungen, mit denen du dich aufrichtest. Heben kann vieles sein: etwas vom Boden aufheben, ein Kind tragen, eine Getränkekiste, eine Einkaufstasche, einen Koffer oder eine Hantel. Ein Liegestütz ist eine klassische Übung, mit der du etwas drückst, nämlich deinen Körper weg vom Boden. Es kann auch eine Drehtür sein, die du aufdrückst. Wenn du eine Tür zu dir hin öffnest, dann benutzt du dazu eine Zugbewegung. Bei einem Klimmzug ziehst du dich nach oben. Gehen, Laufen und Springen erklärt sich von selbst.

Aufrichten, Heben, Drücken, Ziehen und Gehen kommen beim Sport und auch im normalen Leben vor. Eine Hausfrau und Mutter wird sich täglich viele Male aufrichten, die Einkäufe heben, Türen aufdrücken, das Kind zu sich hoch ziehen und von A nach B gehen. Ein Arbeiter steigt auf der Baustelle auf und ab, hebt Werkzeug und Material, drückt und zieht Maschinen und ist den ganzen Tag auf den Beinen. Beide decken alle Bewegungsmuster ab und erhalten ihre körperlichen Fähigkeiten, solange die Belastung nicht einseitig ist oder eine Überlastung darstellt.

Der Informatikstudent aber, der sich vom Bett in die Küche, von dort an den Computer, zurück in die Küche, von dort auf die Coach und dann wieder ins Bett bewegt, der tut von allem zu wenig. Mit wenigen Übungen als Ausgleich kann er jedoch alle Bewegungsmuster abdecken und alle Muskelgruppen trainieren. Mit ein paar Kniebeugen und Ausfallschritten, mit Kreuzheben, Liegestützen und Klimmzügen und einem langen Spaziergang oder einer kurzen Joggingrunde würde er alles tun, was nötig ist für seine Gesundheit, Fitness und Vitalität. Es ist nicht kompliziert und braucht auch nicht viel Zeit.

Fitness ist die Fähigkeit, die Dinge des Lebens zu tun.

Fitness bedeutet, alles tun zu können: bei der Arbeit, in der Freizeit, jederzeit und überall. Fitness fängt mit der Fähigkeit an, sich selbst zu versorgen, und sie hört mit sportlichen Höchstleistungen auf. Dazwischen ist das, was wir Leben nennen. Je fitter du bist, umso eher gelingt es dir, ein selbstbestimmtes, aktives Leben voller Leichtigkeit und Freude zu führen. Körperliche Fitness ist die Kombination aus Kraft, Ausdauer, Schnelligkeit, Beweglichkeit und Koordination. Diese Fähigkeiten willst du dir so lange wie möglich erhalten. Für viele Menschen wird es aber im Alter zu einem Problem, allein aufzustehen, sich anzuziehen und sich von A nach B zu bewegen. Weil die Beweglichkeit nicht reicht, die Kraft oder die Ausdauer. Die einzige Möglichkeit, deine Fitness zu erhalten, ist, sie zu benutzen. Use it or lose it. Und fit sein macht einfach Spaß.

Die drei Elemente für Gesundheit und Fitness

Dein Körper ist ein komplexes System mit vielschichtigen Fähigkeiten, die du alle erhalten willst. Du möchtest deine Kraft ebenso bewahren wie deine Ausdauer und deine Schnelligkeit. Deine Fitness wird durch viele einzelne Parameter bestimmt und theoretisch könntest du alle einzeln trainieren. Damit wärst du allerdings sehr beschäftigt. Um die beste Version von dir zu erreichen, genügt es, wenn du dich auf drei Elemente konzentrierst. Damit deckst du bereits alles ab, was im Bereich Bewegung und Sport wichtig ist:

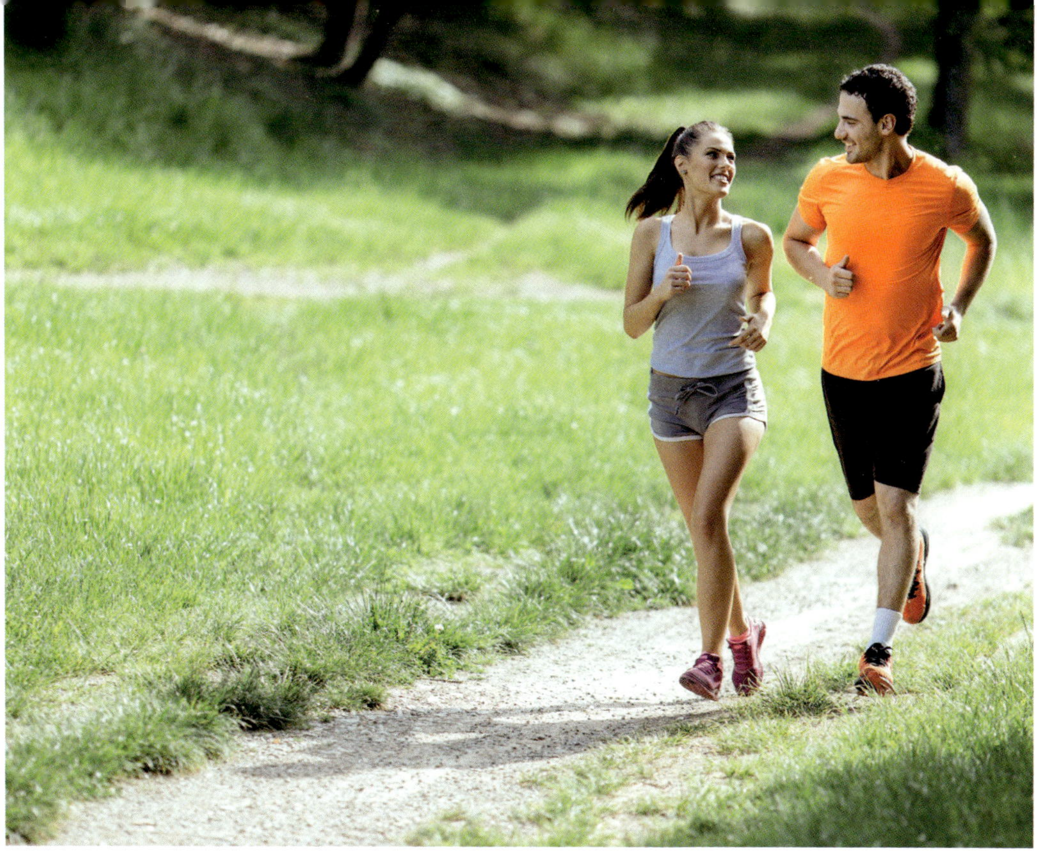

In jedem von uns steckt eine Läuferin oder ein Läufer. Leg den Läufer in dir frei!

1. Gehen oder laufen
2. Muskeln benutzen
3. Vollgas geben

Laufen ist durch nichts zu ersetzen

Laufen ist die artgerechteste Form der Bewegung für uns Menschen und deshalb so ziemlich das Gesündeste, was du tun kannst. Und damit meine ich ganz allgemein die aufrechte Fortbewegung auf zwei Beinen. Die Geschwindigkeit ist dabei zunächst einmal nicht so wichtig.

Der Homo sapiens ist eine perfekte Laufmaschine und von der Natur über Millionen Jahre für stundenlanges Laufen entwickelt worden – mit perfekten Proportionen, mit großen Lungen und einer Haut, die schwitzen kann. In dir steckt eine Läuferin oder ein Läufer, auch wenn du dich derzeit womöglich nicht so siehst. Vielleicht weil du etwas Gewicht zugelegt hast oder deine Muskeln sich wegen jahrelanger Nichtbeachtung beleidigt zurückgezogen und deine Gelenke etwas Rost angesetzt haben. Doch in jedem von uns verbirgt sich ein Läufer und jeder von uns kann ihn wieder freilegen, das Gewicht reduzieren, die Muskeln stärken und dafür sorgen, dass die Gelenke wieder geschmeidig werden.

Laufen ist das Gesündeste, was du tun kannst.

Wenn du dich im Bereich Bewegung und Sport für eine Sache entscheiden müss-

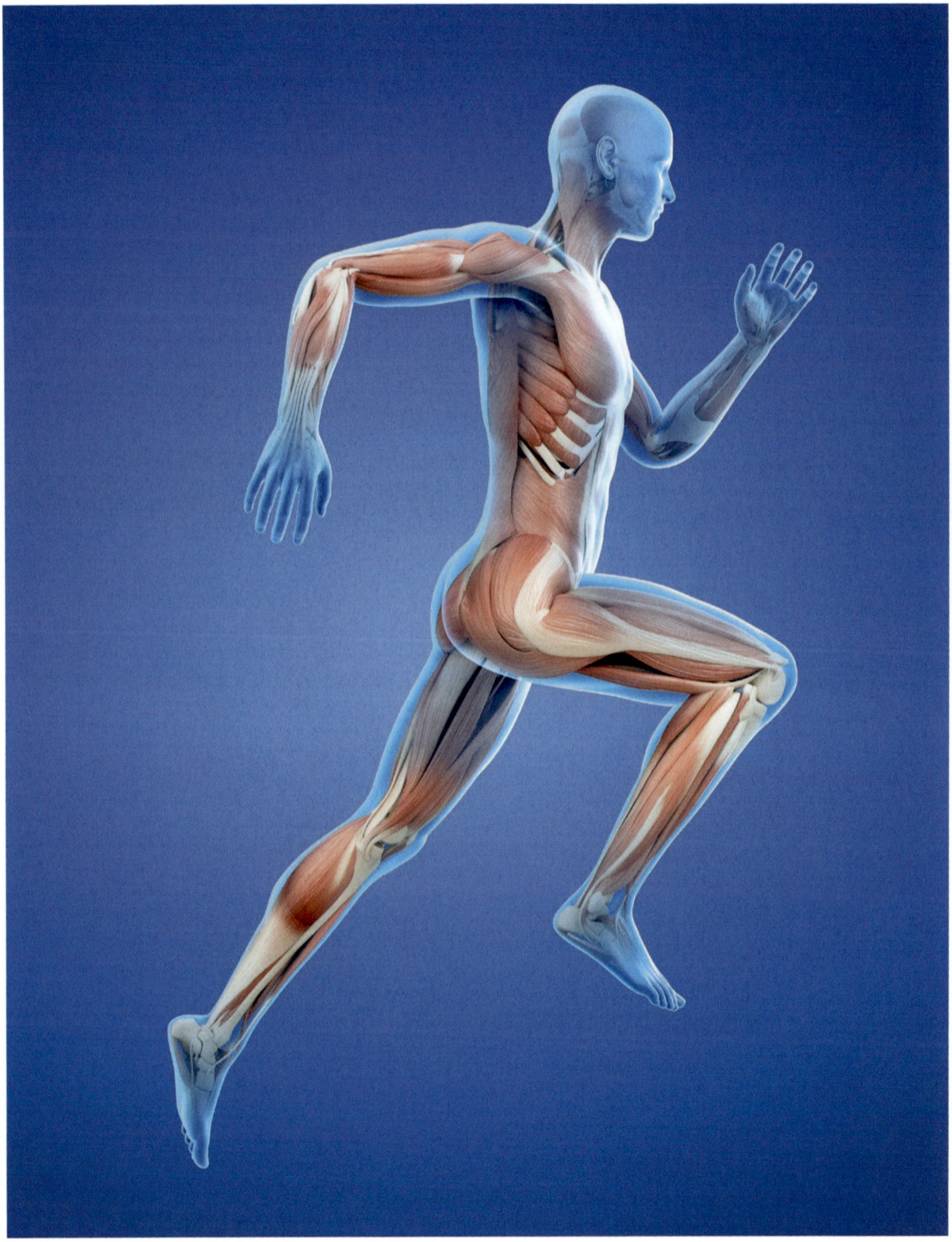

Auch dein Körper ist von Natur aus eine Laufmaschine. Vielleicht aktuell etwas kuscheliger, aber es ist alles da.

test, solltest du ohne zu zögern das Laufen wählen, weil es herausragende gesundheitliche Effekte hat. Laufen hält dich jung, schlank und stärkt dein Immunsystem. Es macht dich körperlich und geistig fit.

Rund 70 Prozent deiner Muskeln sind aktiv, wenn du läufst. Sie müssen alle mit Sauerstoff versorgt werden, also dürfen auch dein Zwerchfell, deine Lungen und dein Herz kräftig arbeiten, um deinen Körper mit Sauerstoff zu fluten. Dabei bekommt, ganz nebenbei, auch dein Gehirn eine Menge Sauerstoff ab. Das ist legales Gehirndoping, der perfekte Start in den Tag oder der ideale Abschluss nach der Arbeit.

Übrigens Herz, Lungen und deine Muskeln wachsen natürlich fröhlich mit ihren Aufgaben. Und selbstverständlich verbrennst du beim Laufen auch Energie. Falls du also noch gespeicherte Energie in Form von Fettreserven gebunkert hast, wirst du die laufend leichter los.

Dein Gewicht ist nicht dein Thema? Wunderbar, dann stärkst du einfach deine Muskeln, Herz, Kreislauf und dein Immunsystem. Durch Laufen wirst du weniger anfällig für alle Arten von Krankheiten: vom Schnupfen über die Gürtelrose bis zu Krebs, Parkinson und Alzheimer. Das alles ist längst bewiesen und belegt. Gegen all diese Schreckgespenster kannst du also aktiv etwas tun und regelmäßiges Laufen ist die beste Vorsorge, die du treffen kannst.

Vielleicht lockt dich aber auch die Aussicht darauf, schlank, fit und ausdauernd zu sein, einen starken Rücken zu haben, einen aufrechten, federnden Gang, eine tolle Körperspannung, eine rosige Gesichtsfarbe, ein gebräuntes Gesicht, wache, aufmerksame Augen. Klingt doch gut, oder? So sehen Läufer aus!

Praktisch jeder kann Läufer sein. Hast du zwei Beine? Kannst du allein stehen? Kannst du einen Fuß vor den anderen setzen? Dann kannst du ein Läufer sein. Ich meine das völlig ernst. Ein Läufer bist du nicht nur, wenn du jeden Morgen um 6 Uhr mit raumgreifenden Schritten durch den Park fliegst. Du bist es genauso, wenn du zweimal in der Woche rausgehst und eine halbe Stunde locker trabst. Oder wenn du anfangs abwechselnd ein Stück gehst und ein Stück läufst – ganz nach deinen Möglichkeiten.

Du hast keine Zeit dafür? Wir haben alle die gleiche Zeit, genau 24 Stunden an jedem einzelnen Tag. Allerdings haben wir unterschiedliche Prioritäten. Wenn du hin und wieder am Abend eine Stunde vor dem Fernseher verbringst, mit einem guten Buch, bei Freunden, im Kino, im Restaurant, dann hast du auch die Zeit, zweimal in der Woche eine halbe Stunde zu laufen.

Du fühlst dich zu schwer? Dann fang mit Gehen oder Walken an, ganz nach deinen Möglichkeiten und so lange, bis du eines Tages laufen kannst. Gewicht hindert dich nicht daran, als Geher zu beginnen und eines Tages ein Läufer zu werden.

Bleibt noch die Bequemlichkeit. Da habe ich eine gute Nachricht für dich. Für einen Läufer ist das Laufen nichts weiter als eine Gewohnheit. Laufen zu gehen ist dann irgendwann Teil der Komfortzone und kostet keinerlei Willenskraft und Mühe mehr. Du gehst einfach laufen, wie jeden Samstag, Sonntag oder Mittwoch. Deine Bequemlichkeit ist nur so lange ein Thema, wie das Laufen noch keine Gewohnheit geworden ist. Sobald du es zu einer Gewohnheit gemacht hast, magst du gar nicht mehr ohne auskommen. Laufen kann süchtig machen, und das ist ausnahmsweise mal gut so!

Walking-Läufer, Jogging-Läufer oder Power-Läufer – die Geschwindigkeit ist nicht entscheidend. Wichtiger ist, wie du dich dabei fühlst. Der Puls sollte nach oben gehen, aber du solltest dich noch unterhalten können. Abhängig von deiner Fitness kommst du vielleicht bereits beim schnellen Gehen an den Punkt, dass dir das Herz bis zum Hals schlägt. Dann bist du ein Walking-Läufer, und das ist okay. Jogging-Läufer drehen in gleichmäßiger Geschwindigkeit ihre Runden und Power-Läufer variieren die Distanzen und ihr Tempo: locker, flott oder Vollgas.

Was immer dich bisher davon abgehalten hat, ein Läufer zu sein, räum das aus dem Weg, denn es lohnt sich für dich. Läufer sein ist cool, macht Spaß und für Millionen Menschen war und ist Laufen das Nadelöhr auf dem Weg zu ihrer besten Version.

Muskeln für Ästhetik und Wohlbefinden
Kennst du Tina Turner? Die Frau ist 78 Jahre alt und dabei ewig jung. Barack Obama ist 56 Jahre alt, dynamisch, lässig, aufrecht. Jessica Biel, Schauspielerin, 35 Jahre jung, sieht blendend aus und ziemlich sexy. Mats Hummels ist Fußballer, 29 Jahre alt, Weltmeister und topfit. Was die vier gemeinsam haben? Sie alle kümmern sich um ihre Muskeln und haben eine tolle Ausstrahlung. Das wiederum hat eine Menge damit zu tun, wie sie dastehen, und zwar buchstäblich. Denn wie jemand dasteht, was für eine Haltung er hat, das bestimmen seine Muskeln.

Sobald du deine Muskeln entdeckst und dich um sie kümmerst, beginnst du dich wohlzufühlen in deinem Körper. Muskeln halten dich schlank, jung und gesund. Sie erzeugen Lebensenergie und Glückshormone. Mit deinen Muskeln gibst du dem Leben mehr Jahre und du gibst den Jahren mehr Leben! Egal, ob man dir deine Muskeln ansehen darf oder ob du eher gertenschlank daherkommen möchtest. Muskeln machen den Unterschied. Aber warum und wie genau funktioniert das?

Zunächst einmal sind die Muskeln mechanische Elemente, mit denen wir uns

Du brauchst nicht viel Ausrüstung und nicht viel Zeit, um die Muskeln zu benutzen. Und es lohnt sich. ▶

bewegen – aufrichten, gehen, springen, laufen, heben, ziehen und drücken. Dabei gibt es neben der quer gestreiften Skelettmuskulatur auch die glatte Muskulatur, die zum Beispiel im Magen oder im Darm unsere Verdauung unterstützt. Was du im Spiegel siehst, das ist die Skelettmuskulatur. Die kannst du trainieren und um die geht es hier.

In der Skelettmuskulatur gibt es zwei wesentliche Muskelfasertypen: rote, langsame und weiße, schnelle Muskelfasern. Die roten, langsamen sind für die Ausdauer da und die weißen, schnellen für maximale Kraft und Schnelligkeit. Wie die Muskelfasern in deinem Körper verteilt sind, das hängt von deiner genetischen Veranlagung ab. Für die Funktion der Muskeln als dein Jungbrunnen ist das aber völlig egal. Eine Fettverbrennungsmaschine wirst du mit Muskeln auf jeden Fall sein. Glücks-, Antriebs- und Anti-Aging-Hormone produzieren deine Muskeln immer, wenn du sie benutzt.

Rund 640 Muskeln hat dein Körper und jeder Mensch hat genau gleich viele Muskeln. Jeden einzelnen Muskel eines Arnold Schwarzenegger hast du auch. Kleiner vielleicht, aber es ist alles schon da. Den Sixpack hast du bereits, nur liegen vielleicht einige Pfunde über dem Waschbrettbauch. Um die Stirn zu runzeln, brauchst du 43 Muskeln, beim Küssen nimmst du die Hilfe von 34 Muskeln in Anspruch und

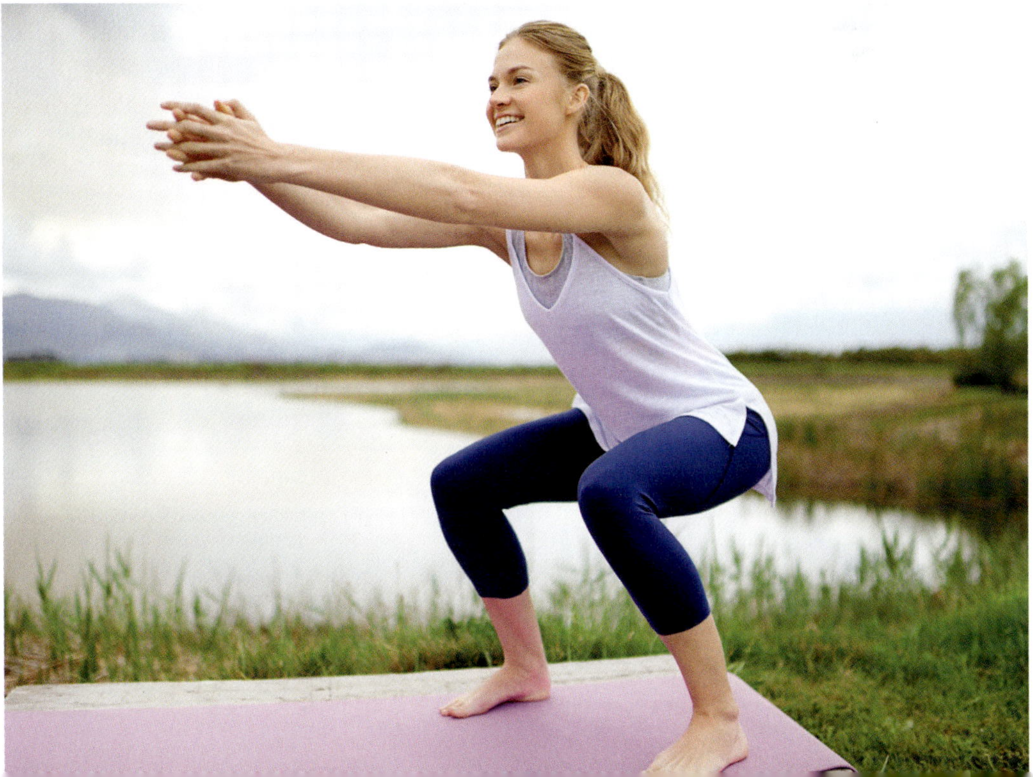

beim Laufen sind rund 70 Prozent aller Muskeln beteiligt. Die Frage ist nur: Welcher Muskeltyp bist du?

1. **Der schmale Typ** kann viel essen, ohne zuzulegen, tut sich aber schwer, Muskelmasse aufzubauen.
2. **Der athletische Typ** baut leicht Muskelmasse auf, Fett aber auch, wenn die Ernährung nicht stimmt.
3. **Der breite Typ** legt schneller Fett zu und darf sich mehr anstrengen für mehr Muskeln.

Vielleicht erkennst du dich in einem der drei Typen wieder. Möglicherweise stehst du auch irgendwo dazwischen. Wichtig ist das nur, wenn du ein bestimmtes sportliches oder ästhetisches Ziel verfolgst. Um kerngesund, topfit und voller Energie zu sein, spielt das keine Rolle. Egal, welcher Typ du bist: Wenn du dich um deine Muskeln kümmerst, dann siehst du besser aus, kommst besser rüber und fühlst dich besser. Hier ein paar Appetitmacher für dich:

- Starke Schultermuskeln schützen Kopfarbeiter vor Verspannungen.
- Eine gute Bauchmuskulatur verhindert, dass das Becken nach vorn kippt und die Wirbelsäule sich krümmt. Stichworte: Körperspannung und Körpersprache. Mit einem starken Bauch stehst du besser da.
- Kräftige Rückenmuskeln beugen den meisten Rückenbeschwerden vor. Und auch ein starker Rücken sorgt für eine gute Körperspannung.
- Ein knackiger Po sieht gut aus und sorgt mit deinem festen Bauch und deinen kraftvollen Oberschenkeln für eine Tophaltung: aufrecht, stark und sexy.
- Eine kräftige Beinmuskulatur entlastet alle Gelenke vom Fuß über das Knie und die Hüfte bis rauf zum Halswirbel.
- Starke Arme sehen nicht nur beim Mann gut aus. Muskeln lassen bei Frauen unschöne »Winkearme« verschwinden.
- Muskeln verbrennen Energie nicht nur, wenn sie benutzt werden, sondern 24 Stunden am Tag.

Muskelmasse

Übrigens: Angst vor zu vielen Muskeln musst du nicht haben. Um Muskelberge zu bekommen, brauchst du viele Jahre hartes Training oder Anabolika. Nur lass dich bitte nicht von der Waage täuschen. Wenn du deine Muskeln trainierst, dann kann es sein, dass du zwar schlanker wirst, sich das aber auf der Waage kaum bemerkbar macht. Denn Muskeln sind schwerer als Fett. Aber Muskeln sehen viel besser aus. Darum schau lieber in den Spiegel statt auf die Waage.

Und was ist mit Lebensenergie, Glück und Power? Während und nach dem Krafttraining flutet der Hypothalamus den Körper mit dem Besten aus der Hormonküche: Serotonin ist als Stimmungsaufheller mit dabei. Wachstumshormone und Testosteron kommen hinzu, und zwar beim Mann und bei der Frau. Schon nach ein paar Minuten maximaler Muskelanspannung wirst du wach. Wenn es gut läuft, gibt es auch noch das Glückshormon Serotonin als Zugabe.

Testosteron liefert dir ein bestimmtes Lebensgefühl: Power und Energie. Mit einem hohen Testosteronspiegel gehst du nach der Arbeit noch mit Freude zum Sport und anschließend hast du Lust auf Sex. Mit wenig Testosteron bist du müde und schlapp, im Kopf und in der Körpermitte. Die Muskeln schwinden, Fett wird gebunkert, Frust statt Lust stellt sich ein. Die Muskeln zu benutzen, macht allein deshalb schon Sinn.

Das Wachstumshormon HGH (Human Growth Hormon) haben wir alle im Körper, nur nimmt die Menge im Laufe des Lebens immer weiter ab. Mit 65 ist nicht mehr viel davon da. In jeder Anti-Aging-Klinik wird HGH gespritzt, denn dieser Stoff macht die Menschen schlanker, gesünder und jünger. Die Alternative zur Spritze sind deine Muskeln, denn Muskeltraining ist das stärkste Stimulans für die körpereigene Produktion von Wachstumshormonen. Und mit Wachstumshormonen schmilzt das Fett, die Haut wird straffer, die Falten verschwinden, das Immunsystem wird stärker und die Libido nimmt zu. Muskeltraining macht jung. Beim Krafttraining steigen auch Stresshormone kurzfristig an. Der trainierte Körper reguliert sie schnell wieder herunter und lernt dabei ganz nebenbei, auch mit anderen Stressfaktoren, zum Beispiel im Job oder in der Beziehung, besser zurechtzukommen.

Das Prinzip Anstrengung

Es gibt noch ein drittes Element, das du im Bereich Bewegung und Sport abdecken darfst, um die beste Version von dir zu erschaffen. Insbesondere dann, wenn du Fortschritte erzielen willst. Ich nenne es das Prinzip Anstrengung. Es geht darum, dass dein Körper die Fähigkeit hat, sich anzupassen. Anpassung versetzt dich in die Lage, irgendwann Dinge zu tun, die du dir heute noch gar nicht vorstellen kannst. Anpassung ist aber auch der Grund dafür, dass du Fähigkeiten verlierst, die du heute noch hast, doch zu selten abrufst.

Bist du schon einmal einen Marathon gelaufen? Circa 80 000 Deutsche absolvieren jedes Jahr irgendwo auf der Welt einen Marathon. Frauen und Männer, dicke und dünne, große und kleine. Praktisch jeder gesunde Erwachsene kann bei entsprechendem Training einen Marathon laufen, aber die meisten sind meilenweit davon entfernt. Und dennoch ist ihr Körper dazu in der Lage. Die Voraussetzung ist Training. Training bedeutet, den Körper vor eine Herausforderung zu stellen und darauf

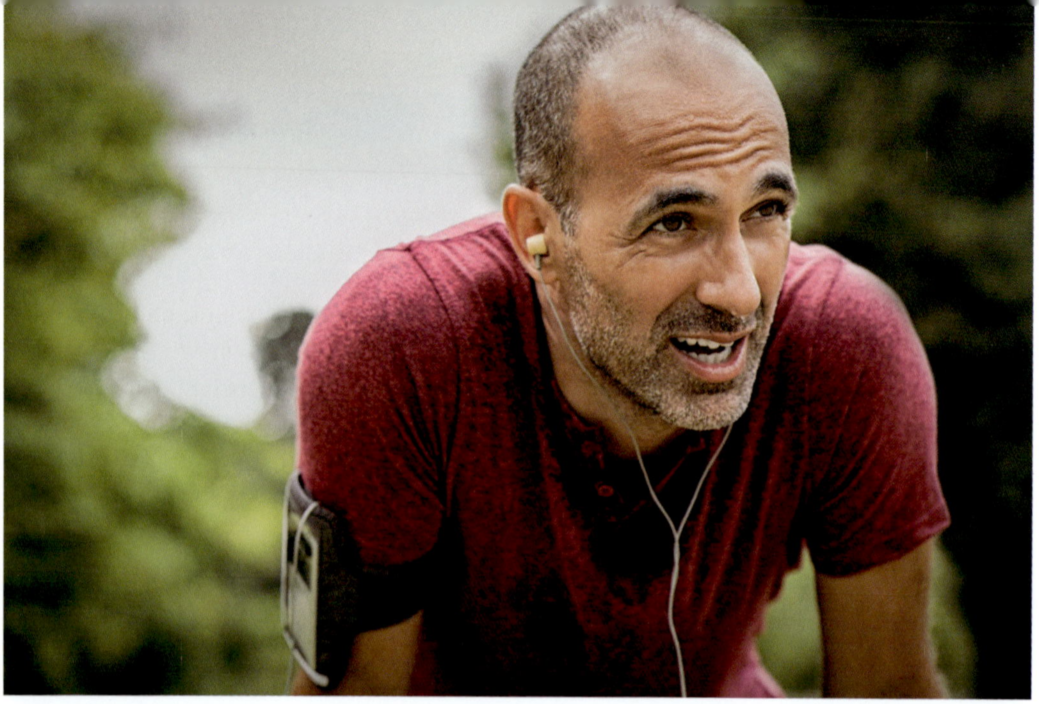

Es lohnt sich, hin und wieder Vollgas zu geben. Nur Anstrengung, zumindest für ein paar Minuten, bringt dich wirklich voran.

zu vertrauen, dass er die Herausforderung meistert und sich anpasst, um beim nächsten Mal besser vorbereitet zu sein.

Das ist so, als würde eine Gärtnerei zwei Leute schicken, um deinen Rasen zu mähen. Die aber schaffen deinen wirklich großen Rasen nur mit Mühe an einem Tag. Natürlich merken sie sich das, und wenn du das nächste Mal anrufst, dann beauftragt die Gärtnerei drei Leute. Sie passt sich deinen Anforderungen an. Du aber bittest dann die Jungs, neben dem Rasen noch die Wiese gegenüber zu mähen und alles zusammen schaffen auch die drei nur mit großer Mühe. Beim nächsten Mal schickt die Gärtnerei vier Leute, die jetzt allerdings zusätzlich die Hecke schneiden sollen. Also kommen beim nächsten Mal fünf Leute. Wenn du bei diesen Anforderungen bleibst, entsendet die Gärtnerei immer wieder fünf Leute. Eben genau so viele, dass sie die Aufgaben bequem erledigen können. Wenn es zwei oder drei Mal etwas weniger zu tun gibt, dann kommen wieder vier Männer. Sie passen sich erneut an, dieses Mal in die andere Richtung.

Körperliches Training basiert auf dem gleichen Prinzip. Du forderst deinen Körper etwas mehr als gewohnt und er passt sich im Rahmen seiner Möglichkeiten an. Nach einem ungewohnt langen Trainingslauf reagiert dein Körper. Zunächst erholt er sich und anschließend wird er für ein paar Tage in der Lage sein, etwas schneller und etwas länger zu laufen als vor deinem Training. So kannst du durch Training deine körperliche Leistungsfähigkeit immer weiter verbessern. Bis hin zum Marathon und weit darüber hinaus, wenn du magst.

Rufst du die aktuelle Leistungsfähigkeit deines Körpers jedoch nicht ab, dann passt sich dein Körper auch an, jedoch in entgegengesetzter Richtung.

Durch Training kannst du alle körperlichen Fähigkeiten steigern, Kraft, Schnelligkeit, Ausdauer und Beweglichkeit. Wenn du jedoch diese Fähigkeiten nicht abrufst, dann wirst du mit der Zeit langsamer, weniger ausdauernd, schwächer und weniger beweglich.

Für die beste Version von dir brauchst du hin und wieder etwas Anstrengung aus zwei Gründen. Zum einen, weil du dich verbessern willst, das nehme ich zumindest an. Wenn du kräftiger werden und eine bessere Figur haben möchtest, dann musst du deine Muskeln anstrengen. Wenn du deine Ausdauer steigern willst, dann solltest du mehr Schritte gehen oder laufen und gern auch etwas schneller werden. Wenn du deine Gesundheit ganz allgemein verbessern möchtest, dann gib hin und wieder Vollgas im Bereich Bewegung und Sport.

Zum anderen ist auch deine maximale körperliche Belastbarkeit ein gesundheitlicher Parameter an sich. Es geht um deine maximale Pulsfrequenz, die Lungenkapazität, die Sauerstoffaufnahme oder deine Maximalkraft. Alles, was du brauchst, um den Bus noch zu erwischen, beim Umzug die Kartons in den vierten Stock zu tragen oder mit einem Kind auf dem Arm drei volle Einkaufstüten zum Auto zu schleppen. Wenn du deine maximale Belastbarkeit nicht abrufst, dann wirst du sie verlieren.

Es geht darum, dass du dich immer wieder bis in die Nähe deiner maximalen Pulsfrequenz belasten solltest. Es geht nicht darum, dass du dich beim Sport ständig quälst. Wichtig ist nur, gelegentlich für kurze Zeit Vollgas zu geben. Zum Beispiel indem du so viele Kniebeugen machst, wie du kannst – und dann noch eine. Diese eine letzte Kniebeuge ist die, die dich am weitesten voranbringt. Und es ist ja auch nur diese eine letzte Kniebeuge, bei der du dich zusammenreißen musst. Kein Problem, oder?

Das Prinzip Anstrengung

Anstrengung bedeutet, du gehst hin und wieder »all out«, also bis an die Grenze deiner körperlichen Leistungsfähigkeit. Nur damit gibst du deinem Körper das Signal, sich anzupassen und besser zu werden. Renne dem inneren Schweinehund mit Vollgas davon.

Das richtige Maß für dich

Wie immer im Leben, so kommt es auch im Bereich Bewegung und Sport auf das richtige Maß an. Ohne Bewegung geht es nicht. Aber wie viel sollst du laufen, wie schnell und wie weit? Welche Muskeln trainieren, wie oft und wie lange? Wie viel Anstrengung ist zu viel und wie viel zu wenig? Eine Empfehlung in Kilometern und Geschwindigkeiten, in Gewichten und Wiederholungen lässt sich nicht allgemein abgeben und das braucht es auch nicht. In diesem Buch geht es nicht um sportliche Ambitionen, sondern um deine Gesundheit, deine Fitness, deine Energie und Lebensfreude. Und dafür reicht es aus, ein paar wenige Dinge zu beachten.

Sport ist toll und sinnvoll. Mit Sport kannst du deine Ziele vielleicht schneller erreichen, aber er ist keine Voraussetzung dafür. Viele sind im Bereich Bewegung sehr gut aufgestellt, obwohl sie praktisch nie Sport im eigentlichen Sinne treiben. Aber sie benutzen ihren Körper so, wie die Natur das vorgesehen hat. Das richtige Maß im Bereich Bewegung und Sport bildet die Anforderungen ab, für die der menschliche Körper von der Natur konstruiert wurde.

10 000 Schritte am Tag, jeden Tag

Dein Körper ist dafür geschaffen, täglich über Stunden auf den Beinen zu sein und Distanzen von einigen Kilometern zurückzulegen. Die Geschwindigkeit ist dafür nicht entscheidend. Unser Körper ist der eines Jägers und der eines Sammlers gleichermaßen. Jäger laufen, Sammler wandern und beides funktioniert für uns bis heute – aber bitte täglich und einige Kilometer sollten es schon sein.

Die Zahl von 10 000 Schritten am Tag gilt allgemein als das richtige Maß, und dem schließe ich mich ohne Vorbehalte an. Es können auch während der Woche ein paar Tausend Schritte weniger und dafür am Wochenende einige mehr sein. Oder auch umgekehrt. Wer den ganzen Tag auf den Beinen ist, erreicht dieses Ziel problemlos. Wer seinen Arbeitstag im Bürostuhl verbringt, sollte den Weg zur Arbeit, die Pausen und den Feierabend nutzen und fleißig Schritte sammeln. Eine Smartphoneapp oder ein Fitnessarmband zählen die Schritte und erinnern dich an das tägliche Ziel.

10 000 Schritte entsprechen übrigens einer Distanz von rund acht Kilometern. Wenn du nicht trödelst, dann brauchst du für 1000 Schritte rund zehn Minuten. Falls dir am Abend also noch 3000, 4000 oder gar 5000 Schritte fehlen, dann hast du das locker in weniger als einer Stunde erledigt. Mit einem Spaziergang nach dem Abendessen kommst du der besten Version von dir also schnell erheblich näher.

Zwei- bis dreimal pro Woche Training für die Muskeln

Nach dem Muskeltraining dauert es ein bis zwei Tage, bis sich der Muskel erholt hat. Dann wartet er gut vorbereitet auf die nächste Aufgabe. Nach weiteren ein bis zwei Tagen wird ihm langweilig und er denkt darüber nach, sich zurückzuziehen. Spätestens dann ist es höchste Zeit, ihn erneut zu fordern und ihm zu zeigen, dass er geschätzt und gebraucht wird. Der Muskel dankt es dir, indem er stark und fit bleibt, und wenn du ihn gut mit Baustoffen (Eiweiß) versorgst, dann wächst er sogar an seinen Aufgaben. Zwei- bis dreimal in der Woche solltest du deine Muskeln benutzen und keine der großen Muskelgruppen völlig vergessen. Es reicht aber aus, wenn reihum jeder mal drankommt. Nicht jedes Mal, aber immer wieder.

Wenn du dich an den fünf universellen Bewegungsmustern des menschlichen Körpers orientierst, dann kommt keine Muskelgruppe zu kurz: Aufrichten, Heben, Drücken, Ziehen und Gehen beziehungsweise Laufen. Insgesamt reichen jeweils 20 bis 30 Minuten an zwei oder drei Tagen in der Woche. Verteile deine Übungen für die einzelnen Bewegungsmuster so, dass alle mindestens zweimal pro Woche vorkommen. Wenn du mit Gewichten trainierst, dann sollte dein Gewicht so hoch sein, dass du ohne Pause (pro Satz) acht bis zwölf Wiederholungen schaffst. Wenn du mit deinem Körpergewicht trainierst, dann machst du so viele Wiederholungen ohne Pause, wie du schaffst, und dann noch eine letzte. Diese letzte Wiederholung, die du gerade noch irgendwie hinbekommst, die bringt dir am meisten.

Das Internet ist voll mit Informationen und Anleitungsvideos. Ein PDF mit einem Basis-Work-out zum kostenlosen Download findest du unter ralfbohlmann.com/workout.

Vollgas einmal in der Woche

Den Puls so richtig in die Höhe treiben, nur für ein paar Minuten, das ist wirklich nicht schwer und es kostet dich nicht viel Zeit. In der Regel wirst du das ganz nebenbei erledigen können, zum Beispiel wenn du deine Übungen machst oder wenn du eine Runde läufst. Aber Achtung: 15 Kniebeugen reichen nicht aus. Da darf es schon ein kleines Zirkeltraining sein. Zum Beispiel drei Runden mit je 15 Kniebeugen, zehn Liegestützen und fünf Klimmzügen auf Zeit. Oder 30 Burpees auf Zeit.

Einfach nur Joggen ist auch noch nicht Vollgas. Es geht schon darum, dass du an deine Grenze gehst, was deine Atmung und deinen Puls betrifft, und dass du die Belastung für einen Moment aufrechterhältst. Du könntest bei deiner üblichen Laufrunde einen Endspurt einlegen und den letzten Kilometer so schnell rennen, wie du kannst. Du erhöhst das Tempo so weit, dass du damit gerade das Ziel erreichst. Auf den letzten 200 Metern haust du alles raus, was noch geht. Vielleicht gibt es auf deiner Laufrunde auch eine etwas längere Steigung. Auch die kannst du nutzen. Du steigerst langsam das Tempo und das letzte Stück gibst du alles, bis zum höchsten Punkt. Da verschnaufst du kurz und läufst dann locker deine Runde zu Ende. Fährst du Rad? Dann erheb dich an einer Steigung aus dem Sattel und sprinte den Hügel hinauf. Natürlich kannst du auch im Fitnessstudio im Spinnig-Kurs Vollgas geben oder auf dem Laufband testen, wie lange du die höchste einstellbare Geschwindigkeit rennen kannst.

Und wenn sich für all das keine Gelegenheit findet? Dann lass dir was einfallen. Ich kenne Menschen, die rennen auf Dienstreisen im Treppenhaus ihres Hotels die Etagen rauf und runter oder legen im Schwimmbad einen Sprint unter Wasser ein: Aquajogging im Vollgasmodus. Andere laufen daheim in den Keller und dann hinauf bis unters Dach und das Ganze dreimal. Wo ein Wille ist, findet sich auch eine Herausforderung.

ENTSPANNUNG UND STRESS-MANAGEMENT

Katrin hatte ein kleines Gewichtsproblem, als sie zu mir kam. Sie war sportlich bereits sehr aktiv und jetzt wollte sie noch zusätzlich laufen. In einem Gespräch beschrieb sie mir ihre Ernährung, und die war nach meinem Dafürhalten wunderbar. Natürliche, unverarbeitete Lebensmittel, sehr wenig leere Kohlenhydrate, viel Gemüse, etwas Obst, etwas Milchprodukte. Viermal in der Woche ging sie ins Fitnessstudio und trieb dabei den Puls mindestens ein- oder zweimal in der Woche so richtig nach oben. Täglich machte sie am Morgen noch zusätzlich 20 Minuten lang Hantelübungen daheim und am Samstag ging sie zum Yoga. Außerdem war sie den ganzen Tag auf den Beinen. Auf 10 000 Schritte kam

Einstiegstrainingsplan

Dienstag
- Kniebeugen (Aufrichten)
- Kreuzheben (Heben)
- Liegestütze, Unterarmstütz oder Bankdrücken (Drücken)

Donnerstag
- Liegestütze, Unterarmstütz oder Bankdrücken (Drücken)
- Klimmzug oder eine andere Zugbewegung (Ziehen)
- Ausfallschritte (Aufrichten)

Samstag
- Kreuzheben (Heben)
- Klimmzug oder eine andere Zugbewegung (Ziehen)
- Kniebeugen (Aufrichten)

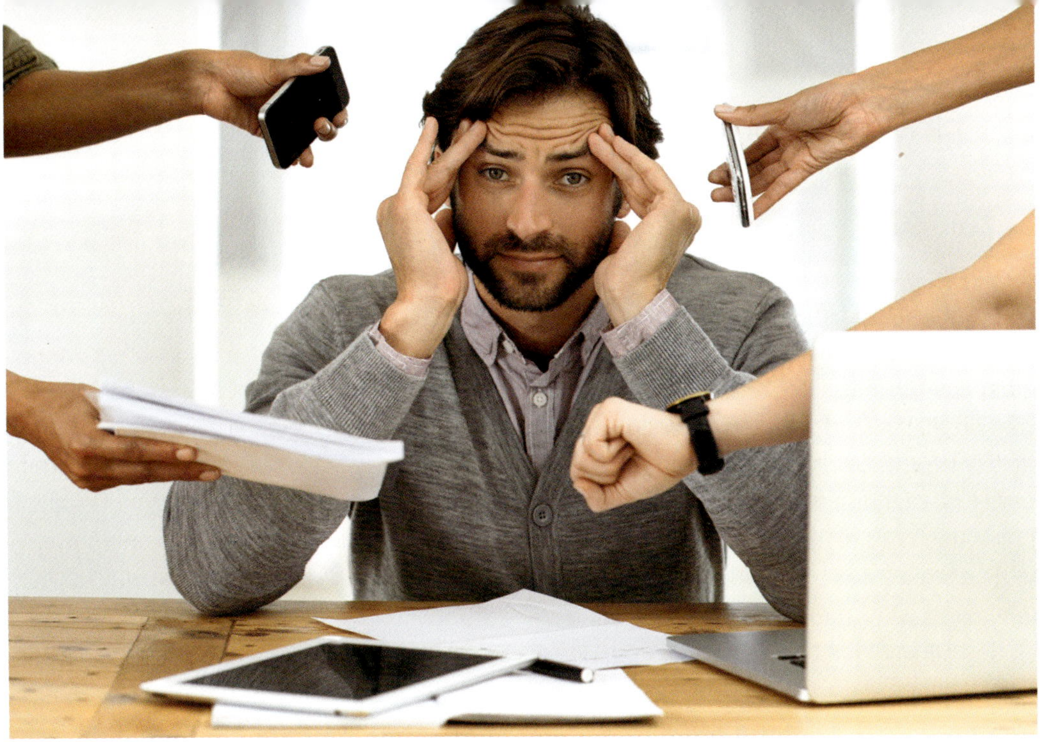

Der Stress, den du erlebst, hängt davon ab, wie du auf die Anforderungen des Lebens reagierst.

sie locker und dennoch wurde sie ihre überflüssigen Pfunde einfach nicht los.

In unserem Gespräch fiel mir auf, wie gehetzt sie wirkte. Sie hatte sich vor einiger Zeit selbstständig gemacht. Gleich nach unserem Gespräch stand bereits der nächste Termin an und anschließend war da noch ein Termin und dann noch einer. Auf Nachfrage sagte sie mir, dass sie praktisch jeden Tag von früh morgens bis spät von einer Aktivität zu nächsten lief. Tagsüber berufliche Termine, anschließend Sport, dann oft noch private Aktivitäten. Praktisch jedes Wochenende war bereits Wochen im Voraus verplant. Auf mich wirkte Katrin sehr angespannt, fast gehetzt. Ihre Gedanken kreisten ständig um den nächsten Termin und um das nächste Thema. Entspannung war für sie ein Fremdwort.

Warum ist Entspannung wichtig?

Dass Katrin ehrgeizige Ziele hat, dagegen ist nichts einzuwenden. Allerdings war ihre permanente Anspannung nicht zu übersehen und in ihrem Terminkalender war für so etwas wie Entspannung kein Platz. Das Ergebnis trug sie auf der Hüfte mit sich herum. Was dabei auf körperlicher Ebene passiert, ist Folgendes: Katrins Körper reagiert auf die permanente Anspannung, auf den Stress, und das tut er genau so, als wäre er mit einer Gefahrensituation konfrontiert. Er fährt die Überlebensprogramme hoch und Unwichtiges wird zurückgestellt.

Das uralte Überlebensprogramm des Körpers spannt die Muskeln an und steigert den Pulsschlag. Dafür wird der Blutdruck erhöht und die Verdauung hinten angestellt. Für einen kurzen Gefahrenmoment ist es auch nicht nötig, dass Haare und

Fingernägel wachsen oder das Immunsystem repariert wird. Für all das ist später noch Zeit. Unter Stress und Anspannung werden alle verfügbaren Ressourcen des Körpers für Jagd oder Flucht bereitgestellt und an anderer Stelle abgezogen. Wenn nach Anspannung Entspannung folgt, dann ist das okay. Nur wenn nicht, dann wird es zum Problem. Entspannung ist deshalb so wichtig, weil nur in der Entspannung das erledigt oder repariert werden kann, was in der Anspannung, im Stress, liegen geblieben oder kaputtgegangen ist.

Adrenalin und Cortisol

Die Natur steuert die komplexen Vorgänge, mit denen wir Stress begegnen, mithilfe von Hormonen. Adrenalin ist so ein Hormon, das in einer akuten Stresssituation ausgeschüttet wird und unser Überleben sichert. Wenn im Straßenverkehr ein Auto hupend auf dich zurast, ist Adrenalin dafür verantwortlich, dass du blitzartig von der Straße kommst. Es sorgt für maximale Energiebereitstellung, indem es die Leber veranlasst, vermehrt Glucose bereitzustellen. Der Blutzuckerspiegel steigt. Zudem wird der Blutdruck erhöht, Herzschlag und Atmung werden beschleunigt, Pupillen

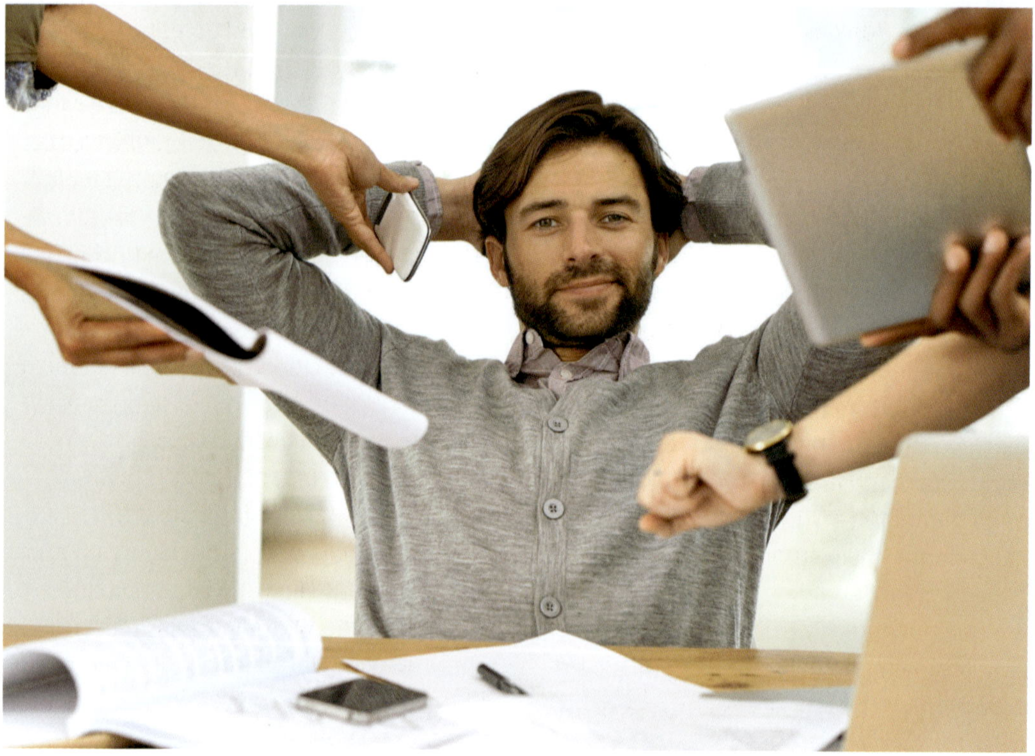

und Bronchien weiten sich. Der Körper ist bereit zur Flucht. Auf der anderen Seite verlangsamen sich durch Adrenalin die Darmbewegungen und die Darmdurchblutung nimmt ab. Verdauung ist für den Augenblick nicht so wichtig. Sogar das Immunsystem wird heruntergefahren, um die Energiebereitstellung zu optimieren.

Cortisol ist ein weiteres Hormon, das die Wirkung von Adrenalin noch verstärkt, indem es die Energiebereitstellung zusätzlich unterstützt. Cortisol wird vom Körper produziert, wenn Stress über längere Zeit auf uns einwirkt. Es sorgt unter anderem dafür, dass sich Entzündungen nicht zu sehr ausbreiten, und verhindert eine überschießende Reaktion des Immunsystems. Das bedeutet nichts anderes, als dass das Immunsystem weiter geschwächt wird. Das war vor Urzeiten ein sinnvoller Mechanismus, um einer akuten, gefährlichen Situation gerecht zu werden. Heute allerdings fehlt uns die anschließende körperliche Bewegung, die den Körper wieder auf ein »normales Betriebsniveau« herunter- und den Stoffwechsel und das Immunsystem wieder hinauffährt.

Unser Körper unterscheidet nicht zwischen Jagd oder Flucht und einem wichtigen Projekt oder einer Steuernachzahlung. Unsere Stressfaktoren sind natürlich längst andere als früher. Aber unserem Gehirn und unserem Körper ist das völlig egal. Die körperlichen Mechanismen zur Reaktion auf Belastungssituationen sind noch immer die gleichen, doch Stresshormone, die uns kurzfristig schützen, werden langfristig zu einem Problem.

◀ Wenn auf Anspannung Entspannung folgt, dann können dir die Anforderungen des Lebens nicht viel anhaben.

Spannung und Entspannung

Wir Menschen sind geschaffen für den ständigen Wechsel von Anspannung und Entspannung. In diesem Wechsel funktionieren wir und unser Körper perfekt. Das Leben hat über Millionen Jahre diesen Wechsel vorgegeben. Unsere Vorfahren, vom Homo erectus bis zum Homo sapiens, haben Anspannung und Stress auf der Jagd und auf der Flucht erlebt – und Entspannung dann, wenn die Beute erlegt war oder der Säbelzahntiger aufgegeben oder sich für jemand anderen entschieden hatte. Für diesen Wechsel zwischen Anspannung und Entspannung hat unser Körper erfolgreiche Mechanismen entwickelt.

Das Problem besteht darin, dass wir unseren Belastungen heute nicht mehr einfach davonrennen. Wir fliehen nicht vor der Steuernachzahlung oder der Kündigung. Früher waren bedrohliche Situationen in der Regel zeitlich eng begrenzt. Wir haben die Beine in die Hand genommen, sind gerannt und dann war wieder Ruhe. Heute ist das in der Regel nicht mehr der Fall. Eine Herausforderung jagt die nächste und ein Ärgernis das folgende. Für manche Menschen ziehen sich emotionale Belastungen über Jahre hin. Bei einer permanenten Belastung durch Stress werden Stresshormone aber unter Umständen nicht ausreichend abgebaut. Das kann dann dazu führen, dass dauerhaft der Blutdruck erhöht ist, die Muskeln gespannt sind und das Herz schneller schlägt. Ebenso wird längere Zeit der Stoffwechsel behindert und das Immunsystem geschwächt. Das sind keine guten Voraussetzungen für Gesundheit, Fitness und Vitalität.

Stress ist, was du daraus machst

Stressfaktoren gibt es immer, körperliche und mentale. Das können körperliche Anstrengungen beim Sport sein, gesundheitliche Belastungen durch Viren und Bakterien, mentale Herausforderungen in Ausbildung und Beruf, private Probleme in der Beziehung oder im familiären Umfeld oder auch finanzielle oder soziale Sorgen. Körperliche Belastungen und Infektionsdruck durch Viren und Bakterien sind hoffentlich zeitlich eng begrenzt und damit kommt ein gesunder Körper in der Regel gut zurecht. Aber was ist mit all den anderen Stressfaktoren? Wie viel Stress lässt du zu, wie gehst du damit um und wie gestresst fühlst du dich letztendlich?

Stell dir folgendes Bild vor: Du liegst auf einer sonnigen Wiese und ein Traktor versucht, dich an einem Seil von der Wiese in einen nebligen Sumpf zu ziehen. Der Traktor steht als Symbol für einen beliebigen Stressfaktor. Wie gehst du mit der Situation um? Ich erlebe Menschen, an denen gleich mehrere Traktoren gleichzeitig zerren, und andere, die offenbar unbehelligt auf ihrer Wiese liegen. Es gibt Menschen, die entspannt bleiben, obwohl ein Traktor an ihnen zieht, und andere, die jammern bereits, auch wenn weit und breit kein Traktor zu sehen ist. Und schließlich erlebe ich Menschen, die sich verzweifelt gegen einen Traktor stemmen, und Menschen, die das Band zerschneiden und den Traktor einfach ziehen lassen.

Die Stressfaktoren, die auf uns einwirken, sind natürlich nicht gleich verteilt. Es gibt Menschen auf der Sonnenseite des Lebens und für andere kommt es knüppeldick. Und offensichtlich gehen Menschen ganz unterschiedlich mit ihren Stressfaktoren um. Während manche schon ohne Traktoren gestresst sind, bleiben andere entspannt, obwohl gleich mehrere an ihnen ziehen.

Stressfaktoren haben wir alle. Aber du entscheidest, wie du damit umgehst. Stemmst du dich verzweifelt gegen die Traktoren oder bist du in der Lage, zumindest hin und wieder das Seil zu durchschneiden und dich zu entspannen. Schaffst du es, auf Anspannung Entspannung folgen zu lassen? Die Reaktion deines Körpers hängt letztendlich davon ab. Kurzfristig hilft dir Adrenalin dabei, eine Belastung zu meistern. Wenn jedoch auf Anspannung keine Entspannung folgt, dann bezahlst du das langfristig mit deiner Gesundheit und mit deiner Lebensfreude. Permanenten Stress und Anspannung siehst du im Spiegel und erkennst du an deiner Fitness und deiner Vitalität.

Stressfaktoren managen

Ob du die beste Version von dir erreichen kannst, hängt auch davon ab, wie gestresst du dich fühlst. Na prima, und jetzt? Was kannst du konkret tun, um nicht permanent gestresst zu sein? Offenbar gibt es ja Menschen, denen das gelingt.

Ich möchte dir zwei Vorgehensweisen vorstellen, damit die Stressfaktoren in deinem Leben nicht zu einer Belastung für deine Gesundheit, deine Fitness und deine Lebensfreude werden. Zum einen kannst du deine Stressfaktoren managen und zum anderen kannst du für einen gesunden Wechsel zwischen Anspannung und Entspannung sorgen.

Change it, like it or leave it

Du hast im Leben immer zwei Möglichkeiten, eine beliebige Situation zu bewerten. Entweder du findest die Situation gut oder nicht. Wenn du sie gut findest, ist alles prima. Wenn aber nicht, bleiben dir die folgenden Alternativen:

1. Du veränderst die Situation so lange, bis sie dir gefällt. Prima, kein Stress mehr.
2. Du entscheidest dich dafür, die Situation zu akzeptieren und sie zu »mögen«. Alles okay.
3. Du verlässt die Situation, du gehst. Auch dann ist alles okay.
4. Du bleibst dabei und findest die Situation weiterhin doof. Dein Körper reagiert und du empfindest Stress. Das tust du bitte nicht.

Das klingt banal und im Grunde ist es das auch. Der Ratschlag lautet konkret: »Change it, like it or leave it.« Nur tu eines nicht: »Hate it.«

Entscheide dich!

Wenn es etwas gibt, das für dich eine dauerhafte Belastung darstellt, dann prüfe deine Möglichkeiten und triff eine Entscheidung:

- Kannst du die Situation so verändern, dass du sie nicht mehr als Belastung empfindest? Dann tue das.
- Wenn du die Situation nicht beeinflussen kannst, dann ändere deine Einstellung dazu und höre auf, sie permanent als Belastung wahrzunehmen.
- Wenn beides für dich keine Option ist, dann beende die Situation und nimm die Konsequenzen in Kauf. Geh einfach.

Gehe deine Themen mutig an

Ich habe Menschen erlebt, die über viele Jahre in ihrem Job sehr unglücklich waren und gesundheitlich darunter gelitten haben. Nachdem sie endlich den Mut aufgebracht hatten, die Kündigung auszusprechen und eine Arbeit anzunehmen, die besser zu ihnen gepasst hat, haben sich auch gesundheitliche Themen gelöst. Andere, die in einer Beziehung totunglücklich waren, sind förmlich wieder aufgeblüht, nachdem sie sich zu einer Trennung entschlossen hatten. Das entspricht dem Prinzip »Leave it!«.

Manchmal braucht es nur ein offenes Gespräch oder eine ehrliche Entschuldigung, um eine zwischenmenschliche Situation zu verändern und endlich wieder gut schlafen zu können. Oft lässt sich eine unangenehme, belastende Situation entspannen und der Stress löst sich auf. Das Motto heißt: »Change it!«

Hin und wieder ist weder das eine noch das andere eine Option. Es gibt Situationen, die sich weder ändern lassen noch kann man einfach gehen. Dann bleibt nur, die Situation zu akzeptieren, wie sie ist. Auch das ist besser, als dauerhaft mit seinem Schicksal zu hadern und sich in Selbstmitleid zu ergehen. Es ist eine mentale Leistung, ein Schicksal zu akzeptieren, die positiven Aspekte zu erkennen und die negativen auszublenden. Und ja, das geht. »Like it!«

Ein leichteres Bild von dieser Welt

Es gibt noch etwas, das mir persönlich sehr geholfen hat, im Leben wesentlich entspannter zu sein. Ich habe ein paar alte Modelle vom Leben und vom Tod durch leichtere ersetzt. Das klingt esoterischer als es ist. Auf jeden Fall war es für mich hilfreich und vielleicht kannst auch du etwas damit anfangen.

Ich möchte dir an zwei Beispielen erklären, was ich meine.

Viele Jahre meines Lebens bin ich mit einem Gefühl des Mangels umhergelaufen. Ich war nicht groß genug, nicht stark genug, nicht reich genug. Es gab nie ausreichend Parkplätze, Sonnentage oder Steaks auf dem Grill. Es war nie genug. Überall habe ich den Mangel gesehen. Ständig habe ich mich bemüht, der Erste in der Schlange zu sein, um ja nichts zu verpassen. Dieses Gefühl von Mangel habe ich durch das Gefühl von Fülle ersetzt. Die Sonne hört nie auf zu scheinen, es ist mehr Wasser auf dieser Welt, als ich jemals trinken kann, es sind mehr Blätter an den Bäumen und Sterne am Himmel, als ich zählen kann. Ich werde immer zurechtkommen im Leben und es wird mir nie an etwas mangeln, denn die Welt um mich herum bietet von allem mehr, als ich brauche. Wenn ich Geld ausgebe, dann ist es nicht weg, es hat nur ein anderer. Wenn ich den Parkplatz nicht bekomme, freut sich jemand anderes darüber und ich laufe ein paar Meter weiter. Ich habe meine grundsätzliche Einstellung verändert, weil es mein Leben leichter und unbeschwerter macht. Das bedeutet weniger Stresshormone und stattdessen mehr Glückshormone. Das fühlt sich gut an und es ist auch gesünder.

Früher war mein Bild vom Tod durch meine christliche Erziehung geprägt. Nach dem Tod gibt es Himmel oder Hölle und man weiß ja nie, ob die überfahrene rote Ampel oder die eine oder andere Lüge als Kind nicht schon den Gang in die Hölle bedeutet. Was für eine unangenehme Vorstellung, dass über mich Gericht gehalten wird nach meinem Tod. Auch diese Vorstellung habe ich durch eine andere ersetzt. Ich nehme jetzt einfach an, dass ich nach meinem Tod zurück auf die Wolke komme, auf der schon alle auf mich warten, die vor mir den Löffel abgegeben haben. Da diskutieren wir dann fröhlich, was wir im nächsten Leben anders machen werden, und freuen uns auf unseren nächsten Auftritt. Diese Vorstellung entspannt mich hier unten maximal, denn es gibt nicht den geringsten Grund, Angst vor dem Tod zu haben. Außerdem hilft mir diese Idee auch sehr dabei, mit dem Tod anderer Menschen besser umzugehen, ohne darunter zu leiden. Sie sind schließlich nur schon vor mir zurück auf der Wolke. Es geht ihnen gut und wir sehen uns wieder, sobald ich eines Tages auch dorthin komme. Sterben mag unangenehm sein, der Tod aber schreckt mich nicht. So fühlt es sich für mich leichter an und meine Gesundheit dankt es mir.

Auf Knopfdruck entspannen

Nachdem du deine großen und kleinen Stressfaktoren gemanagt hast, bist du natürlich nicht völlig frei von Anspannung und Stress. Du brauchst daher eine Möglichkeit, auf Anspannung Entspannung folgen zu lassen. Denn Momente der Anspannung wird es immer geben, entscheidend ist nur, wie gut du in der Lage bist, dich zu entspannen

Bei der Entspannung geht es um nichts anderes als darum, die Gedanken zu beruhigen, um wieder klar denken zu können. Entspannung basiert immer auf dem gleichen Prinzip: Du kannst in einem Moment nur einen Gedanken denken. Alles, was dich dazu bringt, eine Weile bei einem bestimmten Gedanken zu bleiben, hilft dir zu entspannen.

Die Gedanken beruhigen

Es ist die schiere Flut von Gedanken, die Menschen davon abhält, zur Ruhe zu kommen. Vielleicht kennst auch du dieses Gefühl, wenn 1000 Gedanken scheinbar gleichzeitig kurz aufblitzen und sich abwechseln. Wen muss ich noch anrufen? Den Müller darf ich nicht vergessen. Der Chef braucht die Zahlen bis 14 Uhr. Samstag sind wir bei den Nachbarn eingeladen. Ich muss an ein Geschenk denken. Wann ist der Elternabend? Morgen oder übermorgen? Die Steuererklärung muss unbedingt gemacht werden. Ach ja, einkaufen muss ich noch ... Und bei all dem Geschnatter sollst du noch klar denken

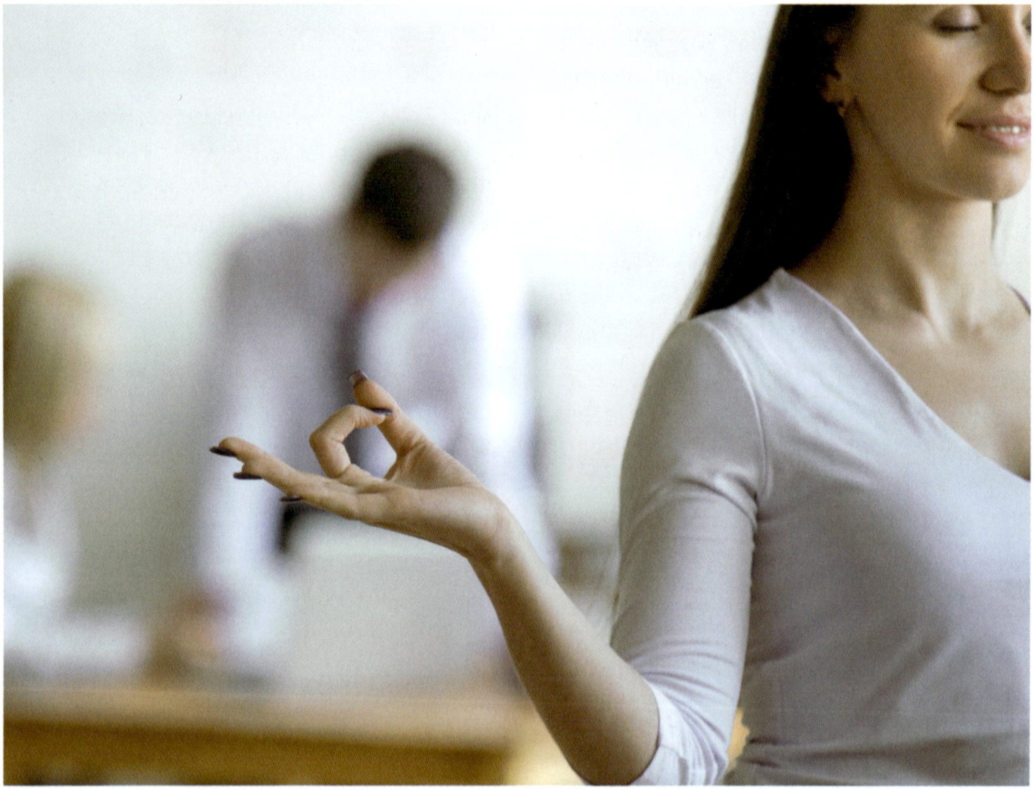

Du kannst lernen, dich zu entspannen, wann immer du willst. Es braucht nur etwas Übung, dann funktioniert es wirklich.

und überlegte Entscheidungen treffen. Wie soll das gehen? Es funktioniert nicht.

Lerne, auf Knopfdruck zu entspannen

Du brauchst einen Trick, um das Geschnatter zu beenden und deine Gedanken zu beruhigen. Dabei hilft dir die Tatsache, dass dein Gehirn immer nur einen Gedanken gleichzeitig denken kann. Es sind tatsächlich nicht 1000 Gedanken zur selben Zeit in deinem Kopf, sondern ganz viele, ganz schnell hintereinander. Aber immer nur einer in einem Moment. Du kannst das Gedanken-Feuerwerk beenden oder zumindest beruhigen, wenn du dein Gehirn bittest, bei einem Gedanken zu bleiben. Das braucht etwas Konzentration.

Du solltest dir dafür einen ruhigen Ort suchen, einen Timer auf drei oder fünf Minuten stellen und die Augen schließen. Und dann denkst du zum Beispiel nur an deinen Atem: einatmen, ausatmen, einatmen, ausatmen. Nach spätestens sieben Sekunden kommt der erste Gedanke: Was soll das eigentlich? Da ist doch der Termin. Warm ist es hier. Stopp! Das sind alles die falschen Gedanken. Schieb sie beiseite und komm zurück zu deinem Atem. Bestimmt taucht gleich der nächste Gedanke auf: Mache ich das überhaupt richtig? Auch diesen Gedanken schiebst du einfach fort und konzentrierst dich wieder auf deinen Atem. Jeden Gedanken, der kommt, nimmst du wahr und schiebst ihn beiseite. Ohne dich zu ärgern. Einfach nur so. Das ist alles, was zu tun ist.

Anstatt dich mit geschlossenen Augen auf deinen Atem zu konzentrieren, kannst du auch mit offenen Augen ein Bild an der Wand oder einen Punkt in der Ferne anschauen. Was immer bei dir gut funktioniert. Wichtig ist nur, dass du bei einem einzigen Gedanken bleibst und alle anderen, ohne sie zu bewerten, zur Seite schiebst. Drei, fünf oder sieben Minuten lang. Ein oder zwei Mal am Tag. Nach wenigen Tagen Übung wirst du spüren, wie gut dir das tut und wie entspannt du dich anschließend fühlst. Manche nennen das Meditation. Ich habe auf diese Art gelernt, mich jederzeit, überall und in kürzester Zeit wie auf Knopfdruck zu entspannen. Entspannen kann ich auch beim Laufen oder bei einem guten Buch, aber nichts entspannt mich so spontan und praktisch unbemerkt wie meine kleine Prozedur mit geschlossenen Augen. Vielleicht ist das ja auch etwas für dich.

SCHLAF IST DEIN JUNGBRUNNEN

Beim Training treffe ich hin und wieder einen Rechtsanwalt, ungefähr Mitte 40. Er hat eine Kanzlei mit einigen Angestellten. Der Mann trainiert schon längere Zeit mehrmals in der Woche. Allerdings scheint er nicht wirklich voranzukommen, denn sein Gewicht verändert sich kaum und seine Figur ebenso wenig. Ich habe auch nicht den Eindruck, dass er fitter wird, und wenn ich in seine Augen schaue, dann erkenne ich wenig Energie und Lebensfreude. Er schleppt sich zum Sport. Als wir uns unterhalten haben, hat er mir erzählt, wie er sich ernährt und wie er trainiert. Das war alles prima. Dann habe ich das Thema Schlaf angesprochen und er hat gesagt, dass er um 4 Uhr in der Früh aufsteht. Ab 5 Uhr sitzt er in seinem Büro, um dann hin und wieder am Abend etwas früher heim- oder zum Sport zu gehen. Früher hätte ich seinen Fleiß bewundert und ihn gleichzeitig bedauert. Heute sehe ich das, was er offenbar freiwillig tut, mit anderen Augen. Um gut oder sehr gut zu schlafen, müsste er um 20 Uhr zu Bett gehen, und das tut er natürlich nicht. Ich sehe einen Mann, der nicht annähernd so schlank, fit und lebensfroh ist, wie er gern wäre, und ich habe eine Idee, woran das liegt.

So wichtig wie Essen und Trinken

Menschen können einen Monat oder länger ohne Nahrung überleben. Ohne Wasser geht es nur drei oder vielleicht vier Tage. Und wie lange halten wir es

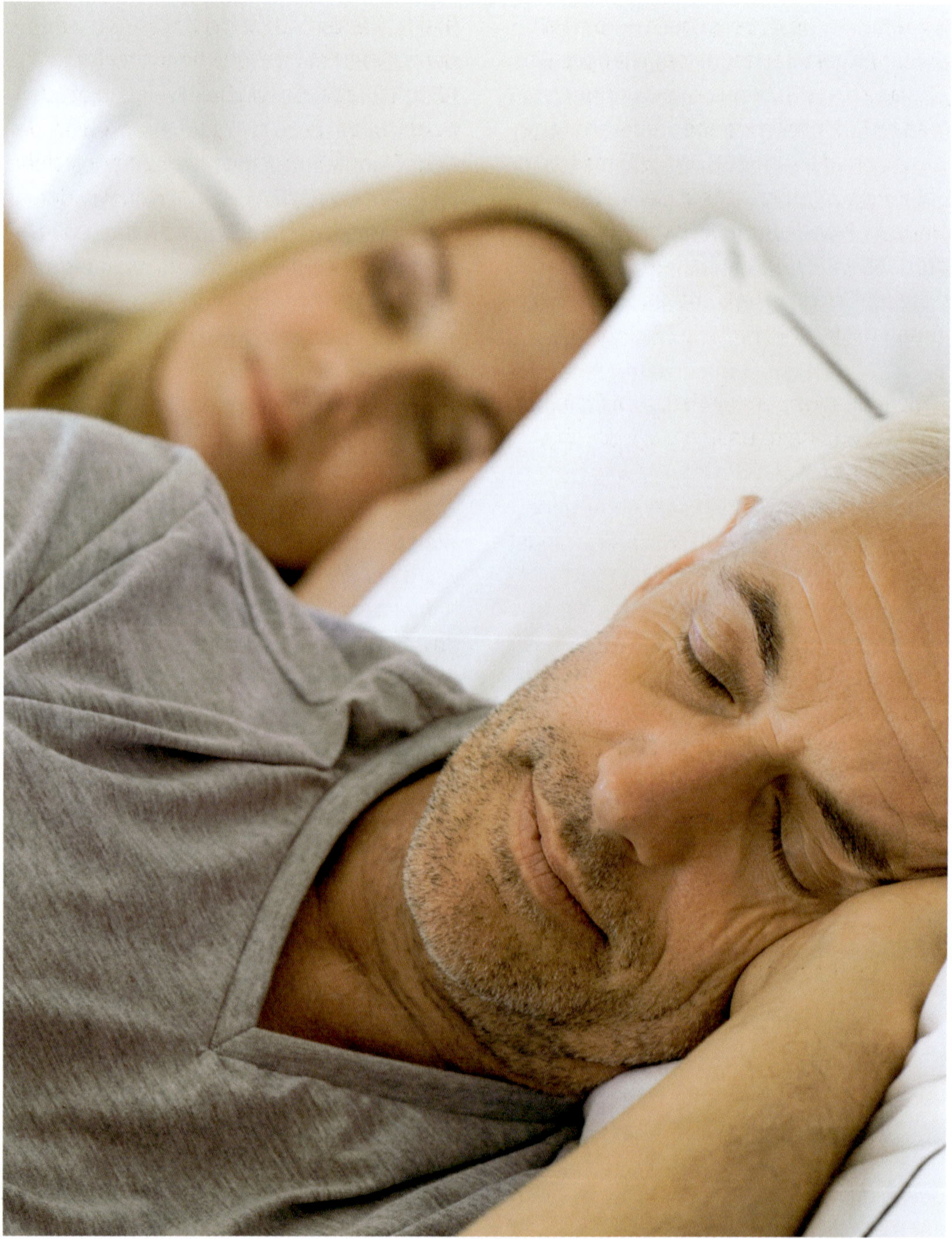

Schlaf ist der sprichwörtliche Jungbrunnen für deinen Körper und deinen Geist. Jeden Tag auf's Neue.

ohne Schlaf aus? Es ist bisher kein Fall dokumentiert, in dem jemand länger als elf Tage ohne Schlaf ausgekommen ist. Totaler Schlafentzug über mehrere Tage ist mit dramatischen Einschränkungen des Leistungsvermögens, mit Denkstörungen, Halluzinationen und Wahnvorstellungen verbunden. Wer nicht schläft, dreht nach wenigen Tagen durch und nach rund zehn Tagen folgt der komplette Zusammenbruch.

Viele Menschen achten auf ihre Ernährung und vermutlich ebenso viele Menschen kümmern sich um Bewegung und Sport. Schlaf hingegen wird in Bezug auf geistige Leistungsfähigkeit, Wohlbefinden, Gesundheit und auch körperliche Fitness häufig völlig unterschätzt. Dabei sind die Folgen von Schlafentzug wesentlich schneller viel dramatischer als die Folgen von Hunger. 14 Tage ohne Nahrung ist für deinen Körper kein großes Problem. 14 Tage ohne Schlaf wirst du nicht überstehen.

Schlaf ist ebenso überlebenswichtig und essenziell wie Nahrung und Wasser. Und schlechter Schlaf macht ebenso viel kaputt wie schlechtes Essen, nur schneller.

Während sich eine mangelhafte Ernährung auf Dauer auf die Gesundheit und die körperliche Fitness auswirkt, macht sich mangelhafter Schlaf praktisch unmittelbar bemerkbar: bei der geistigen Leistungsfähigkeit ebenso wie bei Energie und Lebensfreude. Falls du zu denen gehörst, die dem Thema Schlaf bisher nicht die gleiche Bedeutung beigemessen haben wie der Ernährung und dem Thema Bewegung und Sport, dann widme dich diesem Punkt bitte etwas eingehender.

Was im Schlaf passiert

Schlaf ist eine unglaublich aktive Zeit für den Körper und das Gehirn. Körper und Geist erledigen währenddessen die Dinge, für die während des Tages keine Zeit ist. Während des Schlafs finden Prozesse statt, die unverzichtbar sind, und dafür braucht es Zeit. Fünf Stunden reichen bestenfalls für das Nötigste. Da bleibt vieles liegen und wird nicht erledigt.

Dein Gehirn speichert während des Schlafs die Inhalte aus dem Kurzzeitgedächtnis im Langzeitgedächtnis ab und schafft im Kurzzeitgedächtnis wieder Platz. Wenn du zu wenig schläfst, leidet deshalb deine Merkfähigkeit. Dein Arbeitsspeicher ist schneller voll, weil in der Nacht nicht aufgeräumt wurde. Demzufolge kannst du weniger Details gleichzeitig in deine Überlegungen einbeziehen und du kommst zu schlechteren Lösungen für deine Probleme. Auch wird dein Langzeitgedächtnis negativ beeinflusst und sogar die Neubildung von Nervenzellen ist reduziert. Keine sehr erstrebenswerte Vorstellung.

Wenn du zu wenig schläfst, leidet auch deine emotionale Balance. Deine Stimmung trübt sich ein und das kann zu Depressionen und einem erhöhten Risiko für psychische Erkrankungen führen. Übrigens korreliert Schlafmangel mit Unzufriedenheit in Beziehungen. Im Umkehrschluss bedeutet das: Gut oder sehr gut schlafen führt zu glücklicheren Partnerschaften.

Das Wachstumshormon HGH wird auch als Jungbrunnen bezeichnet und deshalb in Anti-Aging-Kliniken per Spritze verabreicht. HGH ist für verschiedene Prozesse, unter anderem für den Muskelaufbau, verantwortlich. Von diesem Stoff hättest du sicher gern möglichst viel. Dein Körper produziert ihn hauptsächlich in der Nacht, und zwar dann, wenn du ruhig, tief und fest schläfst. Schlaf ist also dein Jungbrunnen, denn wenn du gut schläfst, holst du dir ein Stück Jugend zurück.

Schlaf dich schlank

»Abnehmen im Schlaf« ist nicht nur eine werbewirksame Floskel, denn wenn du lange schläfst, holt sich dein Körper tatsächlich die nötige Energie zwangsläufig aus den Fettreserven. Einige Stunden nach der letzten Mahlzeit sinkt der Blutzuckerspiegel und der Körper verbrennt Fett. Körperfett! Allein schon deshalb ist gerade die zweite Nachthälfte wichtig für das Gewichtsmanagement. Voraussetzung dafür ist natürlich, dass es eine zweite Nachthälfte überhaupt gibt. Nach vier Stunden Schlaf ist oft gerade erst der Blutzucker aus der letzten Mahlzeit verfeuert. Bei einer Schlafdauer von acht Stunden hingegen bleiben noch einige Stunden für die Fettverbrennung. Lange schlafen bedeutet eine Extraschicht für deinen Stoffwechsel.

Zudem wird ja, wie schon erwähnt, während der Nacht das Wachstumshormon HGH produziert. HGH stimuliert, wie keine andere Substanz, die Fettverbrennung. Und das auch während des Tages. Auch Hormone, die Gefühle wie hungrig oder satt steuern, werden während der Nacht ausbalanciert. Schlechter Schlaf bringt das Gleichgewicht zwischen diesen Hormonen durcheinander und macht es dir beim Gewichtsmanagement unnötig schwer.

Selbst bei gleicher zugeführter Kalorienmenge bleiben Langschläfer schlanker, denn wichtige Regenerationsprozesse benötigen auch im Schlaf viel Energie. Das Risiko für Übergewicht, Diabetes und Adipositas steigt mit abnehmender Schlafdauer an. Schlafen allein macht dich sicher nicht schlank, solange deine Ernährung nicht zu dir passt und du dich nicht ausreichend bewegst und entspannst. Aber gut oder sehr gut schlafen ist eine wichtige Voraussetzung dafür, dass dein Gewichtsmanagement zum gewünschten Ergebnis führt.

Gut schlafen für dein Wunschgewicht und deine Figur. Und ebenso für deine körperliche und mentale Fitness. ▶

Schlaf dich gesund

Wer schlecht schläft, zahlt auf Dauer einen gesundheitlichen Preis dafür. Das heißt nicht, dass eine kurze Nacht unmittelbar krank macht, aber die gesundheitlichen Folgen von schlechtem Schlaf sind real. Forscher der Universität Lübeck impften eine Gruppe von Studenten gegen Hepatitis A. In der folgenden Nacht durfte die eine Hälfte der Gruppe ganz normal schlafen, während die andere Hälfte noch bis zum nächsten Abend wach blieb. Einige Wochen später wurde kontrolliert, wie gut sich bei den einzelnen Probanden Antikörper gebildet hatten. Im Blut der Nichtschläfer fanden sich nur halb so viele Antikörper gegen den Hepatitis-Erreger wie bei den Schläfern.

Der Grund liegt im Zusammenhang zwischen der Leistungsfähigkeit des Immunsystems und der Dauer und Qualität des Schlafes. Sicher hast auch du schon einmal bemerkt, wie dein Schlafbedürfnis selbst bei einer einfachen Erkältung steigt. Beteiligt daran sind Botenstoffe, die bei Infektionen verstärkt freigesetzt werden. Diese Botenstoffe wollen dich zum Schlafen überreden, denn im Schlaf steigt die Zahl der natürlichen Abwehrzellen. Das wiederum ist für die erfolgreiche Bekämpfung von Bakterien und Viren von großer Bedeutung.

»Schlaf dich gesund« ist eine alltägliche Redewendung, die zum Ausdruck bringt, wie wichtig ein erholsamer Schlaf für das Immunsystem ist. Bereits nach einer Nacht ohne Schlaf sind die Entzündungsparameter des Körpers erhöht – und Entzündung bedeutet Krankheit. Im Schlaf jedoch wird

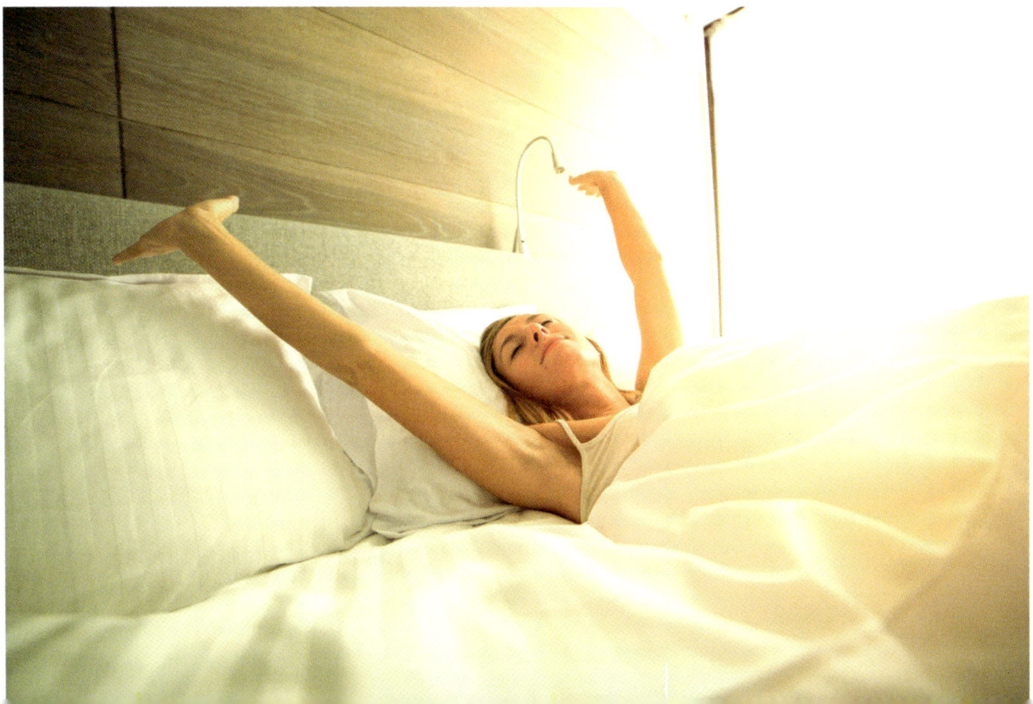

das Immunsystem instand gesetzt und die Anfälligkeit für Krankheiten aller Art sinkt: vom Schnupfen über die Gürtelrose bis zu Krebs. Je besser du schläfst, umso näher kommst du also auch der besten Version von dir.

Ausreichend oder gut schlafen

Wenn ich Menschen frage, wie viel sie schlafen, höre ich oft die folgende Antwort: »Ich schlafe rund sechs Stunden, und das ist für mich ausreichend.« Damit haben sie vermutlich recht, die Frage ist nur, ausreichend wofür? Reicht es aus für ihre beste Version? »Ausreichend« ist in der Schule eine 4. Ich habe mich in der Schule und im Leben nie mit einer 4 zufriedengegeben, und das solltest du auch nicht tun. Du solltest danach streben, gut oder sehr gut zu schlafen und nicht nur ausreichend.

Wie viel Schlaf ist perfekt?

Zum Thema Schlafdauer wurde viel geforscht und die meisten Studien kommen im Ergebnis auf eine Bandbreite von sieben bis neun Stunden Dauer für optimalen Schlaf bei einem Erwachsenen. Das Gefährliche an einer doch eher vagen Angabe wie »sieben bis neun Stunden« ist, dass sich viele dann auf die Zahl stürzen, die ihrem Schlafverhalten am nächsten kommt: »Ach ja, auf fast sieben Stunden komme ich ja – manchmal. Dann ist ja alles prima.« Und schon ist wieder eine Chance vertan, leicht und im Schlaf etwas für Figur, Gesundheit und Wohlbefinden zu tun. Für die meisten Menschen, sind rund acht Stunden Schlaf optimal. Optimal, um perfekt erholt zu sein, und optimal für die beste Version. Ich möchte dir eine Skala anbieten, die für die meisten von uns gilt. Sie sieht wie folgt aus:

- 1 (sehr gut): 8–9 Stunden
- 2 (gut): 7–8 Stunden
- 3 (befriedigend): 6–7 Stunden
- 4 (ausreichend): 5–6 Stunden
- 5 (mangelhaft): 4–5 Stunden

Dabei ist das Schlafbedürfnis natürlich individuell verschieden. Aber Achtung: Das Argument vom individuellen Schlafbedürfnis wird gern herangezogen, um sich selbst zu beruhigen. »Mir reichen auch sieben Stunden«, heißt es dann. Das mag schon stimmen. Die Frage ist nur, wofür. Vermutlich sind 80 Prozent der Menschen bei acht Stunden Schlaf optimal erholt. Weitere 10 Prozent benötigen jedoch acht bis neun Stunden dafür und nur die restlichen 10 Prozent sind bereits bei sieben bis acht Stunden wirklich ausgeschlafen. Die Chance, dass du mindestens acht Stunden Schlaf benötigst, um dein gesundheitliches Potenzial voll auszuschöpfen, liegt also vermutlich bei rund 90 Prozent.

Für guten Schlaf sorgen

Wenn du täglich rund acht Stunden lang tief und fest schläfst, dich am Morgen perfekt erholt fühlst und auch tagsüber niemals müde wirst, dann hast du vermutlich keine Baustelle im Bereich Schlaf. Falls das aber nicht der Fall ist, dann solltest du dieses Thema mit der gleichen Ernsthaftigkeit und dem gleichen Engagement angehen wie deine Ernährung und die Themen Bewegung und Sport. Die folgenden drei Problembereiche begegnen mir in diesem Zusammenhang am häufigsten:

1. Menschen gehen zu spät ins Bett.
2. Andere verbringen zwar acht Stunden im Bett, können aber nicht schlafen.
3. Acht Stunden Schlaf am Stück sind aus wichtigen Gründen einfach nicht drin.

Für den Fall, dass eines dieser Probleme auf dich zutrifft, kommen nun ein paar Tipps für dich.

Früher zu Bett gehen

Bis du der Überzeugung, keine Zeit zu haben, um früher schlafen zu gehen? Eigentlich haben wir doch alle genau gleich viel Zeit, nämlich 24 Stunden an jedem einzelnen Tag. Wir haben nur unterschiedliche Prioritäten.

Offenbar sind dir andere Dinge wichtiger, und das kann völlig in Ordnung sein. Vielleicht ist da ein Baby, das gestillt werden will. Das ist ein ziemlich guter Grund und das geht vorbei. Oder es gibt ein Projekt, für das du bereit bist, bis in die Nacht zu arbeiten. Auch das ist okay, solange es eine Ausnahme bleibt. Du zahlst immer einen gewissen gesundheitlichen Preis für den fehlenden Schlaf, aber unter Umständen ist es diesen Preis – zumindest phasenweise – wert.

Wenn du aber deinen Schlaf opferst für Fernsehen, Computer, Facebook und sonstiges Entertainment, dann solltest du einmal darüber nachdenken, welche Bedeutung deine Gesundheit, dein Aussehen und dein Wohlbefinden für dich haben. Und wenn du findest, dass die beste Version von dir Vorrang hat, dann ist gut oder sehr gut zu schlafen dein nächstes Projekt.

Das Gleiche gilt, wenn du denkst: »Wenn alle schlafen, ist das die einzige Zeit, die ich für mich allein habe.« Die letzten Stunden vor dem Schlafengehen nutzen die meisten zum »Herunterkommen«. Also um das Geschnatter im Kopf zu beenden. Die Gedanken an das, was heute war, und das, was morgen kommt. Das geht jedoch auch in wenigen Minuten, sobald du gelernt hast, auf Knopfdruck zu entspannen.

Gute Voraussetzungen schaffen

Es gibt Menschen, die gehen zwar rechtzeitig zu Bett, liegen dann aber noch lange wach. Oder sie wachen nach wenigen Stunden auf und haben Schwierigkeiten, wieder einzuschlafen. Für den Fall gibt es ein paar Hilfestellungen, die du nutzen solltest, um zu entspannen und gut zu schlafen.

1. Stell deine innere Uhr. Gehe tagsüber, am besten in der ersten Tageshälfte, ins Freie und falls möglich in die Sonne. Das Licht stellt die innere Uhr auf »Tag« und dein Köper weiß dann auch, wann es Zeit ist zu schlafen.

2. Reduziere am Abend das Licht in der Wohnung und dimme die Lampen herunter. Schalte Computer, Fernseher, Tablet und Handy frühzeitig aus. Insbesondere der blaue Anteil des Lichts von Displays und Monitoren gibt deinem Körper ein falsches Signal bezüglich der Tageszeit und verhindert, dass du müde wirst.
3. Gehe 8000 bis 10 000 Schritte am Tag. Wenn du körperlich aktiv bist, wirst du am Abend ausreichend müde sein.
4. Verringere die Zimmertemperatur am Abend etwas. Auch damit gibst du deinem Körper das Signal, dass es Zeit ist zu schlafen.
5. Kein anstrengendes Training in den letzten ein bis zwei Stunden vor dem Schlafengehen.
6. Sex ist eine gute Einschlafhilfe, weil er dich entspannt.
7. Schalte deinen inneren Dialog aus. Stichwort: auf Knopfdruck entspannen. Meditiere ein paar Minuten und schiebe die Gedanken beiseite.
8. Schreib auf, was an diesem Tag gut war und was morgen Tolles passieren wird. Ein Abendritual wie dieses kann sehr hilfreich sein.
9. Unterhalte dich mit deinem Partner ein paar Minuten lang über den vergangenen und den morgigen Tag.
10. Versuch es mal mit Magnesium als Nahrungsergänzung. Sehr oft fehlt einfach nur Magnesium, um gut zu entspannen. 800 bis 1200 Milligramm am Tag können da Wunder wirken.

Wenn du diese Tipps ausprobierst, dann findest du bestimmt den für dich richtigen Schalter zum Einschlafen und Durchschlafen. Die Frage ist nämlich nicht, ob du schlafen kannst. Die Frage lautet: Wie funktioniert es bei dir? Finde es heraus, es lohnt sich.

Übrigens, falls du nachts hin und wieder wach wirst, dann ist das kein Problem. Für viele Menschen ist das völlig normal und überhaupt nicht schädlich. Mach dir keine Gedanken darüber und vor allem ärgere dich nicht. Nutze die Zeit lieber und denk an deine Ziele. Träume einfach von der besten Version von dir und entspann dich.

Powernap und Nickerchen nutzen

Falls acht Stunden Schlaf für dich einfach nicht drin sein sollten, bleibt dir noch die Möglichkeit, in Etappen zu schlafen. Das gute alte Nickerchen – oder neudeutsch Powernap – hilft dir, trotz einer kurzen Nacht gut zu regenerieren. Du stellst deine Leistungsfähigkeit wieder her, wenn du ein- bis zweimal am Tag für zehn bis 20 Minuten die Augen schließt. Mit ein wenig Übung lernst du, in kürzester Zeit tief zu schlafen und dich in weniger als 20 Minuten gut zu erholen. Nickerchen sind eine tolle Hilfe für Eltern mit Babys, für Zeiten, in denen Projekte und Deadlines drängen, für Menschen mit verrückten Arbeitszeiten und vielleicht auch für dich, wenn du nicht die Zeit hast, acht Stunden am Stück zu schlafen. Probiere es einfach mal aus, es lohnt sich.

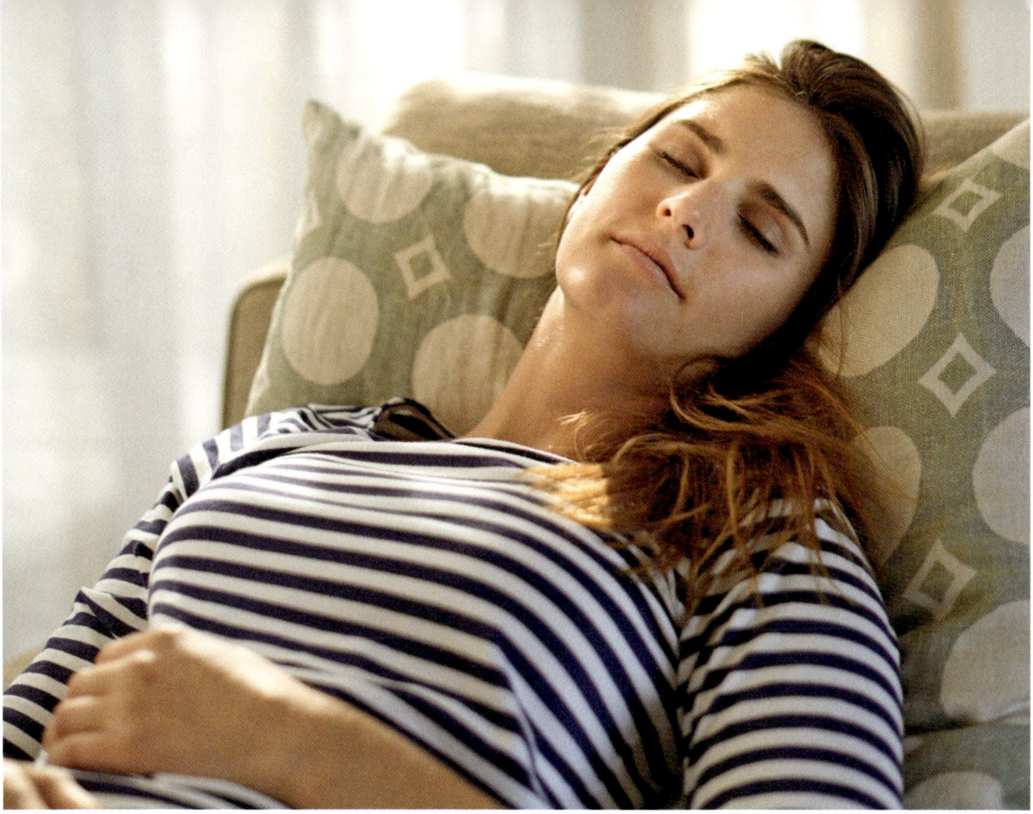

Wenn es in der Nacht für perfekten Schlaf nicht reicht, hilft auch ein Nickerchen zwischendurch.

DENKEN UND GESUNDHEIT

Stell dir vor, du ernährst dich perfekt, zudem joggst du am Vormittag und am Abend gehst du entweder ins Fitnessstudio oder zum Yoga. Du meditierst täglich und schläfst mindestens acht Stunden jede Nacht, und zwar tief und fest. Aber du denkst dabei unentwegt negativ. Die Tomaten sind dir nicht rot genug, im Fitnessstudio liegt ein Handtuch herum, beim Yoga ist dir die Matte zu weich und die Sonne ist dir zu hell. Wenn du dich von morgens bis abends über irgendetwas ärgerst, dann macht der ganze Rest überhaupt keinen Sinn. Worum geht es denn überhaupt bei der besten Version von dir? Es geht um dein Gewicht, deine Figur, deine Gesundheit und deine Fitness. Stimmt. Und um Energie, Lebensfreude und darum, dass du dich wohlfühlst. Und zwar in deinem Körper und auch sonst, bitte. Das Ziel ist, dass du dich glücklich fühlst und die meiste Zeit des Tages mit positiven Gedanken unterwegs bist. Erstens, weil deine Gedanken etwas mit deiner Gesundheit zu tun haben, und zweitens, weil es schlicht und ergreifend mehr Spaß macht. Die beste Version von dir ist schlank, stark, kerngesund, topfit und voller Energie und Lebensfreude. Und sie ist gut drauf.

Was hat das Denken mit deiner besten Version zu tun?

»In einem gesunden Körper wohnt ein gesunder Geist« – diese Redewendung habe ich ja schon angesprochen. Sie ist auch nicht neu und leuchtet dir vermutlich sogar ein. Dass die beste Version von dir gut drauf ist, das ist ja sowieso klar, oder?

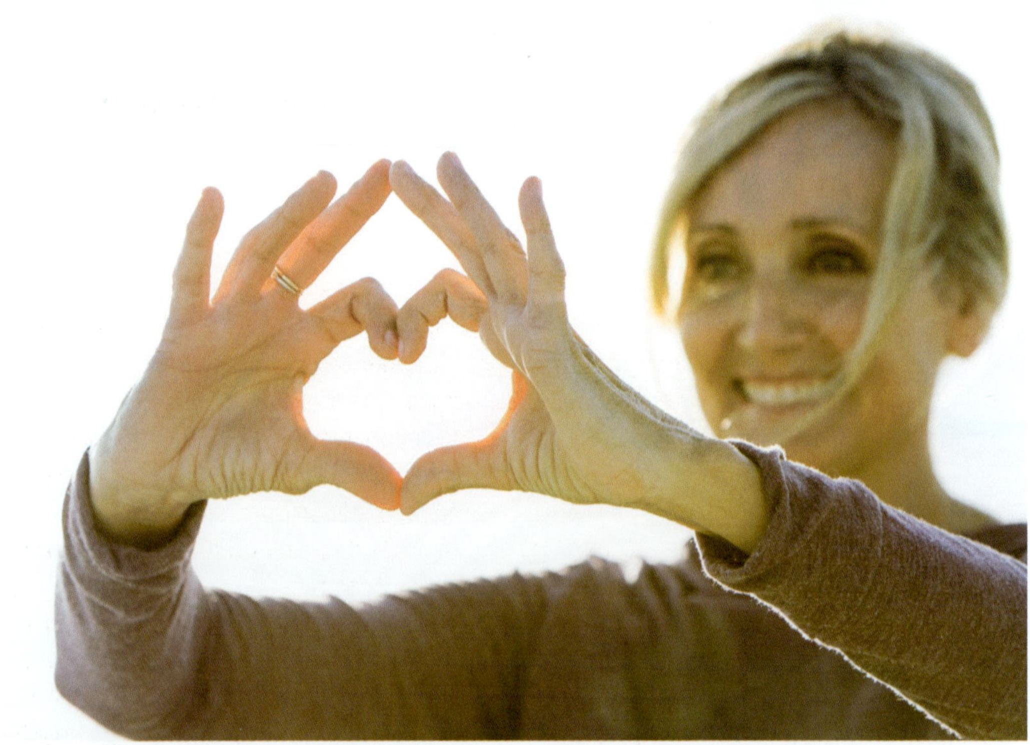

Du bist nicht das Opfer deiner Gedanken. Du kannst lernen, deine Gedanken zu lenken.

So schlank, fit und gesund, wie sie ist. Mal sehen …

Glücks- und Stresshormone

Was passiert, wenn du in den Spiegel schaust und denkst: »Ja, mir gefällt, was ich sehe«? Deine Mundwinkel gehen nach oben, dein Körper produziert Glückshormone und du fühlst dich zufrieden. Ein gesunder, schlanker, fitter Körper macht gute Laune. Das stimmt so weit natürlich. Aber das ist noch nicht alles. Gute Laune bekommst du auch, wenn du an den geplanten Urlaub denkst oder an den schönsten Urlaub, den du je hattest. An den einen Tag, der so richtig klasse war. Auch das macht glücklich, richtig? Die entstehenden Glückshormone stimulieren dein Immunsystem und deinen Stoffwechsel. Stresshormone, die das Immunsystem schwächen und den Stoffwechsel bremsen, werden abgebaut und so macht dich deine gute Laune gesund, schlank und fit.

Es gibt eine enge Wechselwirkung zwischen körperlicher Gesundheit und der Art, wie du denkst. Und das ist keine Einbahnstraße. Du kannst deine Laune verbessern, indem du dich gut ernährst, Sport treibst, entspannst und gut schläfst. Das ist korrekt, und umgekehrt kannst du deine Gesundheit, deine Figur und deine Fitness positiv beeinflussen, indem du dich darum kümmerst, was und wie du denkst. Es gibt also auch im Bereich Denken etwas für dich zu tun, wenn du es ernst meinst mit der besten Version von dir. Das Grundprinzip lautet: Glückshormone willst du haben und Stresshormone willst du schnellstmöglich wieder loswerden. Glückshormone schon allein deshalb, weil du dich dann gut fühlst und auch weil sie das Immunsystem stimulieren. Stresshormone bewirken das Gegenteil. Also, was ist für dich zu tun? Kümmere dich um deine Glückshormone und versuche, die meiste Zeit des Tages mit positiven Gedanken unterwegs zu sein.

Gedanken steuern

Stell dir eine Situation vor, in der du dich so richtig blamiert hast. Damals, als Schulkind vor der Klasse, oder irgendwann im Job oder bei einer Familienfeier. Versetz dich kurz zurück in diese Situation. Wie fühlt sich das an? Unangenehm, oder? Vielleicht spürst du sogar eine körperliche Beklemmung bei dem Gedanken. Und jetzt denk an deinen allerschönsten Urlaub. An diesen einen traumhaften Strand ... Wie fühlt sich das an? Viel, viel besser, oder? Ein Gefühl ist nichts weiter als die körperliche Reaktion auf einen Gedanken. Du denkst an etwas Peinliches und spürst Beklemmung. Du denkst an etwas Großartiges und fühlst dich toll. Ein einfacher Mechanismus. Gefühle werden in deinem Körper biochemisch durch Hormone repräsentiert, durch Glückshormone oder durch Stresshormone. Glückshormone sind gut für deine Gesundheit, Stresshormone hingegen schaden dir. Sie behindern deinen Stoffwechsel und schwächen dein Immunsystem. Gut drauf zu sein macht also gesundheitlich eine Menge Sinn.

Das Spannende dabei ist, dass du nicht das Opfer deiner Gedanken bist. Zumindest ab jetzt nicht mehr. Du kannst gezielt denken. Du bist Herr deiner Gedanken. Vor einer Minute habe ich dich an einen blöden Gedanken erinnert und gleich darauf habe ich dir einen wunderschönen Gedanken in deinen Kopf gepflanzt. Und wenn ein paar Zeilen in diesem Buch das können, dann kannst du das auch. Du kannst deine Gedanken steuern und einen unangenehmen Gedanken durch einen besseren ersetzen. Was du dazu brauchst, ist etwas Achtsamkeit. Du musst wahrnehmen, was du gerade denkst. Wann immer du ein unangenehmes Gefühl verspürst, solltest du überlegen, woran du gerade denkst oder welcher Gedanke dieses Gefühl ausgelöst hat. Und dann ersetzt du diesen Gedanken durch einen schöneren, der Glückshormone durch deine Adern fließen lässt. Mit etwas Übung funktioniert das zuverlässig. Lerne, deine Gedanken zu steuern und Herr deiner Gefühle zu sein.

Entdecke das Positive

Kennst du den Spruch vom Glas, das halb voll oder halb leer ist? Stell dir folgende Situation vor: Martin und Martina gehen gemeinsam am Samstag in die Stadt. Am Abend erzählen sie ihren Freunden, wie es war. Martin berichtet seinen Freunden am Grill von den Pfützen auf der Straße, von den übervollen Mülleimern überall, von dem verlausten Bettler und dem grauen, verregneten Himmel. Martina steht bei ihren Freundinnen in der Küche und spricht von den wundervollen Blumen, die neben der Pfütze standen, von den tollen Frühlingskleidern in den Schaufenstern, von dem süßen Paar, das sich auf der Straße

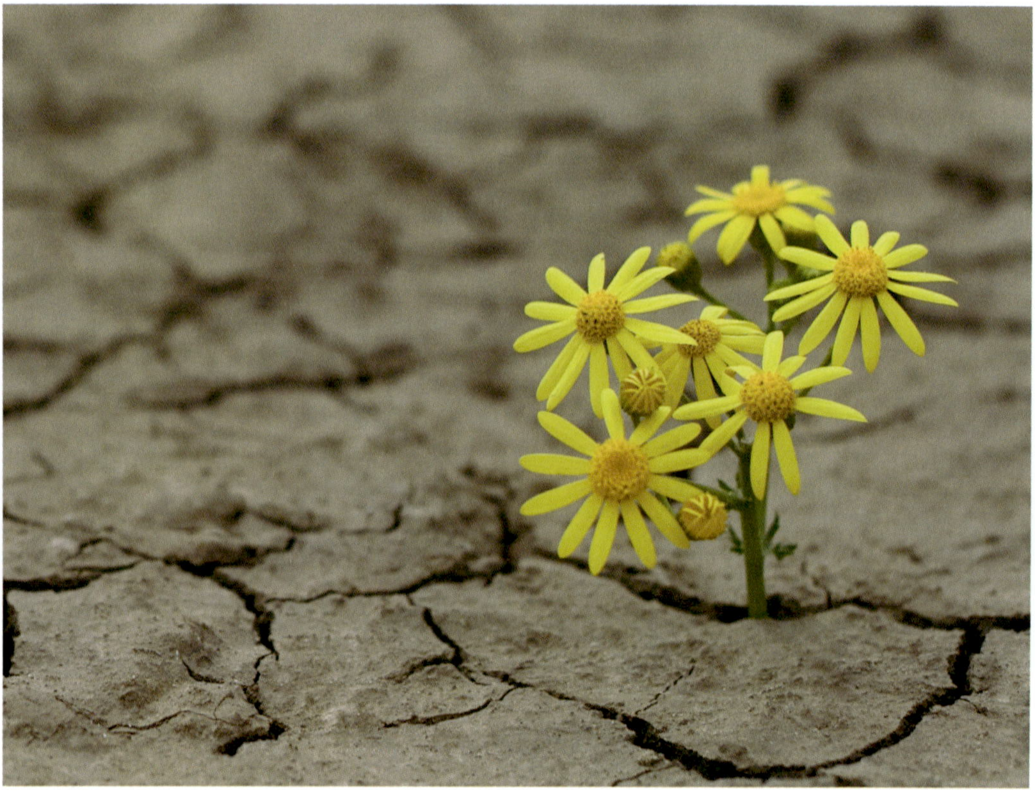

Jede Medaille hat zwei Seiten und alles hat auch irgendwo sein Gutes. Kannst du es erkennen? Sei kreativ!

geküsst hat, und von dem einen blauen Streifen am Horizont. Martin und Martina waren zur gleichen Zeit am gleichen Ort und haben völlig unterschiedliche Dinge wahrgenommen. Beide sagen die Wahrheit, aber Martin hat wohl eher Stresshormone produziert und Martina sicher eher Glückshormone. Dabei hat Martin keinen Vorteil davon, auf die unangenehmen Dinge zu schauen, und für Martina ist es kein Nachteil, dass ihr die schönen Aspekte ins Auge springen. Einer von beiden war an dem Samstag seiner besten Version ein kleines bisschen näher. Dreimal darfst du raten, wer das war.

The world is what you think it is

Jede Medaille hat zwei Seiten, die Frage lautet: Welche schaust du dir an und welche Bedeutung gibst du den Dingen, die du siehst? Manche Menschen sind es gewohnt, ständig nach Problemen zu suchen und sie nehmen unter Umständen die Welt als einen Ort voller Unzulänglichkeiten, Gefahren und Ärgernissen wahr. Andere schaffen es, überall das Schöne zu entdecken. Sie haben das Gefühl, in einer Welt voller Wunder, Chancen und Möglichkeiten zu leben. Wie du denkst, das ist deine Entscheidung, denn du kannst dein Denken ja steuern. Eine hawaiianische Huna-Weisheit lautet: »The world is what you think it is.« Zu Deutsch: Die Welt ist das, was du von ihr hältst. Das trifft es ziemlich gut. Die Welt ist schön, wenn du das findest. Zumindest für dich, und um dich geht es ja schließlich.

Martin lebt in einer Welt voller Pfützen, Mülleimer, Bettler und Wolken, weil es das ist, was er sieht. Martina dagegen lebt in einer Welt voller Blumen, Kleider, Liebe und Sonne, weil es das ist, was sie wahrnimmt. Schön für sie. Aber was tun, wenn einem eben eher die Pfütze auffällt als das Blümchen daneben? Schau dir immer und ganz bewusst auch die andere Seite der Medaille an! Da ist eine Pfütze, stimmt. Und was ist da noch? Fang an, auch die Blumen zu sehen. Dein Gehirn ist den ganzen Tag damit beschäftigt wahrzunehmen und zu bewerten: schön oder doof. Aber du kannst entscheiden, worauf du deine Aufmerksamkeit richtest, auf Pfützen oder auf Blümchen, und welche Bedeutung du den Dingen gibst – nicht so wichtig oder wunderschön.

Was ist gut daran?

Es gibt eine hilfreiche Frage, die du dir immer dann stellen solltest, wenn sich deine Aufmerksamkeit auf etwas Unangenehmes richtet. Was ist daran gut oder schön? Bei der Beantwortung der Frage musst du kreativ sein und etwas Gutes oder Schönes finden. Lass dir etwas einfallen. Wenn du dir diese Frage regelmäßig stellst, wirst du mit etwas Übung immer leichter und überall das Positive entdecken. Dann wirst du erkennen, dass diese Welt ein Ort ist, an dem es sich zu leben lohnt.

Ein Beispiel: Staus auf der Autobahn waren für mich früher ein echtes Ärgernis. Wenn ich in einen Stau gerate, mag der erste Gedanke auch heute noch sein: »Mist, ich komme spät heim.« Aber noch bevor der Ärger in mir hochsteigt, stelle ich mir die Frage: »Was ist daran jetzt gut?« Die Antworten können ganz unterschiedlich lauten: »Ich habe jetzt Zeit, mir einen tollen Podcast anzuhören.« »Ich kann im Radio gute Musik hören.« »Ich träume vom nächsten Urlaub mit meiner Familie.« Das funktioniert, und das Fantastische ist, dass mein Körper bei dem Gedanken an den Urlaub die gleichen Glückshormone produziert wie später dann im realen Urlaub. Der Körper unterscheidet nicht zwischen dem, was ich real erlebe, und dem, was ich intensiv träume. Jedes Gefühl ist die körperliche Reaktion auf einen Gedanken, und wenn ich etwas absichtlich denke, kann ich meine Gefühle verändern – weg vom Ärger über den Stau, hin zu Entspannung bei Musik oder Urlaubsgefühlen. Ich entdecke das Positive, weil ich bewusst danach suche. Auf diese Art kann ich etwas für meine Gesundheit und mein Glück gleichermaßen tun.

Lenke deine Aufmerksamkeit

In diesem Kapitel über Denken und Gesundheit geht es darum, dass du deine Aufmerksamkeit bewusst lenken kannst und dass du auch auf diese Art entscheidest, ob du etwas für oder gegen deine Gesundheit tust. Lass mich dazu kurz etwas weiter ausholen.

Ist dir schon einmal aufgefallen, worum es in den Nachrichten geht? Die überwiegende Anzahl der Nachrichten ist negativer Natur. Nachrichten von Konflikten, Pleiten, Unfällen und Naturkatastrophen nehmen wesentlich mehr Raum ein als Nachrichten von Unternehmensgründungen, schönem Wetter und glücklichen Fügungen. Die überragende Wasserqualität an deutschen Badeseen ist bestenfalls eine Randnotiz. Der Führungsstreit einer Partei, die über 90 Prozent der Wähler nicht interessiert, wird dagegen über Wochen in der Presse breitgetreten, ebenso wie die 100. Peinlichkeit, die sich irgendwo ein Präsident erlaubt.

Wenn du Nachrichten verfolgst, dann kannst du leicht den Eindruck gewinnen, dass wir in fürchterlichen Zeiten leben. Scheinbar gibt es mehr Kriege, Katastrophen und Probleme als jemals zuvor, dabei ist das Gegenteil richtig. In den vergangenen 500 Jahren gab es zu keiner Zeit weniger kriegerische Auseinandersetzungen als heute. Katastrophen kamen zu allen Zeiten vor und wird es immer geben, aber wir waren nie zuvor so gut dafür gewappnet wie in unserer Zeit. Große und kleine Probleme werden heute auf allen Ebenen schneller angegangen als früher.

Nachrichten vermitteln den gegenteiligen Eindruck, und das ist nicht das Problem der Nachrichten an sich. Nachrichten sind nichts weiter als ein Informationsangebot. Du kannst es annehmen oder auch nicht. Das ist deine Entscheidung.

Was du wissen musst und was nicht

Du musst dich nicht mit allem beschäftigen. Was dich aber interessieren sollte, das sind die Dinge, die dich weiterbringen oder die gute Gefühle in dir auslösen. Alles andere lässt du vorüberziehen. Doch wie filterst du das? Ich stelle mir im Zweifel die folgenden drei Fragen:

1. Ist es positiv?
2. Ist es wirklich wichtig?
3. Betrifft es mich persönlich?

Bei dreimal Nein will ich es nicht wissen. Die Rettung der Wale ist toll, und wenn Deutschland Weltmeister wird, lässt das bei mir Glückshormone entstehen. Negative Dinge interessieren mich nur dann, wenn ich helfen kann, es wirklich wichtig ist oder mich persönlich betrifft. Das ist der Fall, wenn ich etwas tun kann oder muss, um Schaden von mir oder anderen abzuwenden.

Der berühmte Sack Reis, der in China umfällt, ist weder positiv noch ist er wirklich wichtig. Und er betrifft mich auch nicht persönlich. Der Bus, der in Peru in eine Schlucht stürzt, betrifft mich auch nicht persönlich und ich kann nicht das Geringste für die Opfer tun. Meine Bestürzung und Anteilnahme helfen niemandem. In mir aber entstehen beim Verfolgen der Nachricht Stresshormone, die ich nicht haben will. Und darum entscheide ich mich für die Naturdokumentation oder den Liebesfilm mit Happy End anstatt für Brennpunkte und die Sondersendungen.

Problem oder Wunschergebnis

Manche Menschen sind so sehr auf das Problem fixiert, dass sie die mögliche Lösung dabei völlig aus den Augen verlieren. Viele können ihr Problem in allen Details präzise beschreiben. Sie haben sich bereits im Internet informiert und in Foren über das Problem ausgetauscht. Mögliche Lösungen nehmen dabei oft einen wesentlich geringeren Raum ein als das Problem an sich.

Stell dir vor, du sollst einen Vortrag vor 100 völlig unbekannten Menschen halten. Was macht diese Vorstellung mit dir? Welche Bilder hast du im Kopf? Bilder von dir, wie du den Faden verlierst, und von Menschen im Publikum, die dich mit bohrendem Blick und verschränkten Armen anstarren? Oder siehst du dich vor deinem geistigen Auge lächelnd und souverän auf der Bühne, während das Publikum aufmerksam deinem Vortrag folgt und am Ende geschlossen aufsteht, um dir zu applaudieren?

Mein Tipp: Stell dir vor deinem geistigen Auge dein Wunschergebnis vor und plane davon ausgehend alles, was nötig ist.

Du kannst im Vorfeld deines Vortrags Anspannung und Stress oder Vorfreude empfinden. Das hängt davon ab, ob du deine Aufmerksamkeit auf mögliche Probleme lenkst oder auf dein Wunschergebnis. Ich fange immer mit meinem Wunschergebnis an: Ich sehe mich souverän auf der Bühne, mein Publikum applaudiert begeistert und schon stellt sich Vorfreude bei mir ein. Von dem gewünschten Ergebnis ausgehend plane ich: Was ist zu tun, damit ich meinen Vortrag sicher beherrsche und mein Publikum begeistere? Das Einzige, womit ich mich beschäftige, ist der Applaus und mein Vortrag. Das Problem taucht in meinen Gedanken nicht mehr auf. So solltest du jedes Thema angehen.

Gute Gedanken und gute Gespräche

Woran denkst du, wenn du mit dir und deinen Gedanken allein bist? Wenn du nicht arbeitest, nicht liest, nicht Tennis spielst und nicht schläfst. Wenn du stattdessen vielleicht im Auto sitzt, in der Bahn oder im Wartezimmer oder wenn du einfach mal die Füße hochlegst und gar nichts tust. Welche Gedanken schwirren dir durch den Kopf? Sind es Gedanken an Herausforderungen, Probleme, Sorgen und Ängste? Denkst du an das, was gerade schiefläuft, was du vermisst oder worüber du dich ärgerst? Oder bist du in deinen Gedanken bei deinen Zielen, Plänen und Träumen?

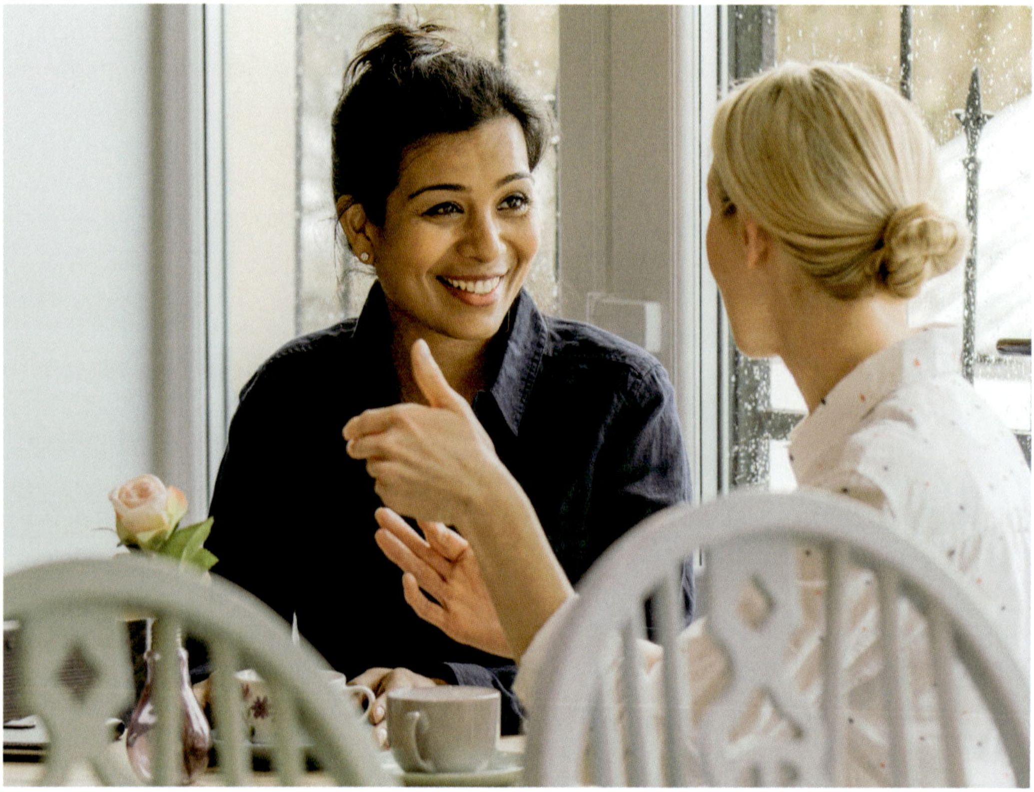

Lenke deine Gespräch und deine Gedanken: Ziele, Pläne und Träume anstatt Sorgen, Ängste und Nöte.

Wir sind wieder an der gleichen Stelle wie schon in dem gesamten Kapitel, nur geht es hier um eine andere Situation. Du bist mit deinen Gedanken allein und du kannst ihnen freien Lauf lassen. Und du kannst sie lenken. Dabei geht es nicht darum, dass du deine Themen und Herausforderungen nicht erkennst, angehst und löst. Wenn der richtige Zeitpunkt da ist, dann stellst du dir dein gewünschtes Ergebnis vor, planst rückwärts vom Ergebnis aus und marschierst dann zuversichtlich Schritt für Schritt voran. Nur manchmal ist eben nicht der richtige Zeitpunkt dazu, die Themen zu lösen: im Auto, in der Bahn, im Wartezimmer oder im Urlaub. Wenn du in diesen Momenten an deine Probleme, Sorgen oder Nöte denkst, dann machst du es dir und der besten Version von dir nur unnötig schwer.

Gute Gedanken

Mein Vorschlag: Wann immer du mit dir und deinen Gedanken allein bist, lenke deine Gedanken auf deine Ziele, Träume und Pläne. Ich habe mir das zur Angewohnheit gemacht, und das fühlt sich großartig an. Wenn ich an nichts zu denken habe, dann träume ich davon, wie es ist, wenn ich meine Ziele bereits erreicht habe. Ich male mir mein Wunschergebnis in allen Einzelheiten aus. Den Applaus des Publikums, die Traumzeit beim Marathon, den Urlaub mit meiner Familie am schönsten Strand der Welt, mein Traumhaus, was immer es auch ist. Probleme und Sorgen schiebe ich beiseite. Ich kann mein Denken ja steuern und einen doofen Gedanken durch einen wunderschönen ersetzen. Ich produziere Glücksgefühle durch die Kraft meiner Gedanken, immer dann, wenn ich mit meinen Gedanken allein bin. Ich lasse es nicht zu, dass meine Gedanken mich und meine Gesundheit behindern. Destruktive Gedanken ersetze ich durch konstruktive, und das solltest du auch tun. Deine einzige Aufgabe, wenn du mit dir und deinen Gedanken allein bist, besteht darin zu träumen, Ziele zu formulieren und Pläne zu schmieden. Die beste Version von dir würde genau das tun.

Gute Gespräche

Kennst du jemanden, der anderen ständig von seinen Problemen und Sorgen erzählt? Es gibt Menschen, die alle positive Energie vernichten, sobald sie nur den Raum betreten. Jeder weiß, was als Nächstes kommt: Ab jetzt sind die Probleme dieser Person oder die Probleme der ganzen Welt das einzige Gesprächsthema. Solche Menschen können die Stimmung eines ganzen Abends ruinieren.

Früher ist mir das gar nicht so aufgefallen, aber heute erkenne ich solche Stimmungsstaubsauger. Ich versuche dann, das Gespräch bewusst in eine positive Richtung zu lenken: Was war das schönste Erlebnis im Urlaub? Was ist dein Lieblingsgericht und wie bereitest du es zu? Welchen Fußballer magst du am meisten und warum? Wie sieht dein Traumhaus oder dein Traumauto aus? Oft gelingt es, das Gespräch zu retten und eine positive Atmosphäre zu schaffen.

Zwei oder drei Versuche gebe ich mir in der Regel. Wenn das nicht gelingt, dann wird das Gespräch nicht sehr lange dauern. Meist gibt es spannendere Menschen in der Nähe, die ihre Träume, Ziele und Pläne mit mir teilen, anstatt mir von Problemen zu erzählen, die ich für sie nicht lösen kann. Natürlich darf mich jeder jederzeit um Rat oder Hilfe bitten. Aber ich meide die Stimmungsstaubsauger, die an einem Rat oder an Hilfe gar nicht interessiert sind, sondern nur an Aufmerksamkeit oder Mitleid.

Mein eigener Bekanntenkreis hat sich in den letzten Jahren tatsächlich verändert. Für jeden Sauertopf, den ich seltener treffe, begegne ich einem spannenden, positiven Menschen, den ich unterstützen kann und der mir hilft, mich weiterzuentwickeln. Ich suche die Nähe von Menschen, die gut drauf sind und eine positive Energie versprühen. Und ich gebe mir selbst Mühe, genau das zu tun. Wie ist das mit dir?

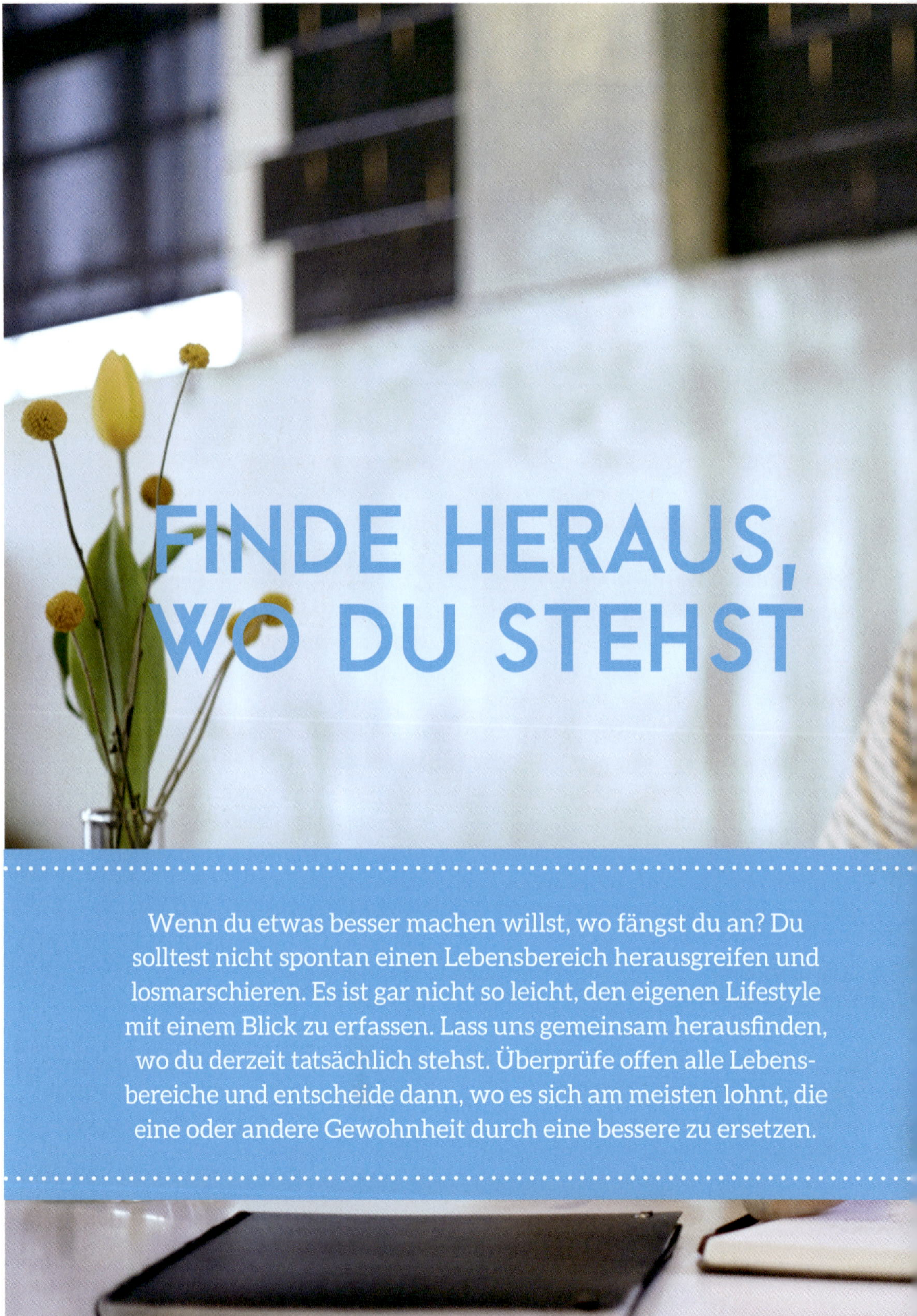

FINDE HERAUS, WO DU STEHST

Wenn du etwas besser machen willst, wo fängst du an? Du solltest nicht spontan einen Lebensbereich herausgreifen und losmarschieren. Es ist gar nicht so leicht, den eigenen Lifestyle mit einem Blick zu erfassen. Lass uns gemeinsam herausfinden, wo du derzeit tatsächlich stehst. Überprüfe offen alle Lebensbereiche und entscheide dann, wo es sich am meisten lohnt, die eine oder andere Gewohnheit durch eine bessere zu ersetzen.

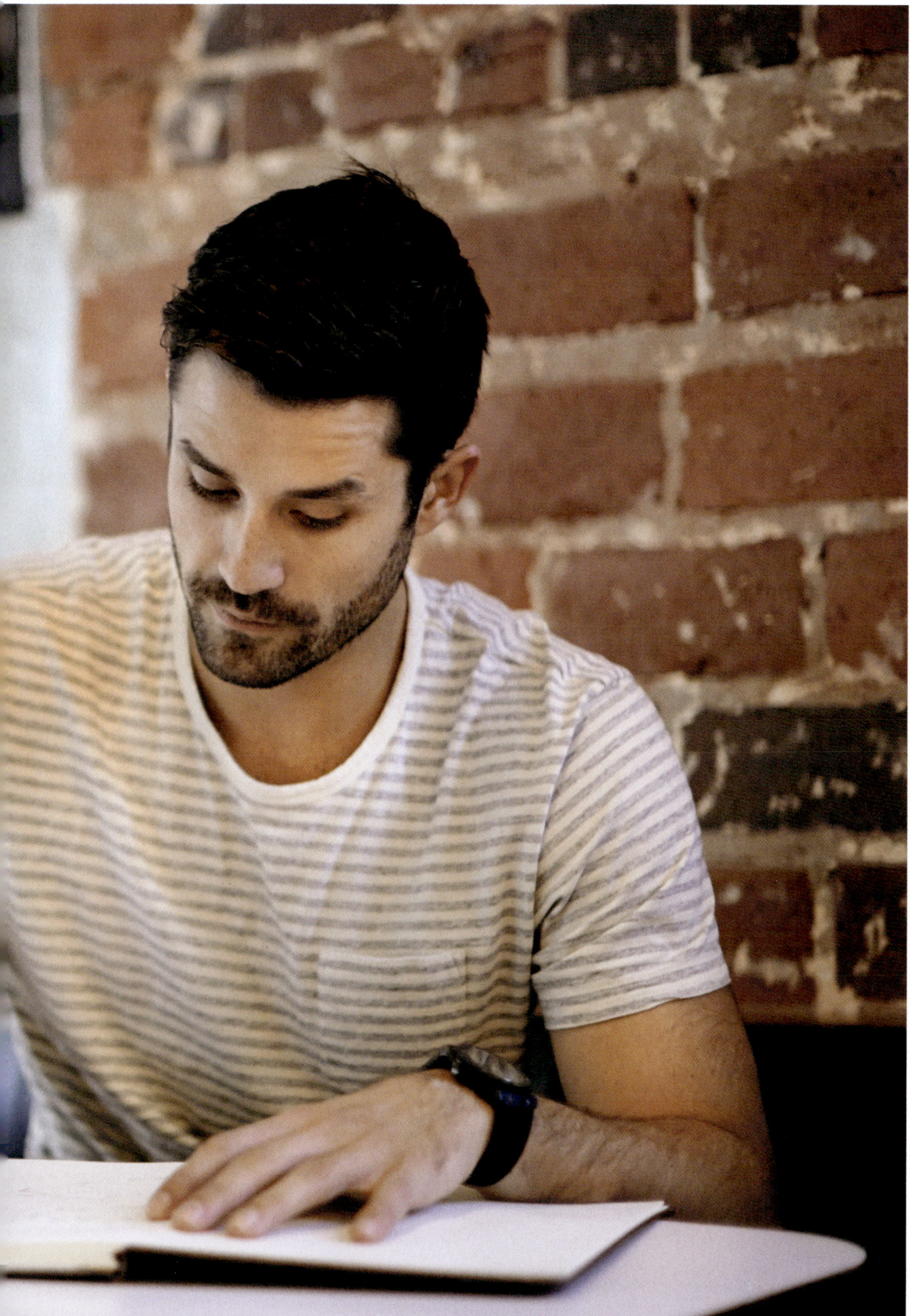

DAS LIFESTYLE-DIAGRAMM

Du braucht eine Methode, die dir auf einfache und nachvollziehbare Art und Weise einen Überblick darüber verschafft, wie du derzeit mit deinen Gewohnheiten aufgestellt bist. Sobald du einen Überblick hast, wirst du entscheiden können, in welchem der Lebensbereiche es sich lohnt, die eine oder andere Gewohnheit zu ersetzen. Eine solche Methode möchte ich dir in diesem Kapitel vorstellen. Ich nenne sie das Lifestyle-Diagramm. Dein Lifestyle in Bezug auf deine Gesundheit, Fitness und Vitalität ist die Summe deiner Gewohnheiten in den Bereichen Ernährung, Bewegung und Sport, Entspannung und Stressmanagement, Schlaf und Denken. Das Lifestyle-Diagramm zeigt dir klar und deutlich, ob deine Gewohnheiten dich zu der besten Version von dir führen oder eher nicht.

Dein persönliches Diagramm kannst du ganz leicht für dich selbst erstellen. Du brauchst nicht viel mehr als eine Vorlage (siehe auch Seite 96 und 165) oder ein Blatt Papier und einen Stift. Ich werde dir auf den folgenden Seiten einige wenige Kriterien an die Hand geben, mit denen du eine ganz persönliche und nachvollziehbare Einschätzung des Status quo vornehmen kannst. Sobald du fünf Punkte in den

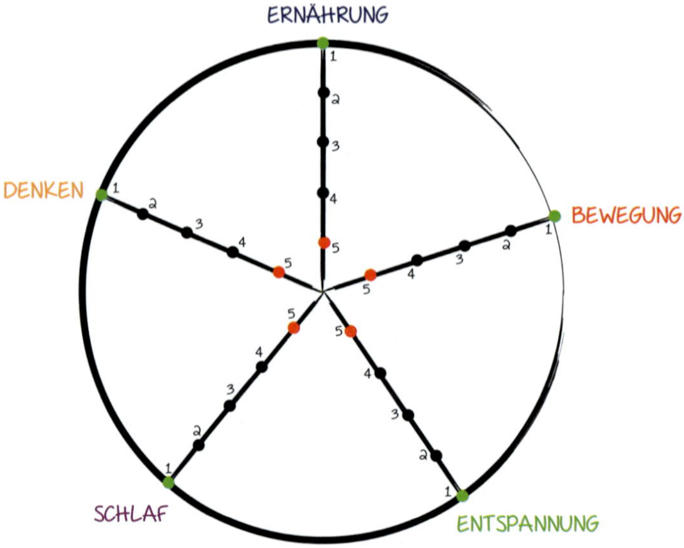

Die Vorlage für dein persönliches Lifestyle-Diagramm

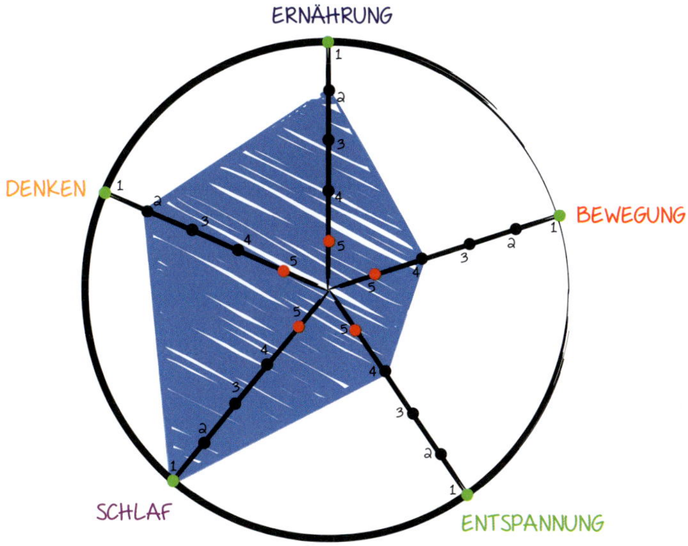

Hier ein Beispiel für ein ausgefülltes Diagramm

fünf Bereichen in dem Diagramm eingetragen und mit Strichen verbunden hast, wirst du auf einen Blick erkennen, wo du derzeit stehst. Das Diagramm dient dir als Entscheidungshilfe, zur Motivation und auf deinem Weg auch zur Überprüfung deiner Fortschritte.

Ausgangspunkt ist ein Kreis, den du in fünf gleich große Segmente unterteilst, so als würdest du eine Torte in fünf gleich große Stücke zerschneiden. Die fünf Linien vom Mittelpunkt zum Kreisrand stehen jeweils für einen der Lebensbereiche, die darüber entscheiden, wie schlank, gesund, fit, energiegeladen und lebensfroh du sein kannst. Auf jeder der Linien findest du sechs Punkte, die mit den Zahlen 1 bis 6 bezeichnet sind, wobei jeweils die Zahl 1 auf dem Außenkreis liegt und die Zahl 6 im Mittelpunkt des Kreises. Für das Lifestyle-Diagramm gibst du dir für jeden Lebensbereich eine Schulnote nach dem bekannten Prinzip:

- 1 für sehr gut
- 2 für gut
- 3 für befriedigend
- 4 für ausreichend
- 5 für mangelhaft

Dafür beurteilst du, wie zielführend deine derzeitigen Gewohnheiten in dem jeweiligen Lebensbereich sind. Wenn zum Beispiel dein aktuelles Schlafverhalten zu 100 Prozent perfekt ist, dann gibst du dir eine Eins. Wenn dein Schlafverhalten absolut gar nicht okay wäre, wäre eine Fünf passend oder eine entsprechende Note zwischen Eins und Fünf. Die Schulnote, die du dir für einen bestimmten Lebensbereich zuteilen würdest, markierst du mit einem Punkt auf der entsprechenden Linie im Diagramm. Anschließend verbindest du die von dir vergebenen Punkte jeweils mit den Punkten auf den benachbarten Linien.

Angenommen du gibst dir für deine Ernährung eine Zwei, für Bewegung und Sport eine Vier, ebenso für den Bereich Entspannung eine Vier, für den Bereich Schlaf eine Eins und das Denken eine Zwei. Wenn du dann die Punkte im Diagramm miteinander verbindest und die Fläche zwischen den Verbindungslinien schraffierst, ergibt sich dein persönliches Lifestyle-Diagramm.

Du erinnerst dich sicher an das Modell von der besten Version von dir. Das mit dem kleinen roten Kästchen, den drei blauen Kästchen und dem großen grünen Kästchen, das für die beste Version von dir steht. Wenn du dieses Modell auf das Lifestyle-Diagramm überträgst, sieht das so aus wie in den Grafiken auf Seite 89.

Du erkennst leicht den Zusammenhang zwischen deinen Gewohnheiten – die zeigt dir das Diagramm – und der Version von dir, die du aktuell im Spiegel siehst, die offenbart dir das Modell von der besten Version von dir. Ich vermute, du bist in den verschiedenen Lebensbereichen derzeit unterschiedlich gut aufgestellt. Es gibt sicher Bereiche, in denen es gut läuft, und andere, bei denen noch Potenzial für Verbesserungen besteht. Eines der drei blauen Kästchen beschreibt vermutlich recht gut, wie du dich derzeit fühlst. Das Diagramm mit der kleinen rot schraffierten Fläche steht für eine sehr unbefriedigende Version von dir, von der du vermutlich weit entfernt bist, und das Diagramm mit der großen, grünen Fläche symbolisiert die »perfekte« Version von dir. Du stehst wahrscheinlich irgendwo dazwischen, aber wo genau?

DEINE BESTANDSAUFNAHME

Es geht in diesem Kapitel darum herauszufinden, in welchem der fünf relevanten Lebensbereiche du mit dem geringsten Aufwand die größten Fortschritte erzielen wirst. Damit du dabei nicht nur auf dein Gefühl angewiesen bist, möchte ich dir für jeden der Lebensbereiche einfache und nachvollziehbare Kriterien vorstellen, anhand derer du zur Bewertung jeweils eine Schulnote von Eins bis Fünf vergeben kannst. Dabei ist das Lifestyle-Diagramm lediglich ein Modell, das dir eine grobe persönliche Einschätzung ermöglichen soll. Es erhebt nicht den Anspruch, eine wissenschaftlich korrekte Beurteilung zu liefern. Schau dir die folgenden Kriterien an und lege dann nach deinem Gefühl fest, welche Schulnote du dir für den jeweiligen Lebensbereich zuordnen würdest. Wenn du dir nicht sicher bist, kannst du auch Zwischennoten vergeben und im Diagramm entsprechend einen Punkt zwischen den Noten markieren. Deine ungefähre Einschätzung ist völlig ausreichend. Höre auf dein Gefühl.

Wie gut ist deine Ernährung?

Beim Thema Ernährung führen viele Wege nach Rom, aber nicht alle. Es gibt nicht die eine richtige Ernährung für alle, es gibt nur die richtige Ernährung für dich. Aber woran erkennst du, ob du die schon gefunden hast beziehungsweise wie weit du von ihr entfernst bist? Eine Einschätzung kannst du anhand einiger allgemeingültiger Kriterien und anhand des Ergebnisses deiner Ernährung vornehmen. Für beides vergibst du jeweils eine Teilnote und aus beiden Teilnoten bildest du eine Art Gesamtnote für den Lebensbereich Ernährung. Folgende Kriterien kennzeichnen die Qualität deiner Ernährung:

- Dein Hauptgetränk ist Wasser. Dazu gibt es, wenn du magst, Tee oder Kaffee (ohne Zucker).

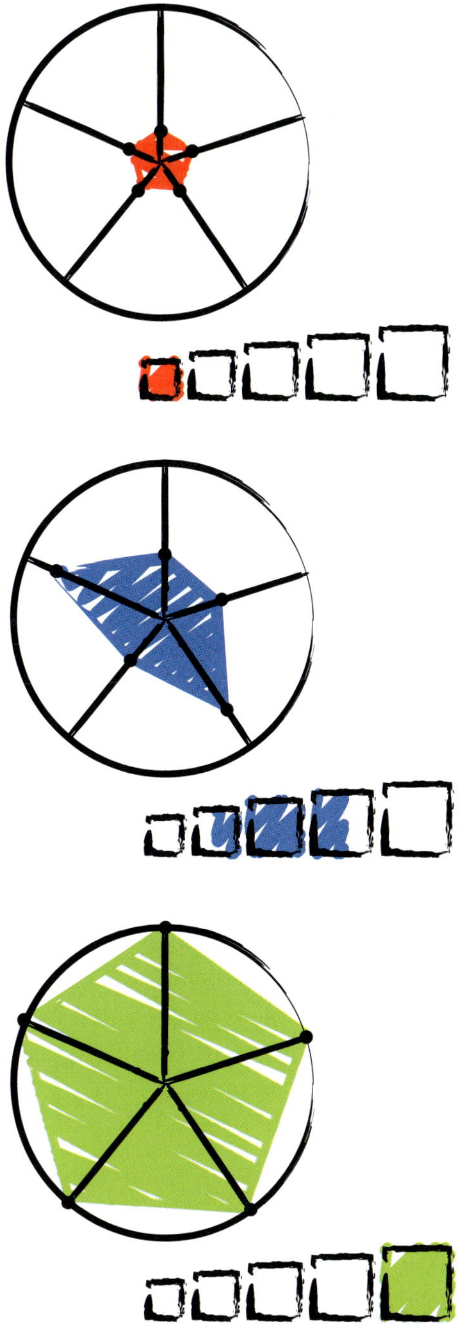

Du bist sicher nicht die schlechteste Version von dir, sondern irgendwie »blau«. Grün ist die beste Version von dir, die du dir vorstellen kannst. ▶

- Grundlage deiner Ernährung sind vitalstoffreiche Lebensmittel: Gemüse, Salat, Samen, Nüsse, Fleisch, Fisch, Eier, Milchprodukte und Obst. Lebensmittel, die wenig Vitalstoffe enthalten, isst du selten (Brot, Pasta, Pizza).
- Du kaufst weitgehend frische Produkte in Bioqualität. Du meidest verarbeitete Lebensmittel und Fertigprodukte.
- Zucker, Süßigkeiten, Torten und Gebäck sind seltene Genussmittel, ebenso wie süße Getränke und Alkohol.
- Du verwendest ausschließlich hochwertige, Omega-3-reiche Fette wie zum Beispiel Olivenöl, Leinöl, Kokosöl, Avocadoöl, Butter und du meidest »Pflanzenöle« und Margarine.

Inwieweit treffen diese Kriterien auf dich zu? Finde eine Note für dich:

- Das beschreibt sehr präzise meine Ernährung: 1
- Das trifft nicht vollständig, aber weitgehend auf mich zu: 2
- Manches trifft für mich zu, manches aber auch nicht: 3
- Ehrlich gesagt, trifft das insgesamt eher weniger auf mich zu: 4
- Von einer solchen Ernährung bin ich weit entfernt: 5

Deine Teilnote für die allgemeinen Qualität deiner Ernährung ist:

____

Die Qualität deiner Nahrungsmittel ist die eine Sache. Entscheidend ist aber letztendlich das Ergebnis deiner Ernährung. Das Ergebnis einer perfekten Ernährung sieht wie folgt aus:

- Dein Gewicht ist stabil bei gleichbleibend geringem Körperfettanteil.
- Deine Verdauung ist regelmäßig und ohne jegliche Probleme.
- Du hast eine gesunde, schöne Haut, glänzendes Haar, schöne und starke Fingernägel und siehst einfach gesund aus.
- Du hast ein bärenstarkes Immunsystem und wirst praktisch nie krank.
- Du hast Energie für den ganzen Tag, bist wach, konzentriert, gut gelaunt und voller Tatendrang.

Trifft das vollständig auf dich zu? Oder eher teilweise? Welche Note gibst du dir in Bezug auf das Ergebnis deiner Ernährung?

- Ja, das alles trifft voll auf mich zu: 1
- Das trifft mit wenigen Abstrichen auf mich zu: 2
- Das trifft teilweise auf mich zu: 3
- Wenn ich ehrlich bin, trifft das insgesamt eher weniger auf mich zu: 4
- Davon bin ich leider weit entfernt: 5

Deine Teilnote für das Ergebnis deiner Ernährung ist:

____

Du hast jetzt zwei Teilnoten für deine Ernährung. Eine für die Qualität und eine weitere für das Ergebnis. Addiere nun die beiden Noten und teile das Ergebnis durch zwei. So erhältst du den Mittelwert

Teilnote Qualität der Ernährung + Teilnote Ergebnis der Ernährung =

________________ : 2 = ________________

Deine Note für deine Gewohnheiten im Bereich Ernährung ist:

____

Wie bewegt ist dein Leben?

Als Nächstes geht es darum zu beurteilen, wie du im Bereich Bewegung und Sport aufgestellt bist. Dabei kommt es auf die richtigen Elemente von Bewegung und Sport und auf das richtige Maß an. Kraft, Ausdauer, Schnelligkeit und Beweglichkeit sind grundlegende Fähigkeiten deines Körpers. Die gilt es zu entwickeln und zu erhalten und dafür gibt es unglaublich viele Möglichkeiten. Es ist nicht entscheidend, ob du das im Rahmen von sportlichen Aktivitäten tust, bei der Arbeit oder im Alltag.

Die folgenden Aussagen kennzeichnen die idealen Bedingungen, um in diesem Bereich die beste Version von dir zu erreichen – kerngesund, schlank, fit und voller Energie und Lebensfreude.

- Du bist viel auf den Beinen, gehst oder läufst langsam oder schnell und kommst dabei auf circa 10 000 Schritte an nahezu jedem Tag.
- Du beanspruchst mindestens zwei- bis dreimal in der Woche alle wesentlichen Muskelgruppen deines Körpers bis zur Ermüdung, zumindest für kurze Zeit. Das kann bedeuten, dass du regelmäßig bei der Arbeit, im Alltag oder in der Freizeit schwere Gegenstände hebst, trägst, drückst und ziehst oder dass du für 20 bis 30 Minuten entsprechende Übungen machst.
- Du gibst mindestens einmal pro Woche Vollgas und du gehst zumindest für ein paar Minuten an die Grenze deiner Leistungsfähigkeit. Du belastest dich bis in die Nähe deiner maximalen Herzfrequenz, also bis du das Gefühl hast, nicht mehr zu können. Das kannst du auf dem Rad tun, beim Laufen, beim Schwimmen, beim Fußball, beim Zumba, beim Zirkeltraining oder indem du im Treppenhaus ein paar Etagen die Treppen hinaufrennst.
- Du bist keiner körperlichen Überlastung oder Fehlbelastung ausgesetzt, die kurzfristig oder dauerhaft zu gesundheitlichen Schäden oder Beeinträchtigungen führt oder führen kann.

Trifft das vollständig auf dich zu? Oder eher teilweise? Welche Note gibst du dir für den Lebensbereich Bewegung und Sport? Finde eine Note, die dir plausibel erscheint.

- Ja, das alles trifft voll auf mich zu: 1
- Das trifft mit wenigen Abstrichen auf mich zu: 2
- Das trifft teilweise auf mich zu: 3
- Wenn ich ehrlich bin, trifft das insgesamt eher weniger auf mich zu: 4
- Davon bin ich leider weit entfernt: 5

Deine Note für deine Gewohnheiten im Bereich Bewegung und Sport ist:

Wie gehst du mit Stress um?

Gesundheit, Fitness und Lebensfreude hängen davon ab, wie gravierend die Stressfaktoren in deinem Leben sind, wie du ihnen begegnest und wie entspannt du letztendlich bist. Um zu beurteilen, wie du in diesem Lebensbereich aufgestellt bist, darfst du diese drei Aspekte zunächst einzeln betrachten. Beurteile deine Stressfaktoren und vergib eine Note. Was trifft am ehesten auf dich zu?

- Beziehung und Familie perfekt, idealer Job, keinerlei Geldsorgen, keine Streitigkeiten oder Konflikte, keine gesundheitlichen Themen, tolle soziale Einbindung: 1
- Alles prima. Vielleicht nicht perfekt, aber in allen Bereichen läuft es wirklich gut: 2
- Es gibt schon das eine oder andere Thema, aber nichts davon ist wirklich kritisch. Das wird schon: 3
- Mindestens ein Lebensbereich macht dir wirklich Sorgen und du hast derzeit keine Idee, wie du das lösen kannst. Da ist etwas, das dir den Schlaf raubt: 4
- Es gibt eine existenzielle Sorge in deinem Leben. Etwas, das dir wirklich Angst macht. Du hast das Gefühl, die Angst frisst dich auf: 5

Deine Teilnote für die Stressfaktoren in deinem Leben ist:

Wie gut ist dein Stressmanagement und wie gehst du mit den Stressfaktoren um? Nimmst du Stress und Anspannung wahr, kannst du damit umgehen und darauf reagieren und tust du es dann auch? Beurteile, was am ehesten auf dich zutrifft und vergib eine Note.

- Ich bemerke sofort, wenn ich gestresst bin. Ich kann auf Knopfdruck entspannen und tue das auch: 1
- Ich bekomme mit, dass ich gestresst bin, und weiß, wie ich entspannen kann. In der Regel gelingt mir das dann auch: 2
- Es fällt mir oft erst im Nachhinein auf, wie gestresst und angespannt ich war oder noch bin. Es gelingt mir mal mehr

und mal weniger, mich dann zu entspannen: 3

- Es sind eher andere, die mir sagen, wie angespannt ich bin. Es fällt mir schwer, mich zu entspannen: 4
- Ich wirke offenbar völlig gestresst, nervös und angespannt. Ich kann mich nicht entspannen: 5

Deine Teilnote für dein Stressmanagement ist:

____

Wie gestresst fühlst du dich letztendlich? Entscheide, was am ehesten auf dich zutrifft und vergib eine Note.

- Ich bin völlig entspannt und gelassen. Nichts macht mich nervös oder bringt mich aus der Ruhe: 1
- Ich fühle mich meistens ziemlich entspannt. Wirklich gestresst bin ich im Grunde nie: 2
- Ich bin mal mehr und mal weniger angespannt. Kommt halt darauf an: 3
- Ich fühle mich schon häufig gestresst und oft angespannt: 4
- Ich bin permanent gestresst und im Grunde ständig sehr angespannt: 5

Deine Teilnote für dein gefühltes Stresslevel ist:

____

Jetzt hast du für die drei Teilaspekte Stressfaktoren, Stressmanagement und Stresslevel Teilnoten vergeben. Addiere die drei Noten und teile die Summe durch drei. Das Ergebnis ist deine Note für den Lebensbereich Entspannung und Stressmanagement.

Teilnote Stressfaktoren + Teilnote Stressmanagement + Teilnote Stresslevel =

______________ : 3 = ______________

Deine Note für deine Gewohnheiten im Bereich Entspannung und Stressmanagement ist:

____

Wie gut ist dein Schlaf?

Für die meisten von uns gilt, dass wir nach rund acht Stunden Schlaf perfekt erholt sind. Einige brauchen sogar mehr Schlaf und einige wenige sind tatsächlich bei weniger als acht Stunden Schlaf wunderbar erholt. Wahrscheinlich zählst du zu der großen Mehrheit, das bedeutet, dass acht Stunden für dich die ideale Schlafdauer sind. Um dein Schlafverhalten insgesamt zu beurteilen, solltest du deine Schlafdauer und die Schlafqualität betrachten. Vergib zunächst eine Note für die Zeit, die du tatsächlich schläfst.

- Ich schlafe mindestens acht Stunden jeden Tag, oft auch mehr: 1
- Ich komme auf jeden Fall auf mehr als sieben Stunden Schlaf täglich: 2
- Ich schlafe oft, aber nicht immer rund sieben Stunden pro Tag: 3
- Ich komme in der Regel auf etwa sechs Stunden Schlaf, manchmal etwas weniger: 4
- Bei mir sind fünf Stunden Schlaf oder weniger die Regel: 5

Deine Teilnote für deine Schlafdauer ist:

____

Schätze auch deine Schlafqualität ein und vergib dafür eine Note.

- Ich schlafe sofort ein, schlafe tief und fest und fühle mich am Morgen wach und perfekt erholt: 1
- Ich kann recht gut einschlafen, werde höchstens einmal wach und fühle mich ziemlich gut erholt: 2
- Wie ich mich tagsüber fühle, hängt davon ab, wie ich geschlafen habe, meistens ganz gut: 3
- Ich habe oft Probleme beim Einschlafen und Durchschlafen. Tagsüber bin ich daher schon mal müde: 4
- Ich liege nachts lange wach, bin am Morgen wie gerädert und bin tagsüber oft müde: 5

Deine Teilnote für die Schlafqualität ist:

____

Addiere die beiden Teilnoten und teile das Ergebnis durch zwei, um die Gesamtnote für deinen Schlaf zu bilden.

Teilnote Schlafdauer + Teilnote Schlafqualität =

____________ : 2 = ____________

Deine Note für deine Gewohnheiten im Bereich Schlaf ist:

____

Wie positiv sind deine Gedanken?

Deine Gedanken haben einen großen Einfluss auf deine Gesundheit, Fitness, Energie und Lebensfreude. Allerdings lässt sich die Art, wie du über dich und die Welt denkst, nur schwer in einer Note zusammenfassen. Als Extreme stehen Euphorie und Begeisterung auf der einen Seite und Zukunftsangst oder Hoffnungslosigkeit auf der anderen Seite. Schätze für dich nach deinem Gefühl ein, wo du stehst, und vergib eine entsprechende Note. Welche der folgenden Aussagen trifft am ehesten auf dich zu?

- Ich sehe mich auf der Sonnenseite des Lebens. Ich habe Ideen, Träume und Ziele. Das Leben ist großartig und es wird immer noch besser: 1
- Ich bin sehr zufrieden mit mir und meinem Leben. Ich sehe eher Chancen und Möglichkeiten als Risiken und Probleme: 2
- Meistens bin ich recht zufrieden und positiv. Ich erkenne eben beide Seiten einer Medaille: 3
- Ich mache mir durchaus Sorgen. Es ist nicht alles Gold, was glänzt. Irgendwie hoffe ich, dass alles einigermaßen gut wird: 4
- Ich bin sehr skeptisch in Bezug auf meine persönliche Zukunft und auf die unseres Planeten. Ich sehe überall Probleme und mache mir große Sorgen um mich und um die Welt da draußen: 5

Deine Note für deine Gewohnheiten im Bereich Denken ist:

____

DEIN LIFESTYLE AUF EINEN BLICK

Du hast dir selbst auf den vergangenen Seiten fünf Noten gegeben für deine derzeitigen Gewohnheiten in den Bereichen Ernährung, Bewegung und Sport, Entspannung und Stressmanagement, Schlaf und Denken. Trage sie jetzt in ein leeres Diagramm ein (siehe Seite 96 und 165), um deinen aktuellen Lifestyle in Bezug auf die beste Version von dir in einem Bild darzustellen. Markiere jeweils die entsprechende Note auf den Linien, die für den jeweiligen Lebensbereich stehen, und verbinde die Punkte durch Striche. Schraffiere die Fläche innerhalb der Striche in der Farbe Blau.

Das Wichtigste zuerst

Dein persönliches Lifestyle-Diagramm zeigt dir, wie du derzeit in Bezug auf deine Gesundheit, Fitness und Vitalität aufgestellt bist. In deinem Diagramm erkennst du, wo noch leere Flächen sind, die du ausfüllen kannst. Da wird es Lebensbereiche geben, in denen du bereits vieles richtig machst, und andere, bei denen noch etwas zu tun ist. Genau das sind die Bereiche mit dem größten Potenzial für dich.

In dem Beispiel auf Seite 97 liegt das größte Potenzial in den Bereichen Ernährung und Schlaf. Derzeit deckt die blau schraffierte Fläche weniger als die Hälfte der gesamten Kreisfläche ab. Wenn die Ernährungs- und Schlafgewohnheiten verbessert werden, wandern die Punkte auf den entsprechenden Linie nach außen, näher an den Kreisrand heran. Damit ergibt sich die neue, grau schraffierte Fläche, mit der der Kreis beinahe vollständig ausgefüllt ist. Das kommt dann der besten Version schon sehr, sehr nahe.

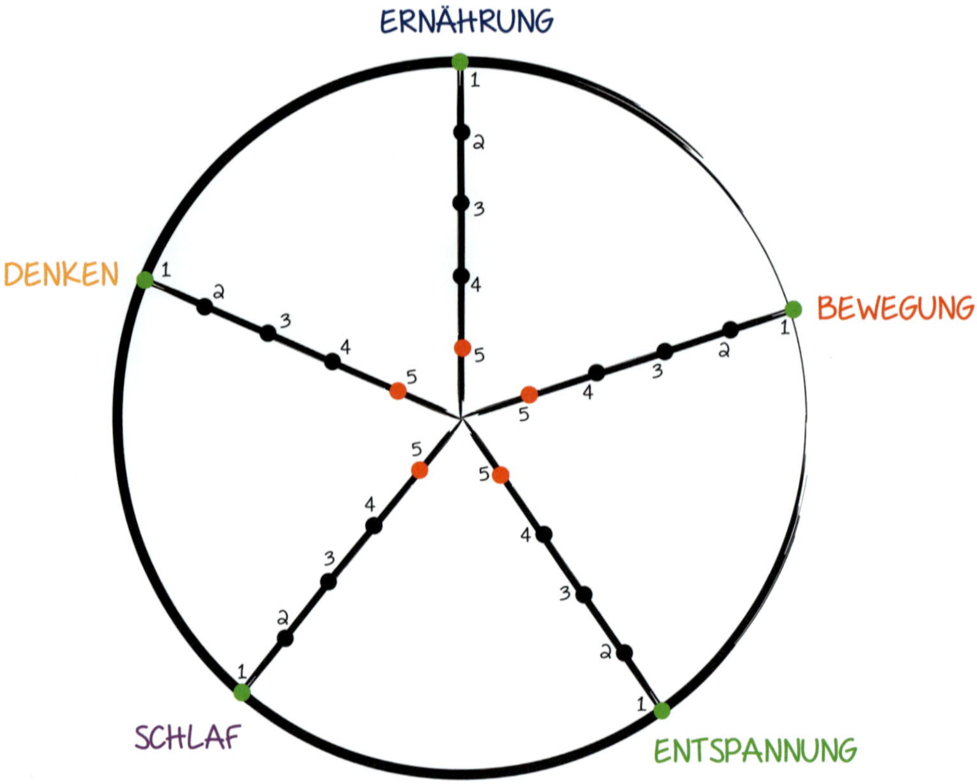

Dein persönliches Lifestyle-Diagramm am ___

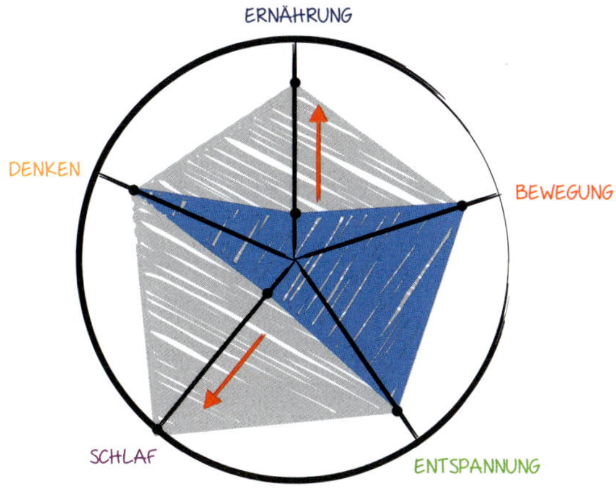

So oder so ähnlich könnte dein persönliches Lifestyle-Diagramm aussehen.

Bei allem, was du unternimmst, um die beste Version von dir zu erschaffen, kommt es darauf an, den Hebel an der richtigen Stelle anzusetzen. Es bringt dir wenig, wenn du dich auf einen Lebensbereich konzentrierst, bei dem du bereits recht gut aufgestellt bist. Die größten Fortschritte wirst du immer dort erzielen, wo du dir bisher die schlechteste Note gegeben hast. Falls du dich in einem einzigen Bereich deutlich schlechter siehst als in allen anderen, dann kümmere dich zuerst darum. Damit wirst du sehr schnell vorankommen. Häufig sind es zwei, manchmal auch drei Bereiche, in denen du noch einiges verbessern kannst. Um mehr als drei Bereiche solltest du dich jedoch nicht gleichzeitig kümmern. Besser du behältst den Fokus und konzentrierst dich zunächst auf die wichtigsten ein, zwei oder maximal drei Dinge. Falls du in vier oder gar fünf Lebensbereichen ähnliches Potenzial siehst, wähle zunächst drei davon aus, arbeite dort an deinen Gewohnheiten und erstelle anschließend ein neues Lifestyle-Diagramm. Danach gehst du einfach in eine zweite Runde. So erreichst du deine Ziele in zwei Schritten anstatt in einem, dafür aber sicher und leicht.

Deine Bestandsaufnahme hast du nun für den Moment erstellt. Im folgenden Kapitel geht es darum, wie du in sieben Schritten die beste Version von dir erschaffst. Im siebten Schritt wirst du die Reihenfolge festlegen, in der du dir neue, bessere Gewohnheiten zulegst. Dafür wirst du deine Bestandsaufnahme zur Hilfe nehmen. Lass bis dahin keinen Schritt aus, damit du sicher und leicht dein Ziel erreichst.

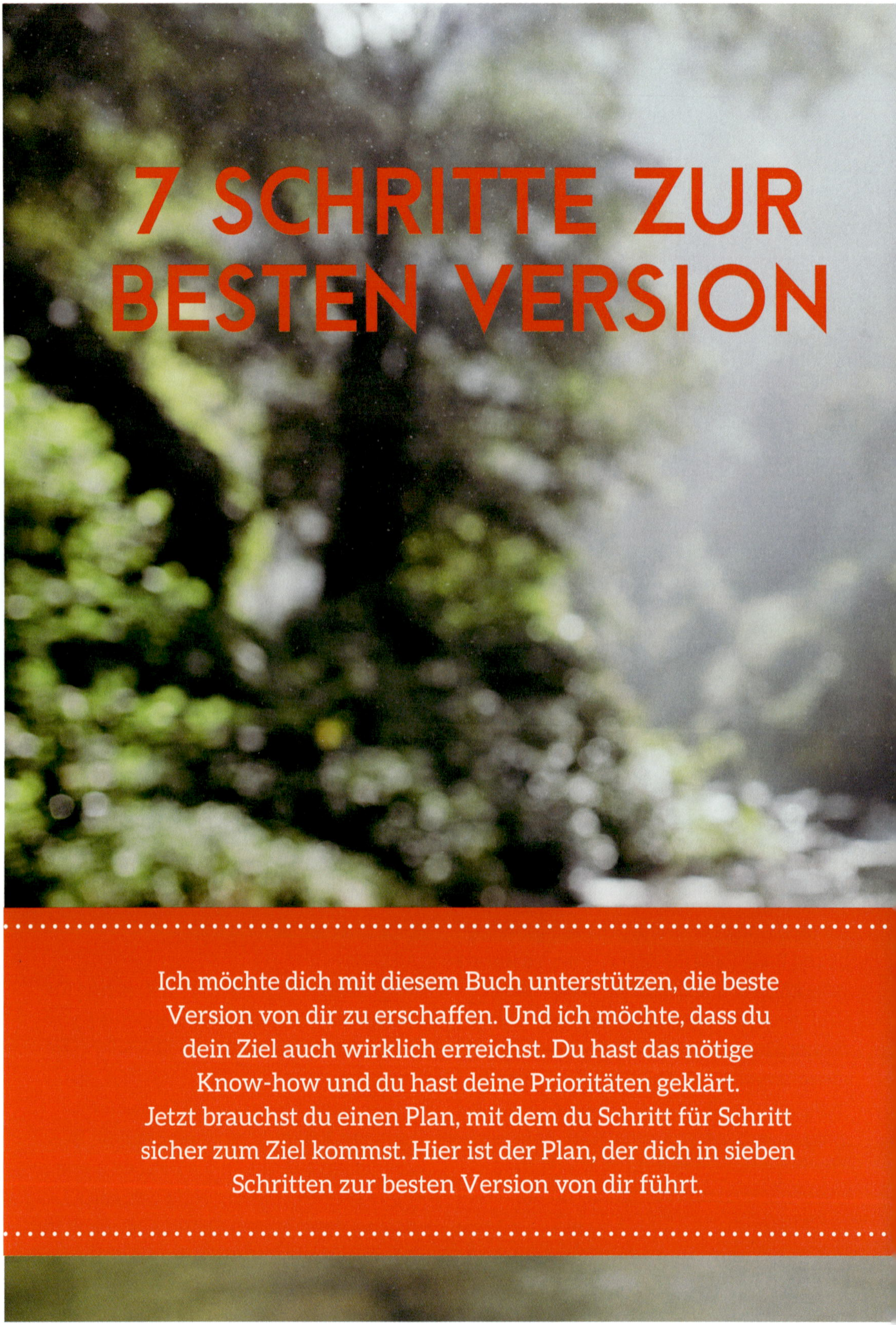

7 SCHRITTE ZUR BESTEN VERSION

Ich möchte dich mit diesem Buch unterstützen, die beste Version von dir zu erschaffen. Und ich möchte, dass du dein Ziel auch wirklich erreichst. Du hast das nötige Know-how und du hast deine Prioritäten geklärt. Jetzt brauchst du einen Plan, mit dem du Schritt für Schritt sicher zum Ziel kommst. Hier ist der Plan, der dich in sieben Schritten zur besten Version von dir führt.

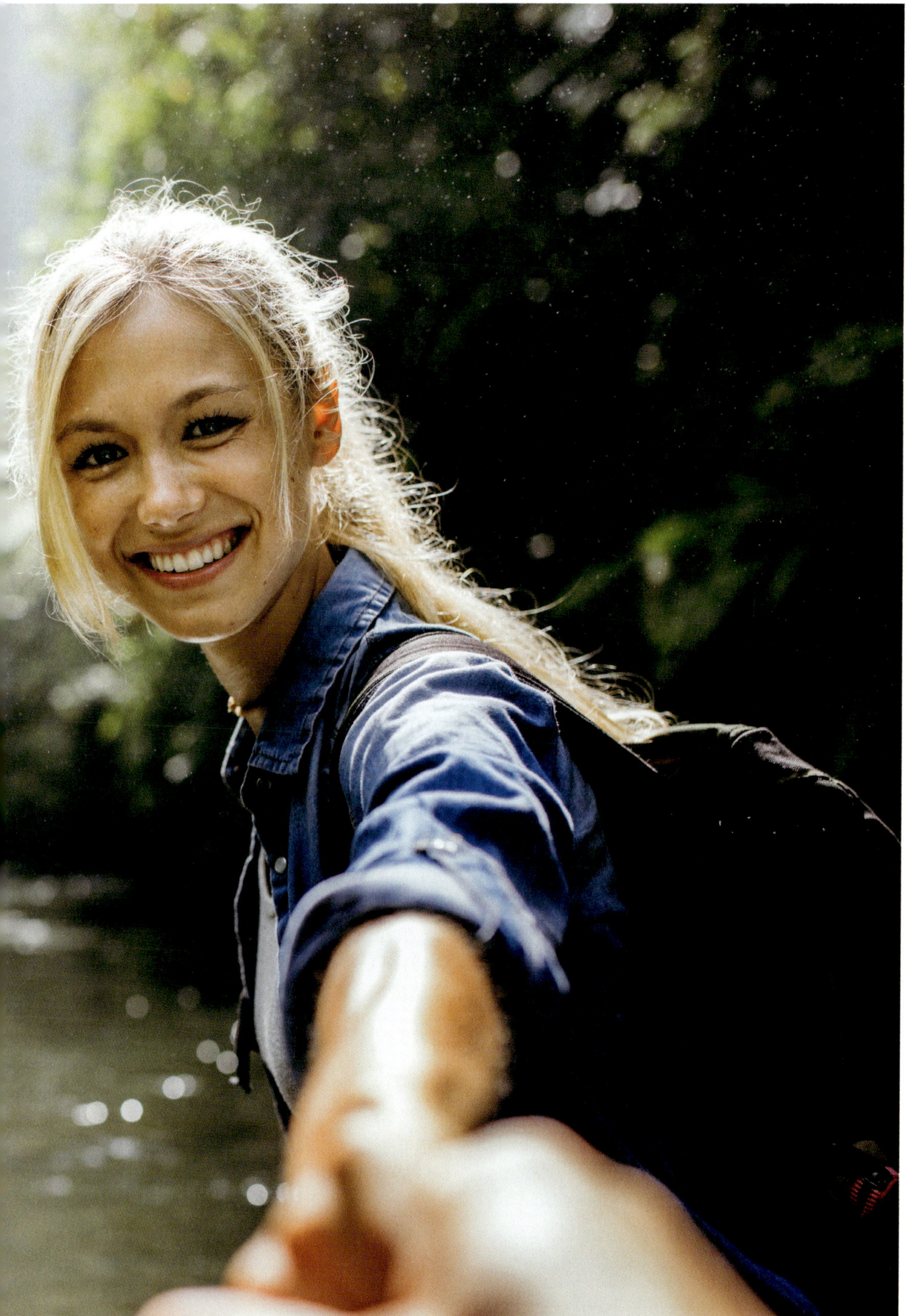

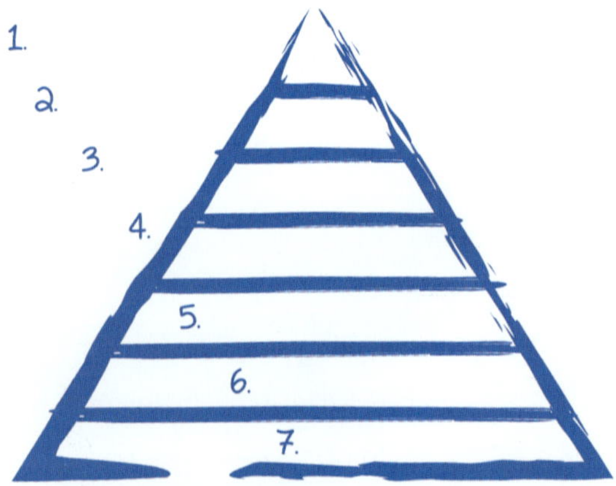

Lass uns gemeinsam deinen Weg zur besten Version von dir planen. In 7 Schritten kommst du ans Ziel.

PLANUNG IST ALLES

Stell dir vor, du möchtest eine Urlaubsreise mit deiner Familie unternehmen. Wie bereitest du dich vor? Zunächst suchst du dir ein Ziel aus und machst dir sicher die Mühe, es relativ genau festzulegen. »Ans Meer« ist da sicher nicht präzise genug. Welches denn? Mittelmeer oder Nordsee? Ich vermute, du wirst dir eine bestimme Stadt am Meer aussuchen, sagen wir Venedig, und wahrscheinlich wirst du sogar dein Hotel im Voraus buchen. Du bist dir vermutlich auch im Vorfeld darüber im Klaren, welche Prioritäten diese Reise für dich hat: Ein Regenschauer am Abreisetag wird dich nicht abhalten, ein krankes Kind möglicherweise schon. Auch wirst du dir vor der Abfahrt darüber Gedanken machen, ob du dir die lange Autofahrt ohne Übernachtung zutraust und ob man überhaupt mit dem Auto nach Venedig fahren kann. Natürlich verlässt du dich darauf, dass dein Partner dich während der Fahrt unterstützt. Dann besorgst du dir das nötige Kartenmaterial für dein Navigationsgerät und planst deine Route, vielleicht auch einzelne Etappen und Pausen. So vorbereitet machst du dich auf den Weg in den Urlaub.

Du erreichst dein Ziel, weil du bewusst einige Planungsschritte unternommen hast. Darüber hinaus hast du einige Dinge mal so nebenbei im Kopf geklärt: Wenn es regnet, wirst du fahren. Wenn das Kind krank wird, bleibst du daheim. Die Autofahrt nach Venedig traust du dir zu und man kann si-

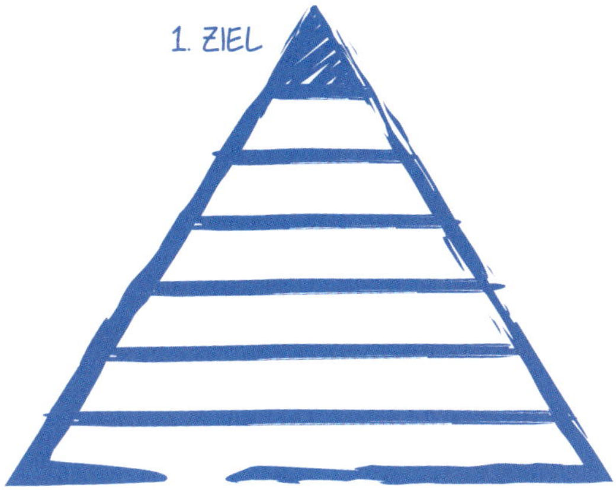

Ohne ein Ziel kommst du nirgendwo an. Du brauchst zuallererst ein Ziel und zwar eines, das funktioniert.

cher Venedig mit dem Auto erreichen. Außerdem wird dich ein Partner unterstützen. Anders gesagt: Du hast deine Prioritäten geklärt, bist dir deiner Stärken bewusst, du erwartest keine Blockaden und du hast einen Helfer.

Den Weg zur besten Version von dir möchte ich mit dir genauso planen wie eine Autofahrt in den Urlaub. Dabei kommen auch die Schritte vor, die du bisher vielleicht übersehen hattest. Das folgende 7-Schritte-Programm deckt alle Vorbereitungspunkte ab: die offensichtlichen und die unbewussten. Wenn du das Programm sukzessive durchgehst und auf jeder Ebene Lösungen findest, dann wirst du dein Ziel leicht und sicher erreichen. Sei also wachsam und lass keinen Schritt aus.

SCHRITT 1: DEFINIERE DEIN ZIEL

Mein Auto hat ein Navigationssystem. Wenn ich es fragen könnte, »Wohin soll ich fahren«, würde es mir keine Antwort geben. Genau so laufen viele Menschen durchs Leben. Sie haben ihr Navigationssystem dabei, fragen nach dem Weg und erhalten keine zufriedenstellende Antwort. Also biegen sie mal rechts ab und mal links und gehen im Zickzack durchs Leben. Wo liegt der Fehler?

Das beste Navigationssystem ist nichts wert, wenn du kein Ziel eingibst. Denn ohne ein Ziel kommst du nirgendwo an. Das klingt banal, aber in meiner Wahrnehmung scheitern die meisten Menschen im Bereich Gesundheit, Fitness und Wohlbefinden daran, dass sie kein Ziel haben oder keines, das funktioniert. Der erste Schritt auf jeder Reise ist das Ziel, und genau darum geht es in diesem Kapitel: um ein Ziel, das funktioniert.

Dein Unterbewusstsein führt dich zum Ziel

Du hast dein eigenes Navigationssystem ständig bei dir. Wissenschaftler sind sich noch nicht einig, wo es genau sitzt, und einen präzisen Namen dafür haben sie auch noch nicht. Nennen wir es mal dein Unterbewusstsein. Du triffst am Tag viele Entscheidungen. Über einige denkst du kurz nach und andere triffst du, ohne darüber nachzudenken. Hast du dir die Zähne geputzt, heute früh? Dazu war eine klitzekleine Entscheidung nötig, denn du hättest ja auch einfach so zur Arbeit gehen können. Bist du aber nicht. Aber wer hat da für dich entschieden? Diese kleinen Entscheidungen nenne ich »Mikroentscheidungen«. Dein bewusster Verstand ist daran in der Regel nicht beteiligt. Dein Unterbewusstsein trifft solche Entscheidungen für dich, und zwar ganz automatisch. Es führt dich wie ein Navigationssystem durch den Tag und flüstert dir bei jeder dieser Mikroentscheidungen die Richtung zu: rechts statt links, Kaffee statt Tee, Zähneputzen! Dafür braucht dein Unterbewusstsein eine Programmierung, und das ist dein Ziel!

Wenn dein Ziel lautet »Ich will schlank, fit und gesund sein«, dann wirst du dich bei den vielen kleinen Mikroentscheidungen des Tages so verhalten, dass du deinem Ziel näherkommst: Salat statt Pommes, Sport statt Fernsehen, Wasser statt Cola. Wenn du kein Ziel hast, dann wirst du dich mal so und mal anders entscheiden. Manchmal zielführend und manchmal weniger zielführend.

Mit deinem Ziel programmierst du dein Unterbewusstsein, damit es dich leiten und führen kann.

Dein Unterbewusstsein ist mächtig. Wie oft hast du dich schon im Nachhinein über etwas geärgert, das dir »einfach so« passiert ist? Da hat dann entweder ein Ziel gefehlt, es war nicht das richtige Ziel oder du hast es nicht richtig »programmiert«. Wenn du kein Ziel hast, dann nehmen uralte Instinkte das Ruder in die Hand. Das Standardziel für dein Navigationsprogramm trägt den Namen »Überleben«. Darin ist festgelegt: Iss so viel Nahrung, wie du bekommen kannst, möglichst fett und möglichst süß, und wende dafür so wenig Energie wie möglich auf. So programmiert, ziehen dich Chips, Schokolade und dein Sofa magisch an. Nun ist dein Überleben aber vermutlich nicht gefährdet, also solltest du ein besseres Ziel eingeben. Aber wie?

Suche ein Bild und ein Gefühl

Ein roter Schmetterling sitzt auf deinem rechten Fuß. Wie verarbeitet dein Ge-

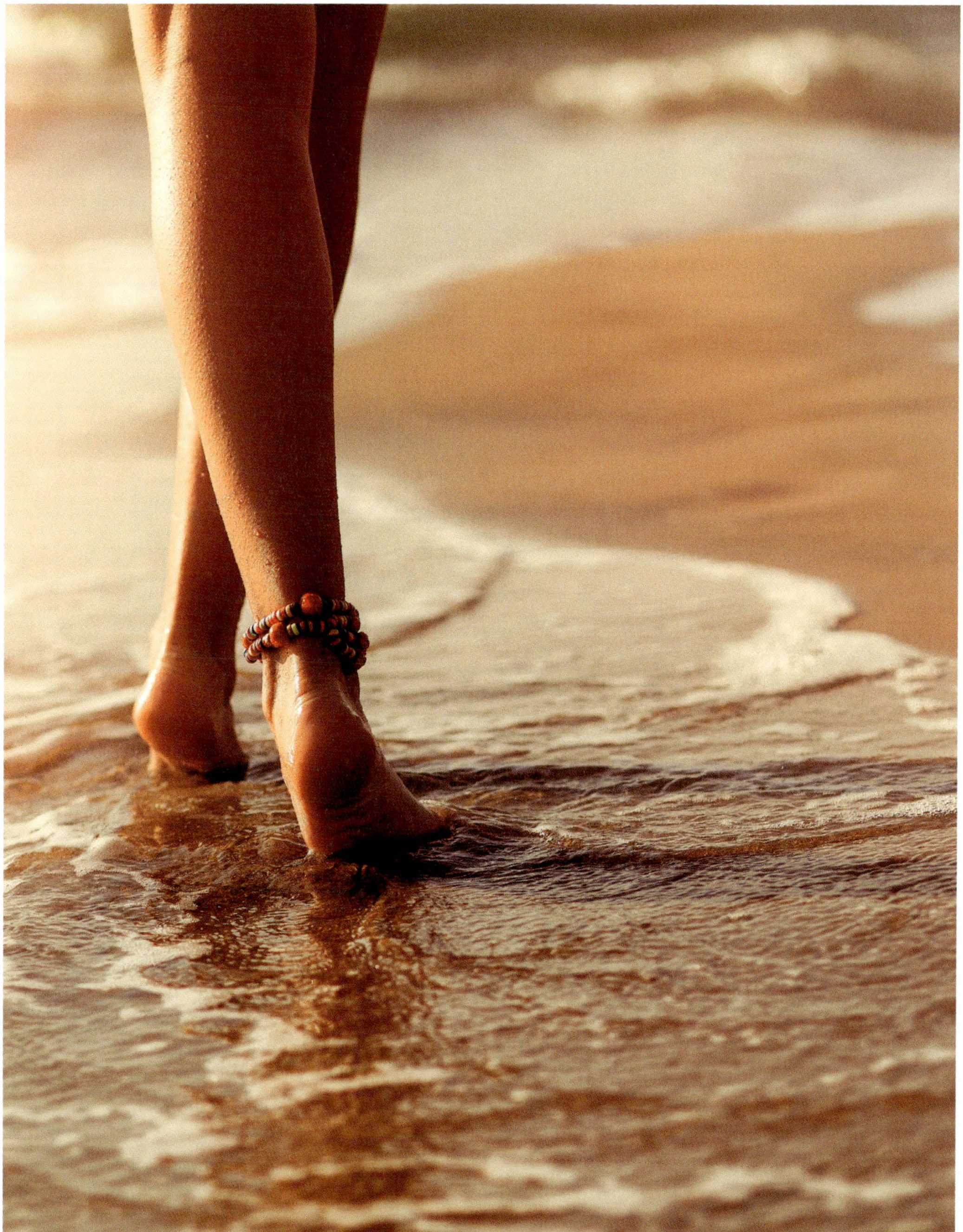

Wie sieht das Bild von der besten Version von dir aus? Hast du ein Bild im Kopf? Oder ein altes Foto?

hirn diesen Satz? Indem es ein Bild dazu erstellt. Ein roter Schmetterling sitzt auf deinem rechten Fuß und schlägt mit den Flügeln. Dazu erschafft dein Gehirn einen kurzen Film. Wenn du dich jetzt an die erste Aussage in diesem Absatz erinnern möchtest, dann zeigt dir dein Gehirn das gespeicherte Bild von dem roten Schmetterling.

Das Gehirn speichert komplexe Informationen in Form von Bildern und Szenen, und das solltest du für dich nutzen. Martin Luther King hat das 1963 in seiner gerühmten Rede getan: »I have a dream.« Darin hat er sein Ziel formuliert und seinen Traum von einer Welt beschrieben, in der schwarze und weiße Kinder sich die Hände geben wie Brüder und Schwestern. Millionen Menschen auf der Welt erinnern sich bis heute an diese Rede, und zwar deshalb, weil sie zu den berühmten Worten ein Bild gespeichert haben, das sie nie vergessen werden. Das Bild von schwarzen und weißen Kindern, die sich an den Händen halten. 46 Jahre später wählten die Bürger der Vereinigten Staaten von Amerika einen Schwarzen zu ihrem Präsidenten. Ziel erreicht.

Nichts motiviert dich mehr als ein Bild. Ein Bild von dem, was du haben willst. Wie sieht die beste Version von dir aus? Gibt es ein Bild, ein Foto, das dem nahekommt? Vielleicht ein Bild von dir vor ein paar Jahren? Aufgenommen in dem Traumurlaub, damals, als es dir blendend ging? Irgendeine Szene, an die du dich erinnerst und von der du sagen würdest: Das würde ich wieder haben wollen? Wenn es so etwas gibt, dann nimm dieses Bild. Falls es das nicht gibt und die beste Version von dir nichts mit deiner eigenen Vergangenheit zu tun hat, dann suche ein Bild von jemand anderem. Zum Beispiel von einem Schauspieler oder einem Sportler. Ein Bild von jemandem, der die beste Version von dir ideal verkörpert. Finde so ein Bild in alten Fotoalben, auf deiner Festplatte, in einer Zeitschrift oder im Internet. Drucke es aus, schneide es aus, präge es dir ein und lege es beiseite.

Und jetzt gehe noch einen Schritt weiter. Versetze dich in die beste Version von dir und fühle in dich hinein. Wie fühlt es sich an, wenn du dein Ziel erreicht hast? Sei für einen Augenblick der Regisseur deines Films. Du bist an einem Traumstrand, so schlank, fit, gesund und voller Lebensfreude, wie du schon immer sein wolltest. Du spürst den Sand an den Füßen, die Sonne im Gesicht und den Wind in den Haaren. Du blickst an dir herunter, siehst dich im Spiegel. So wolltest du aussehen. Yes!

Wie fühlt sich das an? Kannst du das Gefühl spüren? Nimm dieses Gefühl und speichere es zu deinem Bild. Das Bild und das Gefühl dazu, das ist das Ziel, das funktioniert. Und es darf so groß und so schön sein, dass es dich wirklich begeistert. Wenn es zu klein und zu unbedeutend ist, dann wird es dich nicht motivieren. Dann wirst du kaum die Willenskraft aufbringen, die nötig ist, um ein paar Gewohnheiten durch bessere zu ersetzen. Also mach dein Ziel ruhig noch etwas größer.

Formuliere dein Ziel

Gehörst du zu den Menschen, die auf Zahlen vertrauen und gern ihren Fortschritt messen und verfolgen? Dann solltest du zusätzlich zu dem Bild und dem Gefühl von der besten Version von dir ein Ziel in zwei bis drei Sätzen als Text formulieren. Aber bitte richtig.

Ich frage die Menschen, die zu mir kommen, erst einmal nach ihrem Thema. »Das Gewicht«, ist eine typische Antwort. Dann forsche ich weiter nach dem Ziel. In dem Fall lautet die Antwort häufig: »Ich würde gern abnehmen.« Dann weiß ich, dass wir über das Thema Ziel noch etwas nachdenken müssen.

Formuliere das Ergebnis: Abnehmen ist kein Ziel, sondern ein Prozess. Schlank sein ist ein Ziel. Dein Ziel lautet ja auch Venedig und nicht Autobahn A 81 in Richtung Süden. Formuliere immer das Ergebnis, das du haben willst, und nicht den Weg dahin. Ein Bild und ein Gefühl repräsentieren dein Ziel perfekt. Denn das, was du haben willst, das ist ja nicht das Abnehmen an sich. Abnehmen macht keinen Spaß, das schreckt eher ab. Aber schlank sein macht Spaß, und das wird dich viel mehr motivieren. Daher lautet die wichtigste Regel für ein Ziel, das funktioniert: Das Ziel ist das Ergebnis, und das ist die beste Version von dir, wie auch immer die aussieht.

Formuliere positiv: Kommt dir bei deinen Gedanken an dein Ziel so etwas wie »Ich möchte nicht mehr dies oder das sein« in den Sinn? Schiebe die Gedanken an das beiseite, was du nicht mehr haben möch-

Dein Ziel: die beste Version von dir!

Beschreibe das Bild von der besten Version von dir. Die Szene, in der du dich siehst, wenn du dein Ziel erreicht hast:

- Wo ist das?
- Welche Kleidung trägst du?
- Was tust du?
- Wie siehst du aus?

Alternativ kannst du auch ein Bild einkleben, das all das für dich zeigt. Beschreibe, wie du dich nun fühlst. Finde eine konkrete Formulierung für dein Ziel. Mehr Platz zum Ausfüllen findest du auf Seite 164.

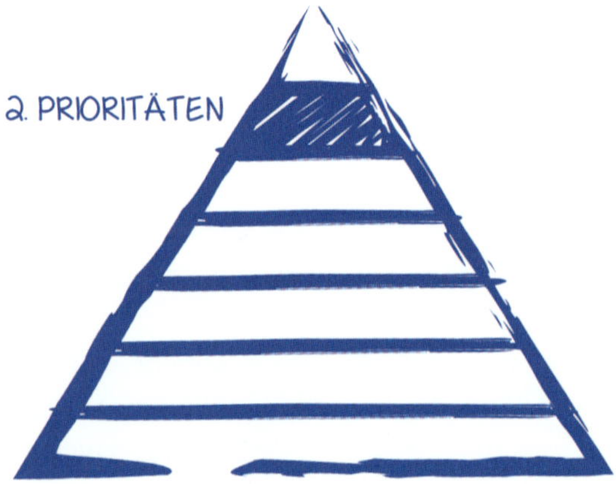

Dein Unterbewusstsein entscheidet mit, auf der Basis dessen, was dir wichtig ist: deine Prioritäten.

test. Formuliere dein Ziel stattdessen positiv. Beschreibe das, was du haben willst, und nicht das, was du nicht haben willst – also fit anstatt nicht mehr so schlapp oder schlank anstatt nicht mehr so pummelig, glücklich anstatt nicht mehr unglücklich.

Formuliere direkt in der Gegenwart: Aussagen wie »Ich möchte«, »Ich werde« oder »Ich würde gern« streichst du bitte aus deiner Zielformulierung. Verwende stattdessen die direkte Aussage: Ich bin … Du willst dein Ziel ja schließlich erreichen, oder?

Formuliere konkret: Zu guter Letzt schadet es nicht, wenn du dein Ziel so konkret wie möglich formulierst. Wie viel Kilogramm wirst du wiegen? Wie schnell wirst du laufen? Welchen Bauchumfang wirst du haben und wann?

Ein Beispiel für ein Ziel: Am 30. Juni 2018 wiege ich 75 Kilogramm bei 12 Prozent Körperfett und ich laufe 10 Kilometer in weniger als 60 Minuten.

SCHRITT 2: ÜBERPRÜFE DEINE PRIORITÄTEN

Bevor du weiterliest, möchte ich dich um eine Sache bitten: Nimm einen Stift und schreibe hier in das Buch oder auf einen Zettel in Stichpunkten die fünf bis sieben Dinge, die dir wichtig sind im Leben. Bitte ganz kurz und so spontan wie möglich. Du hast 60 Sekunden Zeit: Was ist dir wichtig im Leben?

1. ____________________________________

2. ____________________________________

3. ____________________________________

4. ____________________________________

5. ____________________________________

6. ____________________________________

7. ____________________________________

In diesem Kapitel geht es um deine Prioritäten. Prioritäten geben an, welcher Aspekt in deinem Leben Vorrang vor anderen hat. Du kannst dir deine Prioritäten wie eine Rangfolge vorstellen, die in deinem Unterbewusstsein abgespeichert ist.

Beispiel Urlaubsplanung: Nehmen wir an, dir ist am wichtigsten, dass es in den warmen Süden geht. Außerdem sollte der Ort mit dem Auto erreichbar sein. Du möchtest Kultur statt Natur erleben und am liebsten in Euro bezahlen. Das sind deine Prioritäten. Wenn du jetzt als Urlaubsziel über eine Insel in Schweden nachdenkst, dann hast du ein Problem, denn das liegt im Norden, ist nicht mit dem Auto erreichbar, bietet eher Natur als Kultur und du zahlst vor Ort in Kronen. Dein Ziel und deine Prioritäten passen nicht zueinander. Dir bleiben zwei Möglichkeiten: Entweder findest du ein anderes Ziel oder du denkst noch einmal darüber nach, was dir wirklich wichtig ist. Vielleicht kannst du dich ja doch für eine Flugreise nach Schweden, für das Meer, für Mittsommer und Lachs begeistern und bei genauerem Hinsehen stellst du fest, das dir andere Dinge tatsächlich doch wichtiger sind als Süden und Kultur. Das Spannende ist, dass du beides verändern kannst: dein Ziel und deine Prioritäten.

Was Menschen wichtig ist

Wenn ich eine Mutter frage, was ihr wichtig ist, dann bekomme ich häufig eine ähnliche Antwort wie die folgende:

1. Die Kinder
2. Die Familie
3. Der Partner
4. Der Job
5. Das Hobby

Die Kinder stehen über allem. Das beginnt mit der Schwangerschaft und geht mindestens so lange, bis die Kinder »aus dem Gröbsten raus sind«. Eine Mutter würde sich immer und vor allem anderen für ihre Kinder entscheiden und erst dann für den Zusammenhalt der Familie, den Partner und so weiter.

Frage ich einen berufstätigen Mann, dann sieht die Antwort vielleicht wie folgt aus:

1. Die Familie
2. Das Einkommen
3. Der Job
4. Das Hobby
5. Der Urlaub

Männer definieren sich mehr über ihre Rolle in der Gesellschaft und in der Familie und das spiegelt sich auch in ihren Prioritäten wieder.

Frage ich eine Studentin oder einen Studenten, dann bekomme ich wahrscheinlich solch eine Antwort:

1. Die Ausbildung
2. Der Partner, der Freund, die Freundin
3. Das Hobby
4. Der Urlaub
5. Die Ursprungsfamilie

Das alles sind nur Beispiele und deine Liste mag ganz anders aussehen. Denk bitte kurz darüber nach, wie Prioritäten funktionieren: Was oben steht, hat immer Vorrang bei allen Entscheidungen. Okay, nächste Frage: Was ist mit Gesundheit, Fitness, Lebensfreude? »Uups, habe ich vergessen.« Das höre ich häufig, und genau das stimmt dann auch in der Regel. Menschen vergessen ihre beste Version bei der Aufzählung der Dinge, die ihnen wichtig sind im Leben – und dann haben andere Dinge auch immer Vorrang. Aus genau diesem Grund sind Prioritäten so wichtig.

Du triffst jeden Tag viele kleine Mikroentscheidungen: Salat oder Pommes, Sport oder Sofa, fernsehen oder schlafen, ärgern oder lachen. Diese kleinen Entscheidungen bestimmen letztendlich über deine Gesundheit, deine Fitness und deine Lebensfreude.

Einer Mutter sind ihre Kinder das Wichtigste. Also gibt es zum Essen das, was die Kinder gern essen würden: Pasta, Pizza und Pommes. Und wie es so ist, lassen die Kinder die Hälfte auf dem Teller. Dann steht da noch ein anderer »Wert« im Raum: Essen wirft man nicht weg! Also, wer isst die Reste? Die Mama! Leider passen die Pizza-Reste ganz und gar nicht zu ihrer Traumfigur. Die Frau will natürlich alles richtig machen, und ihre Prioritäten spielen ihr jeden Tag einen Streich. Wie ist das bei dir? Was steht wo auf der Liste der Dinge, die dir wichtig sind im Leben? Schau noch mal nach.

Prioritäten anpassen

Da du dich inzwischen für dein Ziel entschieden hast, musst du nun noch deine Prioritäten überprüfen und vielleicht anpassen. Geht das? Ja. Hier zwei kleine Beispiele: Sobald eine junge Frau erfährt, dass sie ein Kind erwartet, ist das Kind das Wichtigste in ihrem Leben und alles andere rückt einen Platz nach unten. Das Kind bleibt an der ersten Position, solange es die Mutter braucht. Die Frau hat in dem Augenblick, in dem sie von ihrer Schwangerschaft erfuhr, ihre Prioritäten verändert.

Wenn jemand ernsthaft krank wird, rückt umgehend die Gesundheit nach oben. Arbeit, Hobby und Urlaub werden zur Nebensache, aber nur so lange, bis die Gesundheit wiederhergestellt ist. Wir verändern unsere Prioritäten. Wir passen sie an unsere Lebensumstände an. Warum sollten wir das nicht auch bewusst tun in Hinblick auf ein neues Ziel?

Du solltest über einen neuen Punkt auf deiner Liste nachdenken. So etwas wie »Die beste Version von mir« gehört dazu. Du kannst gern eine eigene Bezeichnung dafür finden, aber Begriffe wie »Gesundheit« oder »Fitness« sind viel zu abstrakt, um als Programmierung für dein Unterbewusstsein zu taugen. Was du brauchst, ist ein Bild und dazu möglichst noch ein Gefühl. Der neue Punkt oder der neue Begriff auf deiner Prioritätenliste steht für dieses Bild. Die beste Version von dir, kerngesund, topfit und voller Energie und Lebensfreude, die darf, nein, die muss dir wirklich wichtig sein, denn sonst wirst du dein Ziel nicht erreichen. Solange dir zwei, drei Gläser Wein am Abend wichtiger sind als deine Gesundheit und Fitness, wirst du die beste Version von dir im besten Fall zufällig irgendwann erreichen, aber nicht auf direktem Wege. Aber an welche Stelle gehört »Die beste Version von mir«? Ganz nach oben etwa?

In einer Wolke

Du solltest nicht blind »Die beste Version von mir« an die erste Stelle setzen. Du wirst dich im Zweifel ja nicht gegen deine Kinder und für deine Figur entscheiden. Und darum geht es auch gar nicht. Wichtig ist, dass du dir etwas klarmachst und beginnst, mehr und mehr danach zu handeln.

Die beste Version von dir kann alles besser, was dir wichtig ist im Leben!

Wenn du schlank, fit, kerngesund und voller Energie und Lebensfreude bist, dann bist du auch die bessere Mutter oder der bessere Vater für deine Kinder, der bessere Partner, der erfolgreichere Angestellte oder Unternehmer, der bessere Läufer, Tänzer, Musiker, Helfer ... Die beste Version von dir ist besser, sonst wäre es nicht die beste Version von dir. Und darum steht bei mir »Die beste Version von mir« in einer Wolke noch über den Dingen, die mir wichtig sind im Leben. Meine Gesundheit, Fitness, Vitalität und Lebensfreude sind nicht verhandelbar. Darum kümmere ich mich zuerst. Dafür werde ich immer Zeit und Möglichkeiten finden, eben weil mir meine Kinder, meine Familie und meine Arbeit wichtig sind. Ich will meinen Kindern der beste Vater, meiner Frau der beste Partner und meinen Kunden der beste Coach sein, der ich sein kann.

Also esse ich nicht die Reste vom Teller meiner Kinder. Ich lasse nicht zu, dass sie mich krank und fett machen. Ich nehme

Was ist dir wichtig?

Schreibe eine neue Liste der Dinge, die dir wichtig sind im Leben. Was steht in der Wolke, die über den anderen Dingen schwebt?

In deiner Wolke steht:

1 ______________________________

____

2 ______________________________

____

3 ______________________________

____

4 ______________________________

____

5 ______________________________

____

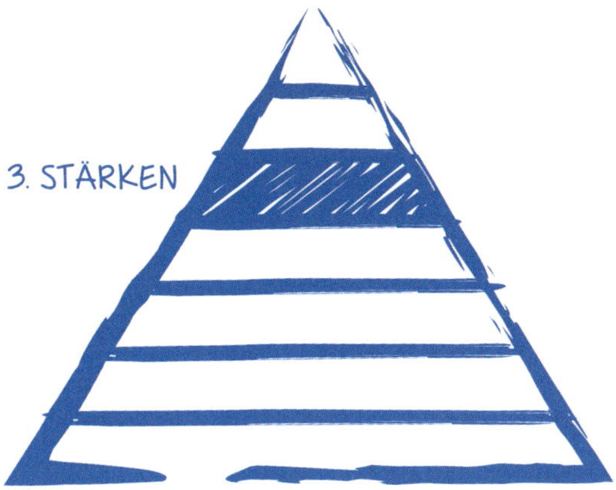

Sei dir deiner Stärken bewusst und nutze sie, um dein Ziel zu erreichen.

mir die Zeit, Sport zu treiben, weil ich anschließend gut drauf bin und entspannt mit meiner Familie den Abend verbringen kann, anstatt daheim zu bleiben und über mein Gewicht zu jammern. Die beste Version von mir steht in einer Wolke ganz oben, und alle, die mir wichtig sind, haben auch etwas davon.

Ich möchte dich bitten, eine neue Liste der Dinge zu schreiben, die dir wichtig sind, und der besten Version von dir solltest du dabei den richtigen Platz einräumen. Gern in einer Wolke ganz oben. Präge dir das Bild ein und schau es dir hin und wieder an. Bei all den kleinen Entscheidungen, die du Tag für Tag triffst, solltest du dir im Klaren sein, was dir wichtig ist. Was in deiner Wolke steht, das wirst du dir merken können, und es wird von nun an immer die Grundlage deiner großen und kleinen Entscheidungen sein.

SCHRITT 3: NUTZE DEINE STÄRKEN

Du hast in den vorherigen Kapiteln dein Ziel festgelegt und es so formuliert, dass es als Programmierung für dein Unterbewusstsein auch funktioniert. Dann hast du die beste Version von dir in der Liste der Dinge, die dir wichtig sind, fest verankert. Dein Navigationssystem weiß also, wohin die Reise geht und nach welchen Kriterien es entscheiden soll, wenn es an eine Weggabelung kommt. Allerdings weiß es noch nichts über dich. Bist du eher ein Sport-

Wer bin ich?

Was hat dich bisher ausgemacht in Bezug auf deine Ziele im Bereich Figur, Gesundheit, Fitness und Vitalität? Vervollständige die folgenden Sätze:

- Ich bin: ____________________

____

- Ich kann: ____________________

____

- Ich kann nicht: ____________________

____

wagen oder ein Geländewagen? Bist du schnell, vielleicht geländegängig oder eher gemütlich und komfortabel unterwegs? In diesem Kapitel geht es um deine Stärken. Bist du dir selbst über deine Stärken im Klaren?

Was kannst du?

Warum ist das wichtig? Nun, das Navigationssystem sollte wissen, ob es dich über einen Gebirgspass führen darf oder besser nicht. Ihm sollte klar sein, ob du das schaffen kannst. Das ist die eine Sache. Aber es gibt noch etwas viel Wichtigeres: Es geht darum, ob du dir die Reise überhaupt zutraust. Es nützt dir wenig, wenn dir dein Navi eine Route vorschlägt und du lieber daheim bleibst, weil du Angst vor dem Weg über den Alpenpass hast. Genauso ärgerlich wäre es loszufahren und vor einer kniffligen Passage umzukehren. Also, wie sieht dein Selbstbild aus?

Nutze die Stärken, die du hast

Vielleicht sind Selbstzweifel für dich gar kein Thema und du bist dir sicher, dass du die beste Version von dir erschaffen wirst. Dann kannst du hier einen Haken setzen und diesen Punkt für dich als erledigt betrachten. Nur einen Hinweis habe ich dann noch für dich. Dein Ziel darf so groß sein, dass es dich wirklich begeistert. Wenn es zu klein ist, dann gehst du es vielleicht nicht mit der nötigen Begeisterung an. Drei Kilo abnehmen bis zum Sommerurlaub? Das wäre als Ziel viel zu klein, denn das hast du in einer Woche erledigt. Dein Ziel sollte so groß sein, dass es dich ein klein wenig nervös macht. Tut es das nicht, dann überleg vielleicht noch einmal. Grundsätzlich ist es natürlich toll, wenn du dir deiner Stärken bewusst bist. Nutze das für dich.

Ich erlebe leider viele Menschen, die sich ihrer Stärken nicht bewusst sind und sich selbst im Weg stehen. Hier zwei Beispiele: Monika hatte gesundheitliche Probleme und die Ursache war eine Ernährung, die nicht zu ihr passte. Also haben wir gemeinsam eine geeignete Ernährung für sie zusammengestellt. Nachdem wir das besprochen hatten, sagte sie: »Ich kann an so was nicht dranbleiben. Ich mach das immer eine Woche oder zwei und dann falle ich wieder zurück in alte Muster.« Walter brauchte mehr Bewegung und ich habe ihm Vorschläge für mehr Bewegung und Sport ausgearbeitet. Sein Kommentar: »Ich bin nicht so sportlich. Ich kann das nicht.« Tja, schade für die beiden, oder?

Finde die Stärken, die du brauchst

»Ich war noch nie so schlank wie meine Schwester«, »Ich werde nie so sportlich sein wie mein Freund«, »Ich kann an einer Diät nicht dranbleiben«, »Ich kann nicht abschalten«, »Ich schlafe einfach schlecht«, »Ich bin halt nicht so fröhlich wie andere« ... Geht dir irgendetwas Ähnliches durch den Kopf?

Aussagen, die mit »ich kann« oder »ich bin« anfangen, sind Teil unserer Identität, also unseres Selbstbildes. Wir sehen uns so und glauben, dass wir so sind. Das ist leider oft ein Trugschluss, denn wir schauen dabei nur auf eine Seite der Medaille. Es gibt immer auch noch eine andere. Ich möchte, dass dein Selbstbild dich nicht blockiert, sondern unterstützt. Dass du dich im Vertrauen auf deine Stärken auf den Weg machst und voller Zuversicht eine Lösung findest, wenn du auf eine Herausforderung stößt. Jede Medaille hat zwei Seiten. Ich möchte dir ein paar Beispiele geben, an denen du erkennen kannst, wie die Rückseite der Medaille aussehen kann.

- »Ich war noch nie schlank!« Ist das wirklich so? Warst du irgendwann doch schon einmal schlank? Zumindest deutlich schlanker? Vielleicht als Kind?
- »Ich bin nicht sportlich!« Kannst du aufstehen, gehen, eine Tasche tragen, eine Tür öffnen? Das reicht schon. Dann kannst du auch einfache Übungen machen. Du bist sportlich genug für die beste Version von dir.

- »Ich kann nicht dranbleiben!« Wirklich nicht? Hast du einen Führerschein, einen Schulabschluss, eine Berufsausbildung? Es gibt doch sicher Dinge, die du durchgezogen hast. Du kannst also dranbleiben.
- »Ich kann nicht kochen!« Kannst du ein Ei kochen, eine Karotte schälen, eine Tomate schneiden? Das reicht doch schon.
- »Ich kann nicht abschalten!« Ich wette, du kannst es. Vielleicht beim Sport, bei Musik, bei der Gartenarbeit, beim Kochen, beim Schlafen oder wenn du die Garage aufräumst. Die Frage lautet nur, wie du abschalten kannst.
- »Ich bin nicht so fröhlich oder positiv wie andere.« Dann ändere das. Positives Denken kannst du lernen und üben. Du wirst besser und besser werden.

Zu Anfang des Kapitels hast du ein paar Stichpunkte als Antworten auf die Fragen notiert, wer du bist, was du kannst oder nicht kannst. Nimm dir einen Augenblick Zeit und erinnere dich an Beispiele, die all das belegen, was sich wie eine Stärke anhört. Und überlege Beispiele, die deine vermeintlichen Schwächen widerlegen. Die dich daran erinnern, dass du etwas doch kannst, von dem du geglaubt hast, du kannst es nicht. Dabei darfst du gern kreativ sein. Du hast in deinem Leben schon so viele Dinge auf die Reihe bekommen und so viele Ziele erreicht. Vielleicht in anderen Lebensbereichen, aber das spielt keine Rolle. Du hast die Schule abgeschlossen – Ziel erreicht. Du hast einen Führerschein – Ziel erreicht. Du hast eine Berufsausbildung – Ziel erreicht. Du hast einen Partner gefunden – Ziel erreicht. Du hast Erfolgsstrukturen, und die kannst du auch dafür verwenden, die beste Version von dir zu erschaffen.

Karim ist zum Beispiel jemand, der seine Stärken wiederentdeckt hat. »Ich war immer pummelig, unsportlich und ich bin an jeder Diät gescheitert.« Das erzählte er mir, als wir uns zum ersten Mal trafen. Ich habe ihn dabei unterstützt, sein Ziel zu formulieren und seine Prioritäten zu sortieren. Und ich habe ihn daran erinnert, wie erfolgreich er in anderen Lebensbereichen ist. Was er brauchte, das waren Begeisterung, Durchhaltevermögen, etwas Mut und etwas Organisation. Für sein Hobby hatte er das alles parat, auch für seinen Job brachte er das auf. Es war alles da. Also machte er »seine beste Version« zu einem neuen Hobby und organisierte sich, seine Ernährung, Sport und Entspannung so, wie er es im Job gewohnt war. Karim verlor Gewicht, baute Muskeln auf und wurde zu einem begeisterten Läufer. Nach weniger als einem Jahr lief er seinen ersten Halbmarathon. Karim hat seine Stärken genutzt.

Du solltest es genauso machen. Alles, was du brauchst, um dein Ziel zu erreichen, ist bereits in dir. Du hast es schon oft bewiesen. Du kannst alles, was du können musst. Die folgende kleine Übung hilft dir, dir deiner Stärken und Fähigkeiten bewusst zu werden. Erinnere dich an

Welche Ziele hast du erreicht?

Welche Ziele hast du im Leben schon erreicht? Zum Beispiel: Berufsabschluss, 5-km-Volkslauf 1999, der tolle Vortrag bei der Firma XY

1 ____________________

2 ____________________

3 ____________________

4 ____________________

5 ____________________

Welche Fähigkeiten hast du?

Was sind die Fähigkeiten, die du gebraucht hast, und wo hast du sie eingesetzt? Zum Beispiel: Dranbleiben (Studium, Fastenkur), Begeisterung (Segelschein), Organisation (Projekt XY)

1 ____________________

2 ____________________

3 ____________________

4 ____________________

5 ____________________

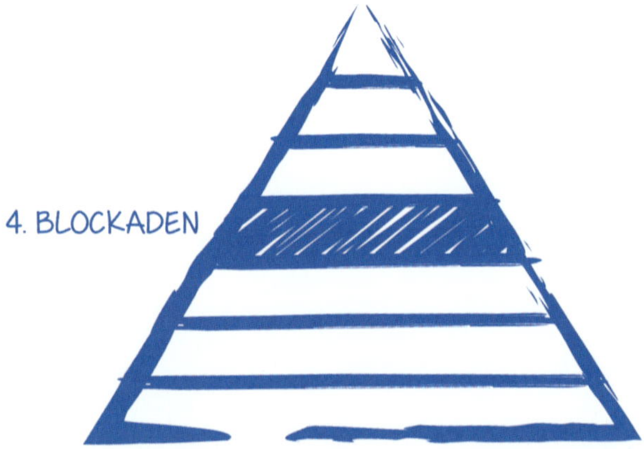

Erkenne, was dir bisher im Weg stand, und räume es aus dem Weg.

Ziele, die du in deinem Leben erreicht hast: kleine und große. Welche Stärken oder Fähigkeiten hast du dafür gebraucht? Notiere sie und schreibe dazu ein Stichwort auf, das dich an eine Situation erinnert, in der du diese Fähigkeit bewiesen hast.

SCHRITT 4: SCHIEBE DIE BLOCKADEN BEISEITE

Dein Ziel hast du klar definiert, deine Prioritäten auch und du weißt, dass du alle Stärken und Fähigkeiten besitzt, die du benötigst, um dein Ziel zu erreichen. Was könnte dir jetzt noch im Weg stehen? Vermutlich beschäftigt dich das Thema, um das es in diesem Buch geht, nicht erst seit gestern. Du hast vielleicht schon den einen oder anderen Versuch unternommen abzunehmen, die Figur zu verbessern, fitter zu werden und besser drauf zu sein. Wenn das bisher nicht geklappt hat, woran lag das? Notiere kurz und spontan, wo du Herausforderungen vermutest auf dem Weg zur besten Version von dir.

Was sind Glaubenssätze?

Es geht in diesem Kapitel um Blockaden, die dir auf dem Weg zur besten Version von dir im Weg stehen. Und es geht darum, wie du sie beiseiteschiebst. Verzeih mir an dieser Stelle meine Offenheit: Das Einzige, was dir wirklich im Weg stehen kann, das bist du selbst. Oder anders formuliert: Was dir unter Umständen bisher im Weg stand, das sind deine Glaubenssätze.

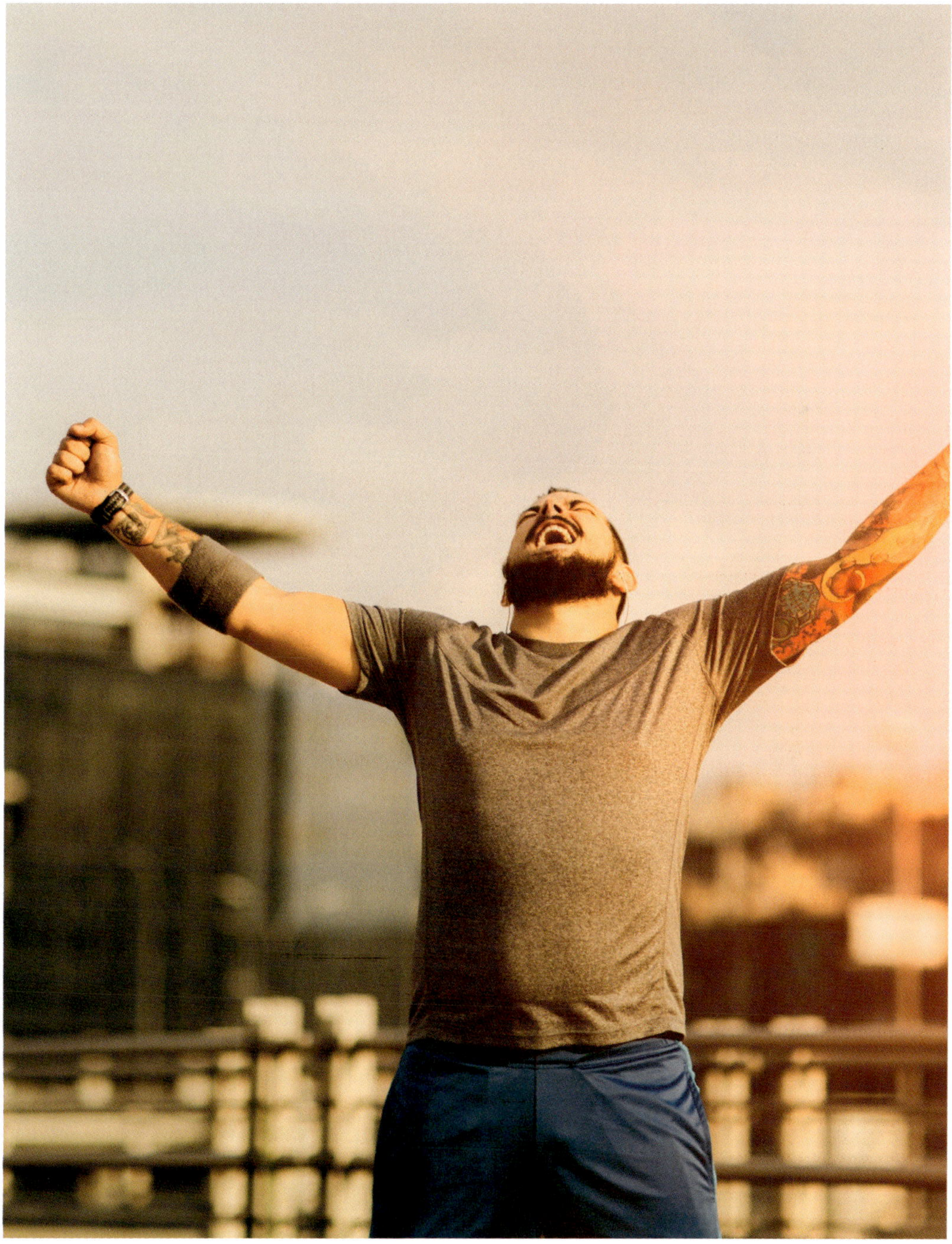

Positive Glaubenssätze wie »Ich kann jedes Ziel erreichen« solltest du behalten und groß machen.

Was glaube ich über mich?

Bei allem, was du in den Kapiteln über Ernährung, Bewegung und Sport, Entspannung und Stressmanagement, Schlaf und Denken gelesen hast: Was kannst du dir für dich nur schwer vorstellen? Notiere in Stichpunkten:

1 ______________________________

____

2 ______________________________

____

3 ______________________________

____

4 ______________________________

____

5 ______________________________

____

6 ______________________________

____

7 ______________________________

____

Glaubenssätze, im Englischen *believes*, sind Annahmen, die du für wahr hältst. Im Grunde sind das Sätze, die du in der einen oder anderen Form schon 100-mal gehört und möglicherweise bereits viele Male bestätigt gefunden hast. Irgendwann speichert dein Gehirn solche Sätze als »Wahrheit« ab. Das kann durchaus sinnvoll sein, denn Glaubenssätze können dir helfen, leichter durchs Leben zu kommen. »An einer heißen Herdplatte verbrennt man sich die Finger« oder »Wenn man zu viele Süßigkeiten isst, bekommt man Bauchschmerzen« – das sagen wir unseren Kindern immer und immer wieder. Dann probieren sie es ein paar Mal aus, finden es bestätigt und von da an gilt es als wahr. So wird ein neuer Glaubenssatz gespeichert. Das ist alles in Ordnung, solange dich deine Glaubenssätze nicht behindern. Glaubenssätze, die dich eingrenzen und behindern, werden limitierende Glaubenssätze genannt.

Erkenne, was dir im Weg steht

Ich habe im Leben schon viele »Wahrheiten« gehört und erlebe oft, dass Menschen ihre Ziele gar nicht oder zumindest nicht leicht und schnell erreichen, weil sie limitierende Glaubenssätze mit sich herumtragen. Im Folgenden ein paar Beispiele:

- Abnehmen ist schwer.
- Laufen ist anstrengend.
- Mediation ist langweilig.
- Wer neun Stunden schläft, ist faul.
- Ich bin so, wie ich bin.
- Für Erfolg muss man hart arbeiten.
- Schlanke Menschen essen nur Salat.
- Meditation ist was für Esoteriker.
- Ich habe keine Zeit.
- Fett macht fett.
- Man kann mit 50 nicht fitter sein als man mit 30 war.
- Das Gehirn braucht Zucker.
- Ohne Brot kann man nicht leben.
- Morgens vor der Arbeit zu joggen ist eine Quälerei.
- Man muss auch Kohlenhydrate essen.
- Feiern ohne Alkohol macht keinen Spaß.
- Es ist schwer, mit dem Rauchen aufzuhören.
- Ich brauche meinen Zucker im Kaffee.
- Ohne Pasta, Pizza, Brot und Wurst kann ich ja gar nichts mehr essen.
- Ich brauche am Abend Zeit für mich oder vor dem Fernseher, um herunterzukommen.
- Ich kann nicht einschlafen.
- Führungskräfte haben immer Stress.
- Mit Kindern bleibt keine Zeit für Sport.

Die Liste der Glaubenssätze, die dich limitieren und eingrenzen könnten, ließe sich endlos fortsetzen. Sei ehrlich, bei wie vielen der genannten Aussagen hast du im Geiste zugestimmt? Das Problem ist, dass solche Glaubenssätze vielen Menschen wie Blockaden im Weg stehen. Manche schließen einen neuen Weg dann von vornherein aus oder kehren um, sobald sie auf Widerstand stoßen. Und sie fühlen sich durch ihr Scheitern in ihrem Glauben bestätigt.

Löse limitierende Glaubenssätze auf

Tatsache ist, dass ich die meisten genannten Glaubenssätze für dich auflösen oder widerlegen kann. Oder zumindest müssen sie für dich nicht oder nicht mehr gelten, selbst wenn du bisher schon entsprechende Erfahrungen gemacht haben solltest. Es kann ja jetzt anderes sein. Jetzt, da du neue Lösungen und Methoden kennst und Alternativen siehst.

Löse die Glaubenssätze auf, die dich eingrenzen, behindern und limitieren. Du weißt nicht, wie das geht? Darf ich?

- Abnehmen kann leicht sein, wenn du weißt, wie es funktioniert.
- Laufen macht Spaß, wenn du dich erst einmal daran gewöhnt hast.
- Meditation ist eine großartige Erfahrung. Millionen von Menschen, die sie seit Jahrhunderten überall auf der Welt praktizieren, können sich nicht irren.
- Wer neun Stunden schläft, ist clever und schafft ausgeruht und fit am nächsten Tag seine Arbeit in der halben Zeit.
- Du kannst dich verändern, wenn du dazu bereit bist.
- Mit Leichtigkeit ist man oft sehr viel erfolgreicher als mit harter Arbeit.
- Schlanke Menschen essen das für sie richtige Essen: Gemüse, Salat, Fleisch, Fisch und Eier, Samen und Nüsse und etwas Obst.
- Meditation ist gut für viele erfolgreiche Menschen: Künstler, Sportler, Unternehmer, Manager, Mütter und Väter.
- Wir haben alle gleich viel Zeit: 24 Stunden an jedem einzelnen Tag. Wir haben nur unterschiedliche Prioritäten.
- Fett macht nur dann fett, wenn es mit Zucker daherkommt. Fett mit Eiweiß macht schlank.
- Ich persönlich bin mit über 50 messbar fitter als mit 30. Der Beweis: Marathon in zwei Stunden und 51 Minuten.
- Das Gehirn braucht tatsächlich ein paar Gramm Zucker, aber die macht sich dein Körper im Zweifel selbst, und zwar in der Leber aus Eiweiß.
- Ich lebe seit Jahren wunderbar ohne Brot; Millionen andere können das auch.
- Sobald du dich daran gewöhnt hast, ist Sport am Morgen vor der Arbeit nichts weiter als eine Gewohnheit und kostet dich keinerlei Willenskraft mehr.
- Kohlenhydrate wirst du auch mit Gemüse und Salat immer essen, obwohl du das rein biologisch nicht müsstest.
- Feiern ohne Alkohol kann herrlichen Spaß machen, ich habe es probiert.
- Ich kenne Menschen, die haben einfach so, von einem Tag auf den anderen, mit dem Rauchen aufgehört.
- Ich habe drei Tage lang meinen Kaffee ohne Zucker getrunken und seitdem nie wieder den Zucker im Kaffee wirklich vermisst.
- Auch ohne Pasta und Pizza esse ich sehr abwechslungsreich, lecker und lustvoll.
- Ich kann am Abend in wenigen Minuten runterkommen, weil ich gelernt habe, mich auf Knopfdruck zu entspannen.

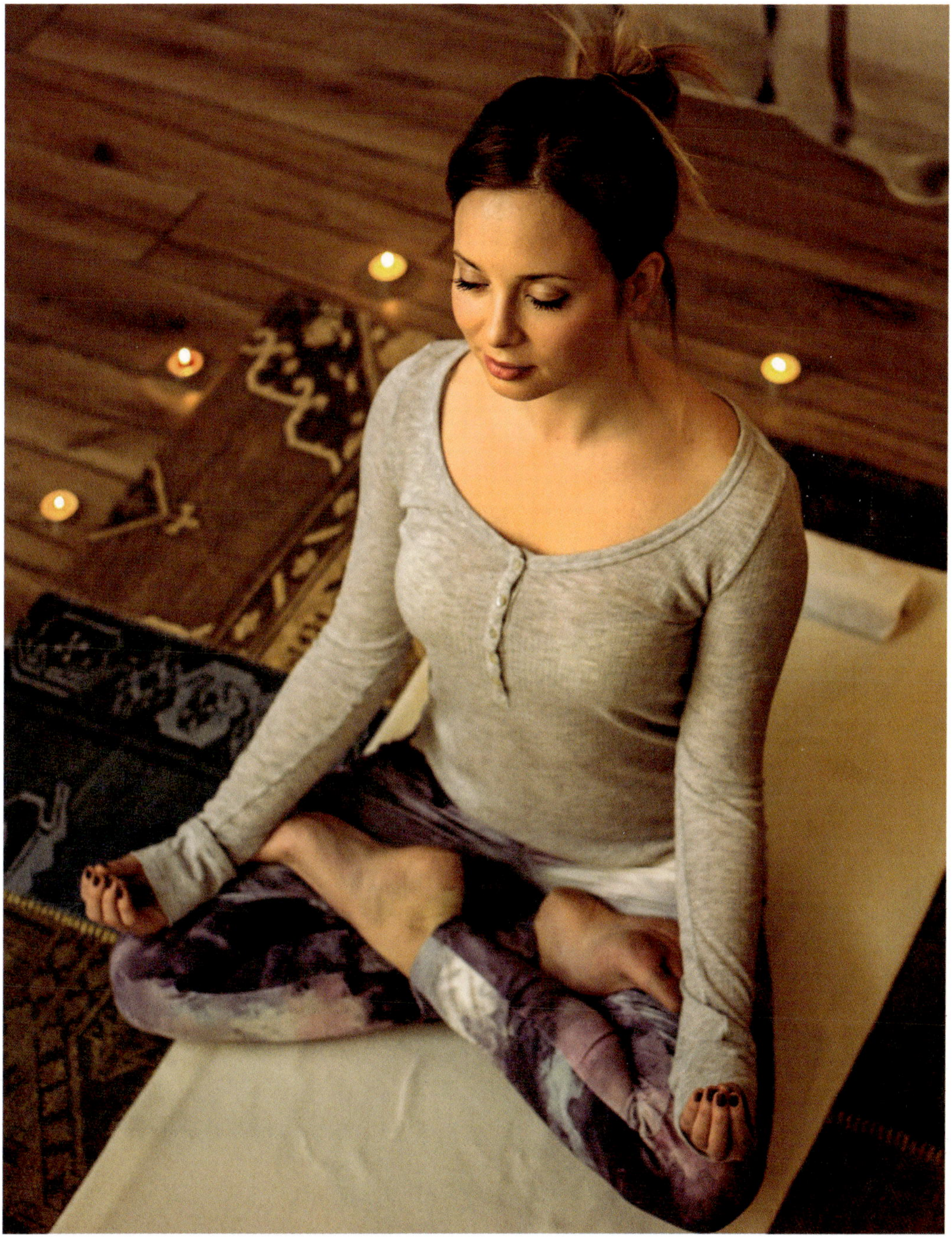

Löse die Glaubenssätze auf, die dich limitieren und blockieren. Was andere können, das kannst du auch.

- Ich kann einschlafen, wenn ich ausreichend müde bin, mich nicht mit Zucker, Koffein oder Licht gepuscht habe und mich entspanne.
- Gute Führungskräfte haben keinen Stress, sondern Herausforderungen, die sie souverän und kompetent meistern. Und du kannst das auch.
- Mit Kindern brauchen Bewegung und Sport eine gute Organisation, dann klappt das auch.

Hast du noch mehr limitierende Glaubenssätze, die ich für dich auflösen darf? Ich schätze, das kannst du jetzt auch selbst, oder? Alles, was du tun musst, ist Folgendes: Stell dir ein paar entlarvende Fragen und beantworte sie etwas offener und optimistischer als bisher. Überprüfe alles, was du für unangenehm, schwer oder gar unmöglich hältst.

- Ist das wirklich immer und zu allen Zeiten so?
- Gilt das für jeden und zwangsläufig auch für mich?
- Gibt es tatsächlich niemanden, der das kann oder schafft?

Limitierende Glaubenssätze beginnen oft mit »Man muss …« oder »Man kann nicht …«. Aber wer ist denn dieser »man«? Es geht doch um dich, also lautet die richtige Frage »Musst DU …?« oder »Kannst DU tatsächlich nicht …?«. Ich wette, du musst nicht, was andere glauben zu müssen, und ich denke, du kannst, was andere nicht zu können glauben. Ersetze limitierende Glaubenssätze durch welche, die dir Zuversicht und ein gutes Gefühl geben. Glaube an dich und an deine Stärken und Fähigkeiten.

Kümmere dich um dich

Es gibt noch einen anderen Aspekt beim Thema Blockaden. Angenommen, du entscheidest dich dafür, andere Lebensmittel zu essen als bisher, regelmäßig Sport zu treiben, früher als bisher zu Bett zu gehen und anstatt den Abend vor dem Fernseher zu verbringen, einen Spaziergang zu machen und anschließend zehn Minuten zu meditieren.

Stell dir einen Besuch bei deinen Schwiegereltern vor. Sicher wirst du deiner Schwiegermutter nicht sagen wollen: »Deine Torte kannst du behalten. Ich esse so etwas ab sofort nicht mehr.« Das solltest du auch nicht tun. Du möchtest ja niemanden vor den Kopf stoßen und es geht auch anders: »Tut mir leid, ich habe heute gar keinen Appetit. Vielleicht später.« Womöglich kannst du auch ganz offen sagen, dass du dabei bist, deine Ernährung zu verändern, und dass du im Augenblick keine Torte essen möchtest. In dem Fall solltest du allerdings auf Nachfragen vorbereitet sein oder du legst dir ein paar kleine Ausreden zurecht. Ich habe einem Topmanager, dem in seinen Sitzungen ständig die üblichen Schnittchen vorgesetzt wurden, für solche Fälle eine gepflegte Gluten-Unverträglich-

Was traue ich mir zu?

Notiere in Stichpunkten die Dinge, die du dir bisher für dich nicht vorstellen konntest und bei denen dir jetzt klar ist, dass du sie doch umsetzen kannst. Auch wenn andere es nicht können.

Ich kann …

- ____________________
- ____________________
- ____________________
- ____________________
- ____________________

Ich muss nicht …

- ____________________
- ____________________
- ____________________
- ____________________
- ____________________

keit verordnet. Wenn er jetzt deshalb die angebotenen Brote ablehnt, bringt man ihm aus Mitleid oft einen Salat mit Putenbrust. Wunderbar! Und dabei kommt das nicht einmal rüber wie ein Sonderwunsch.

Grundsätzlich gilt: Es ist besser, kein großes Aufheben von etwas zu machen. Ein einfaches »vielen Dank, für mich bitte nicht« reicht meist aus. Außerdem darfst du darauf vertrauen, dass Menschen, die es gut mit dir meinen, dich unterstützen möchten. Und für die anderen musst du dich auch nicht ins Zeug legen.

In fast jedem Restaurant gibt es zum Hauptgang eine Sättigungsbeilage, Reis, Spätzle, Pasta, Kartoffeln, Pommes oder Ähnliches. Die liefern in der Regel überwiegend Kohlenhydrate und vergleichsweise wenig Vitalstoffe. Also bitte ich die Bedienung stets, mir stattdessen Gemüse oder Salat zu bringen oder es einfach wegzulassen. Das hat mich anfangs etwas Überwindung gekostet. Ich wollte ja niemandem zur Last fallen. Aber diese Sorge ist völlig unbegründet, denn jede Bedienung hat das schon hundertmal gehört und weder für sie noch für die Küche ist das ein Problem. Eine von mir geschätzte Burger-Restaurant-Kette hat dafür sogar einen Knopf auf ihrem elektronischen Bestellgerät. »Brotlos« heißt dieser Knopf, und wenn man seinen Burger so bestellt, dann bekommt man sein gegrilltes Hacksteak auf einem leckeren Salatbett statt im Brötchen.

Es ist falsch, deine Ziele nicht oder nur unter Umwegen zu erreichen, nur weil du niemanden vor den Kopf stoßen möchtest oder keine Lust hast, dich ständig zu erklären. Umgib dich mit Menschen, die das Gleiche für möglich halten wie du. Beim Lauftreff begegnest du Menschen, die sich vorstellen können, vor der Arbeit joggen zu gehen. In einer Crossfit-Box triffst du Menschen, die auf leere Kohlenhydrate verzichten wollen, zwei- bis dreimal in der Woche ihre Muskeln trainieren und hin und wieder Vollgas geben. Beim Yoga versammeln sich Menschen, die offen sind für Entspannungstechniken und Meditation.

Letztendlich sind Sätze wie »Man kann da nicht Nein sagen« oder »Damit fällt man anderen zur Last« auch nur limitierende Glaubenssätze. Die solltest du auflösen, damit sie dich nicht blockieren auf dem Weg zur besten Version von dir.

SCHRITT 5: FINDE DEINE HELFER

Würdest du dir die Fahrt nach Venedig in den Urlaub allein zutrauen? Vermutlich schon, aber angenehmer wäre es doch, wenn du nicht allein wärst. Ein Beifahrer könnte sich um die Verpflegung kümmern, die Staulage beobachten oder dich einfach bei Laune halten. Zu einer mehrtägigen anspruchsvollen Bergbesteigung würdest du vermutlich auch nicht allein aufbrechen. Du würdest wohl mit einem Partner ge-

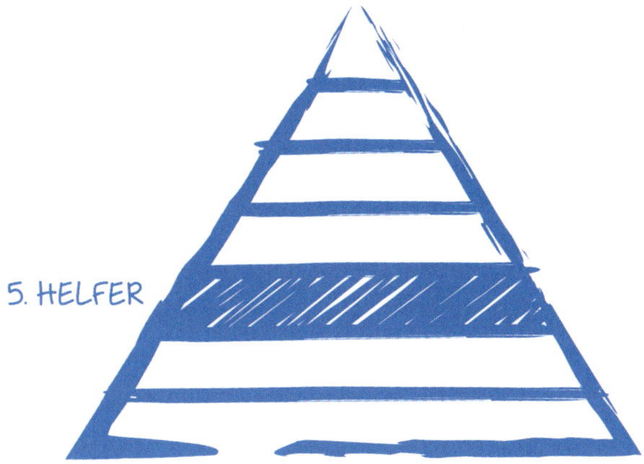

Es kann nicht schaden, jemanden mit ins Boot zu nehmen, der rudert, steuert, navigiert oder dir einfach nur gut zuredet. Wer könnten dein Helfer sein?

meinsam die Tour planen. Ihr könntet euch sogar einen Bergführer nehmen, der bei einem Notfall mit der Bergwacht Kontakt aufnehmen könnte. Du hättest also Helfer auf dem Weg zum Gipfel.

Hast du bisher allein versucht, schlank, kerngesund, topfit und fröhlich zu werden? Wie gut hat das funktioniert? Viele Männer, die ich im Coaching unterstütze, würden sagen: »Ich mach so etwas mit mir selbst aus. Ich brauche da niemanden.« Und viele Frauen meinen: »Meine Freundin macht mit, gemeinsam ist es leichter.« Wie ist es bei dir? Es gibt Einzelkämpfer und Teamplayer und es gibt Menschen, die im Job oder in der Familie Teamplayer sind, Themen wie Gewicht, Figur oder Fitness dann aber doch lieber mit sich allein lösen möchten. Das kann funktionieren, leichter ist es aber ganz bestimmt, ein paar Helfer an seiner Seite zu wissen.

Es gibt vier Helferrollen, die du, wenn du möchtest, besetzen kannst, um deinen Erfolg abzusichern. Jede der Rollen hat eine bestimmte Funktion und Aufgabe und kann wertvoll und hilfreich für dich sein. In diesem Kapitel werde ich sie dir einzeln vorstellen und dir zeigen, wie du deine Helfer finden kannst.

- Dein Buddy macht mit.
- Dein Fan unterstützt dich.
- Dein Coach leitet dich an.
- Dein Mentor hält dich auf Kurs.

Du solltest diesen Punkt nicht unterschätzen. Einzelkämpfer machen es sich unnötig schwer. Erfolgreiche Menschen haben das verstanden: Sie nutzen das Potenzial ihrer Helfer und kennen diese sehr genau. Die Helfer wissen dabei oft nicht einmal, dass sie eingebunden sind in die Ziele anderer Menschen.

Dein Buddy macht mit

Ein Buddy ist jemand, der Lust hat, dein Ziel gemeinsam mit dir anzugehen. Das könnte jemand sein, mit dem du dich verabredest, im kommenden Sommer einen Berg zu besteigen. Oder jemand, der mit dir einen Marathon laufen oder einen Malkurs belegen möchte. Ein Buddy ist auch jemand, der bereit ist, mit dir ein kleines Nachbarschaftsfest zu organisieren oder den Junggesellenabschied für einen gemeinsamen Freund. Einfach jemand, den du magst und der Spaß daran hat, ein kleines oder ein großes Ziel mit dir zu teilen.

Warum ist ein Buddy wichtig?

Weil du im Team besser bist! Wir Menschen sind soziale Wesen und in der Gemeinschaft stärker als allein. Wenn wir in einer Gruppe gemeinsame Ziele verfolgen, dann sind wir in der Regel bereit, noch etwas mehr zu geben. In unserer Evolution hat über Millionen Jahre die Gruppe das Überleben gesichert, wo ein Einzelner verloren gewesen wäre. Dass die Gruppe uns schützt, und sei sie noch so klein, das steckt bis heute tief in uns drin. Dafür hat die Natur das Serotonin erfunden. Ein Glückshormon, das nur in der Interaktion mit anderen zum Tragen kommt. Serotonin wird produziert, wenn du Zeit und Energie für die Gemeinschaft investierst. Serotonin fühlt sich gut an. Davon hättest du gern mehr, also strengst du dich für deinen Buddy oder das gemeinsame Ziel besonders an. Für dich allein wäre dir manches vielleicht egal, aber wenn du ein gemeinsames Ziel gefährdest, bist du viel motivierter, etwas durchzuziehen. Und dein Buddy tut das Gleiche für dich. Finde also jemanden, der sich mit dir in dein Boot setzt und mit dir rudert. Jemand, der Gas gibt, wenn du schwach bist, und jemand, für den du da bist, wenn er dich braucht.

Welche Aufgabe hat dein Buddy?

Dein Buddy soll dein Ziel mit dir teilen. Er wird dich an den Plan erinnern und dich bei der Umsetzung unterstützen. Ein guter Buddy wird dir einen Termin für das nächste Training vorschlagen, den Tennisplatz buchen und dich anrufen, damit du das gemeinsame Training nicht verpasst. Er wird alles tun, was man so tut, wenn man ein gemeinsames Ziel verfolgt, und natürlich tust du das Gleiche für ihn.

Diesen Job kannst du auf mehrere Schultern verteilen. Zum Beispiel kannst du einen Trainingspartner für dein Work-out finden und jemand anderen, mit dem du dich über das Thema Ernährung austauschen kannst. Vielleicht gibt es auch jemanden, mit dem du einen Kurs für Entspannungstechniken besuchen kannst. Deine Buddies

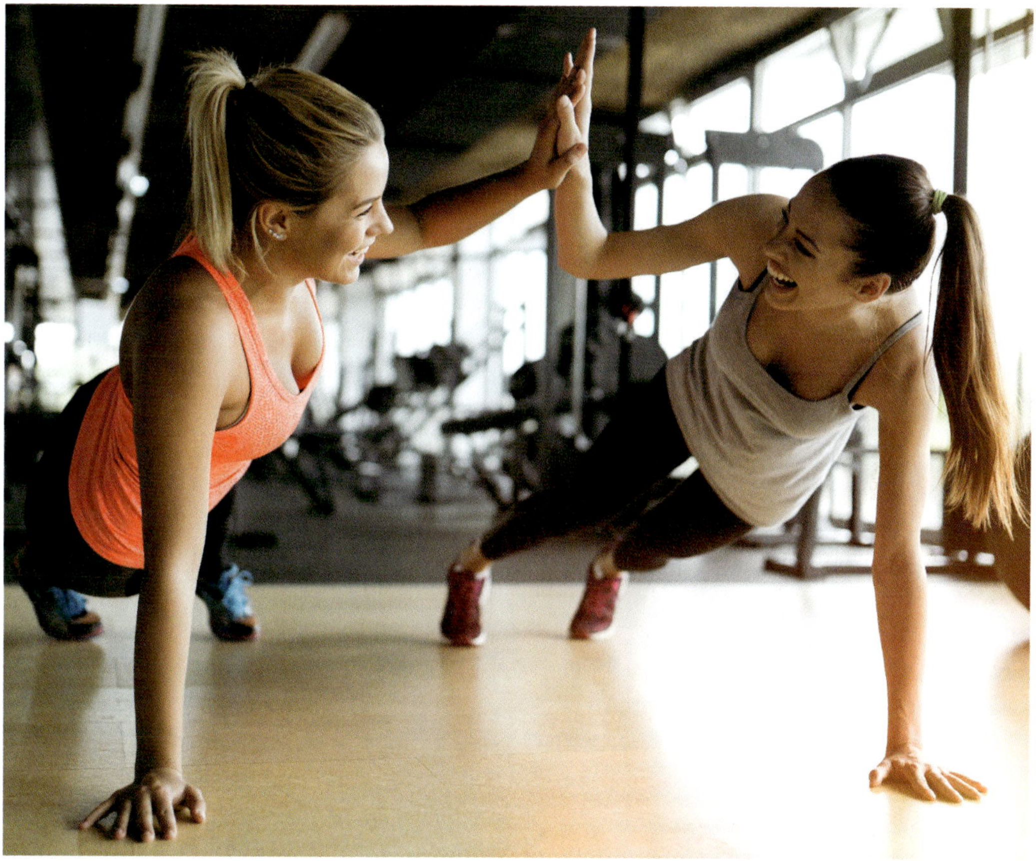

Gemeinsam lassen sich Ziele oft leichter erreichen. Wer geht mir dir gemeinsam voran?

müssen dabei nicht unbedingt etwas von deinem großen Ziel der besten Version von dir erfahren. Sie können einfach dein Sport-Buddy, dein Buddy für das Thema Ernährung oder für das Thema Entspannung sein. Damit hast du schon einmal für einen Teilbereich jemanden, der dich unterstützt. Wenn du aber möchtest, kannst du auch mit einem Freund, Partner oder Kollegen dein großes Ziel teilen. Das heißt ja nicht, dass ihr alles gemeinsam machen müsst. Aber ihr wisst, dass ihr euer Ziel nicht allein verfolgt, sondern gemeinsam.

Wie findest du einen Buddy?

Eigentlich ist es leicht, einen Buddy zu finden, der das eine oder andere Ziel mit dir zusammen angeht. Erzähle den Menschen um dich herum einfach von deinen Zielen, Plänen und Träumen und schau, wen es interessiert. Lauf-Buddies begegnest du bei jedem Lauftreff, Fitness-Buddies in jedem

Fitnessstudio und in einem Yogakurs triffst du Menschen, die offen sind für Entspannungstechniken. Bei der Volkshochschule gibt es Kurse im Bereich Ernährung oder Bewegung. Melde dich einfach an und lerne Gleichgesinnte kennen. Du musst ja nicht gleich mit der Tür ins Haus fallen und jemandem auf die Nase binden, dass er ab jetzt dein Buddy für ein bestimmtes Ziel ist. Es reicht, wenn du ihn so siehst und dich das anspornt.

Dein Fan unterstützt dich

Ein Fan ist jemand, der dich ohne Wenn und Aber unterstützt. Jemand, der dir applaudiert, wenn es gut läuft, und der dich aufmuntert, wenn es mal nicht so funktioniert. Das kann natürlich dein Partner sein, aber manchmal ist es der auch gerade nicht. Stell dir vor, du erzählst jemandem, dass du jetzt schlank werden und bleiben wirst, und er antwortet: »Du schon wieder mit der 99. Diät. Das wird doch wieder nicht klappen.« Der oder die ist als dein Fan ganz bestimmt nicht geeignet. Da suchst du besser jemand anderen, denn Unterstützung ohne Wenn und Aber sieht definitiv anders aus.

Warum ist der Fan wichtig?

Weil Anerkennung guttut! Das hat wieder etwas damit zu tun, dass wir Menschen in der Gruppe und in der Gemeinschaft besser funktionieren als allein. Auch hier spielt das Glückshormon Serotonin eine Rolle. Die Natur hat es erfunden, um die Gemeinschaft zusammenzuschweißen. Das Spannende ist, dass beide Seiten vom Serotonin profitieren: der Star und auch der Fan. Jeder Sportler und jeder Musiker auf der Bühne kennt das. Die Fußballmanschaft drängt noch mehr auf den Ausgleich, wenn das ganze Stadion hinter ihr steht, und der Musiker rockt den Saal, wenn das Publikum tobt. Toll für den Star und toll für den Fan. Menschen sind gern bereit, sich besonders anzustrengen, wenn sie Applaus bekommen, und jeder Fan liebt es zu sehen, wie sein Star seine Ziele erreicht. Diesen Mechanismus solltest du auch für dich nutzen. Glaube mir, einen Fan zu haben, hilft dir dranzubleiben, und dein Fan freut sich mit dir.

Wenn du Menschen von deinem Ziel erzählt hast, dann wirst du auch an deinen Zielen gemessen. Dann kommst du aus der Nummer nicht mehr so leicht raus, aber das willst du ja auch gar nicht, richtig? Du meinst es ernst mit deinem Ziel. Also darfst du auch dazu stehen. Und deine Fans willst du außerdem nicht enttäuschen – ein zusätzlicher Ansporn.

Welche Aufgabe hat der Fan?

Dein Fan oder deine Fans haben nur eine Aufgabe: Sie unterstützen dich bedingungslos. Du brauchst jemanden, der dich fragt, wie es bei dir läuft, und dir Mut macht und dich aufmuntert weiterzumachen. So jemand ist dein Fan. Er findet dein Ziel toll, möchte wissen, wie es steht, und ist immer positiv und optimistisch. Mehr ist nicht zu tun.

Wer könnten meine Helfer sein?

Hast du eine Idee, wer dich als dein Buddy, Fan, Coach oder Mentor unterstützen könnte? Diese Menschen müssen nicht einmal wissen, dass Sie diese Rolle für dich spielen.

Wer könnte in welchem Bereich ein Buddy sein?

- ________________________________
- ________________________________
- ________________________________

Wer könnte in welchem Bereich ein Fan sein?

- ________________________________
- ________________________________
- ________________________________

Wer könnte in welchem Bereich ein Coach sein?

- ________________________________
- ________________________________
- ________________________________

Wer könnte ein Mentor sein?

- ________________________________
- ________________________________
- ________________________________

Wie findest du einen Fan?
Nur durch Ausprobieren! Du erzählst in deinem Umfeld von deinen Zielen und wartest die Reaktion ab. Wer sagt: »Ich finde toll, was du vorhast. Du kriegst das sicher hin« – der ist ein Kandidat für die Fanrolle. Wer antwortet: »Cool, ich mache mit« – der wird vielleicht dein Buddy. Jemand, den das alles nicht interessiert oder der der was zu nörgeln hat, der ist raus. Wer neidisch ist, wenn du Erfolg hast, und es schon immer gewusst hat, wenn es gerade mal nicht so läuft, den brauchst du nicht.

Dein Fan muss nicht einmal der beste Kumpel, die beste Freundin oder dein Partner sein. Du wirst überrascht sein, wer sich in deinem Umfeld als echter Fan entpuppt. Das kann sogar dein Tankwart sein, dem du mal beiläufig erzählt hast, warum du keine Chips mehr kaufst, und der dich jetzt jedes Mal, wenn er dich sieht, darauf anspricht, wie du vorankommst, und deine Erfolge lobt. Trau dich und erzähle den Menschen von deinen Zielen. Wenn du aufmerksam bist, wirst du deine Fans erkennen und dann wirst du ihnen ein Grund geben, sich mit dir zu freuen.

Dein Coach leitet dich an

Dein Coach ist dein Trainer. Er ist jemand, der dich fachlich anleitet und weiß, wie es geht. Er hat das Know-how und kann dir zum Beispiel sagen, was du essen sollst, wie viel davon und wann. Dein Coach ist jemand, der dir einen Trainingsplan erstellt. Er muss natürlich nicht mit der Stoppuhr neben dir stehen, aber es macht Sinn, jemanden zu finden, der auch in der Lage ist, sein Know-how auf dich und dein Ziel anzuwenden.

Im Idealfall macht sich dein Coach die Mühe, dich kennenzulernen, herauszufinden, was dein Ziel ist, wo du gerade stehst, welche Hindernisse dir begegnen können, und der dich dann anleitet und immer die passende Methode und die richtigen Worte findet, um dich zu unterstützen. Der Coach ist da der Experte, wo du es nicht bist.

Warum ist ein Coach wichtig?
Weil du nicht überall selbst der Experte sein kannst! Du kannst nicht gleichermaßen in deinem Beruf, bei deinem Hobby oder in der Familie Spezialist sein und dazu noch Ernährungsexperte, Fitnesstrainier, Meditationsguru, Schlafforscher und Mentalcoach. Unsere Fußballhelden sind das auch nicht. Manuel Neuer ist Torwart und Experte für das Verhindern von Toren. Marco Reus ist Stürmer und soll Tore schießen. Für die Taktik haben sie ihren Trainer Jogi Löw. Und der wiederum beschäftigt Konditionstrainer, Ernährungsspezialisten und Mentalcoaches, damit unsere Jungs im entscheidenden Spiel besser sind als der Gegner. Jeder Experte ist auf seinem Gebiet auf dem neuesten Stand und bringt die Mannschaft voran. Du brauchst natürlich kein Trainerteam wie unsere Nationalmannschaft, aber es macht Sinn, Leute zu suchen, die auf ihrem Gebiet wissen, was sie tun.

Was ist die Aufgabe des Coaches?
Dein Coach soll dich fachlich unterstützen und anleiten. Er sollte wissen, wovon er spricht, sich für dich Zeit nehmen und auf dich eingehen. Er gibt dir auf seinem Gebiet die Richtung vor und steht dir für alle fachlichen Fragen zu Verfügung. Er liefert Know-how, ergänzt dein Wissen und bringt es auf den neuesten Stand. Dein Coach ist jederzeit für dich da, wenn du eine Frage hast.

Wie findest du einen Coach?
Du wirst leider nicht viele Coaches entdecken, die alle Teilbereiche, die für das Erreichen der besten Version von dir wichtig sind, thematisch komplett abdecken. Ich selbst versuche, mit meinem Podcast, meinem Blog, in meinen Seminaren und mit diesem Buch mein Bestes, um dir ein guter Coach zu sein. Natürlich kannst du dich auch persönlich an mich wenden. Darüber hinaus gibt es sehr gute Coaches für die einzelnen Bereiche. In Fitnessstudios und Crossfit-Boxen findest du Coaches zum Thema Bewegung und Sport. Da wird man dich sehr gut beraten und unterstützen. Für die Bereiche Entspannung und Stressmanagement sowie Denken liegst du immer dann richtig, wenn du etwas oder jemanden findest, der dir gut tut. Das merkst du schnell: Du entspannst dich und fühlst dich wohl oder du hast ein komisches Gefühl. In letzterem Fall: Suche weiter. Für das Thema Schlaf braucht es nicht viel. Es gibt nicht viele Voraussetzungen für guten Schlaf, du musst sie nur erfüllen. Für das Thema Ernährung gibt es viele ganz unterschiedliche »Experten«. Da kannst du Glück haben und auch ziemlich daneben liegen. Die Ausbildung zum Ernährungsberater (Ökotrophologen) ist leider keine Garantie dafür, dass du kompetent unterstützt wirst. Du solltest dir deinen Experten auf jeden Fall genau anschauen. Jemand, der dich bei diesem Thema beraten möchte, sollte selbst so schlank, stark, kerngesund, topfit und voller Energie sein, wie du es gern wärest. Wer das nicht ist, wäre für mich persönlich nicht sehr glaubwürdig.

Dein Mentor hält dich auf Kurs

Angeblich hat jede erfolgreiche Persönlichkeit einen Mentor. Vermutlich ist das so, auch wenn diese Position nicht immer offiziell besetzt ist. Ich selbst hatte in verschiedenen Phasen meines Lebens Menschen, die ich um Rat fragen konnte. Immer dann, wenn ich das Gefühl hatte, irgendwie nicht weiterzukommen. Ich habe das zwar selten in Anspruch genommen, aber wenn es nötig war, wusste ich, wen ich fragen konnte.

Auch für dich wäre es gut, jemanden zu haben, der dich auf dem Weg zur besten Version auf Kurs hält. Bei einem Mentor geht es nicht um Know-how in den Bereichen Ernährung, Bewegung, Entspannung, Schlaf und Denken. Dafür ist dein Coach da. Es geht um Erfahrung. Es sollte jemand sein, der es gut mit dir meint, der keine eigenen Interessen verfolgt und der dir seine Erfahrung gern zur Verfügung stellt.

Warum ist ein Mentor wichtig?
Weil es jemanden braucht, der den Überblick behält! Es kann passieren, dass Menschen unterwegs zu ihrem Ziel vom Weg abkommen, den Überblick verlieren und den Wald vor lauter Bäumen nicht mehr sehen. Je mehr du dich mit einem Thema beschäftigst, umso mehr Details wirst du aufnehmen und in deine Überlegungen einbeziehen. Dabei ist es nicht immer leicht zu unterscheiden, was wichtig ist und was nicht. Wenn jemand Kalorien zählt und jedes Gramm Gemüse auf die Waage legt, bevor er es isst, andererseits aber nur sechs Stunden schläft oder kaum mehr als 4000 Schritte am Tag absolviert, dann übersieht er, was wichtig und was weniger wichtig ist. Er verliert sich in Details im Bereich Ernährung und vernachlässigt dabei wesentlich wichtigere Aspekte in den Bereichen Schlaf und Bewegung. Ein guter Mentor erkennt so etwas und führt dich zurück in die Spur.

Was ist die Aufgabe deines Mentors?
Dein Mentor soll dir zuhören und dein Thema von außen betrachten. Er soll dich an dein Ziel erinnern und dir neue Wege aufzeigen. Er kann Wichtiges von Unwichtigem unterscheiden, wird auf seine Erfahrungen bauen und dir seinen Rat anbieten. Er hat immer dein großes Ziel im Blick und hält dich auf Kurs.

Wie findest du einen Mentor?
Dein Mentor sollte jemand sein, der dir auch als Vorbild taugt für das Thema, um das es geht. Wenn es um schlank, fit und kerngesund geht, dann sollte dein Mentor in diesen Bereichen glaubwürdig sein. Es macht Sinn, sich an jemanden zu wenden, der schon da angekommen ist, wo du noch

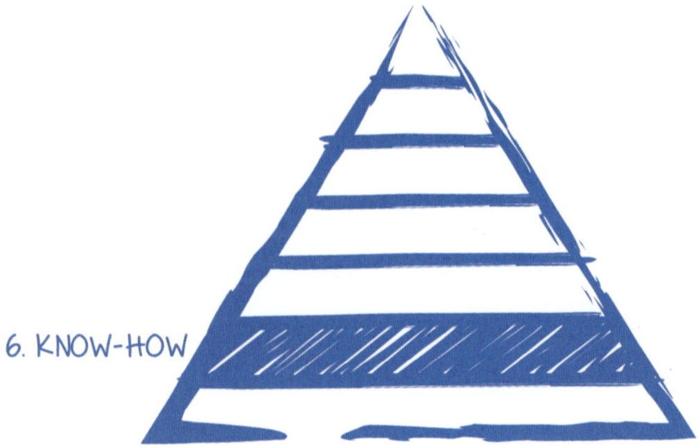

hinmöchtest. So habe ich es selbst auch immer gehalten. Und nicht immer wussten diese Menschen, dass ich sie für mich als meine Mentoren gesehen habe. Einer meiner Mentoren war und ist der Arzt und Bestsellerautor Dr. Ulrich Strunz. Ich bin ihm nur ein einziges Mal persönlich begegnet, lese aber seine Bücher und seine täglichen Newsposts. Ich habe ihm geschrieben und er hat mir auf die eine oder andere Art weitergeholfen. Dabei weiß er nicht, dass er für mich ein Mentor war und ist. Das ist auch nicht wichtig, denn wenn nötig, würde ich bei ihm Antworten finden.

SCHRITT 6: SORTIERE DEIN KNOW-HOW

Du hast auf den letzten Seiten viel zu den sogenannten weichen Themen gelesen. Dabei ging es zunächst um dein Ziel und die richtige Zielformulierung. Du hast deine Prioritäten geklärt, deine Stärken entdeckt und Blockaden aus dem Weg geräumt. Schließlich hast du dir ein Team von Helfern zusammengestellt. All das ist wichtig, um dein Ziel zu erreichen. Jetzt wird es etwas konkreter, schließlich gibt es etwas zu tun. Die Frage lautet: Was ist zu tun und wie? Bleiben wir zunächst bei dem »Was«. Lass uns das Know-how sortieren, damit du den Überblick behältst.

◀ Das Know-how hast du schon. Du weißt doch, wie es geht. Sortiere dein Know-how und habe es immer griffbereit.

Formeln für den richtigen Lifestyle

Um deinen Lebensstil so zu gestalten, dass du Gesundheit, Fitness und Vitalität und damit die beste Version von dir erreichst, sind einige Regeln hilfreich. Regeln, die du verinnerlichen und jederzeit aus dem Gedächtnis abrufen kannst. Im Folgenden sind die wichtigsten zusammengefasst. Lies sie dir gut durch und notiere dann, was du konkret ändern musst, um diese Regeln zu befolgen.

Die richtige Ernährung

1. Wasser ist dein Getränk für den Tag! Rund 2 Liter bei 50 Kilogramm, 3 Liter bei 75 Kilogramm und 4 Liter bei 100 Kilogramm Körpergewicht.
2. Dein Essen besteht aus Gemüse, Salat, Fleisch, Fisch, Eiern, Samen, Nüssen, Milchprodukten (wenn du sie verträgst) und etwas Obst!
3. Was du isst, ist Natur! Möglichst unverarbeitet, frisch und von bester Qualität. Meide Fertigprodukte aller Art.
4. Verwende gute Fette! Achte auf viel Omega-3: Olivenöl, Kokosöl, Leinöl und Butter. Keine »Pflanzenöle«, keine Margarine.
5. Leere Kohlenhydrate sind seltener Luxus! Zum Beispiel Brot, Pasta, Pizza. Ebenso Zucker und Alkohol.

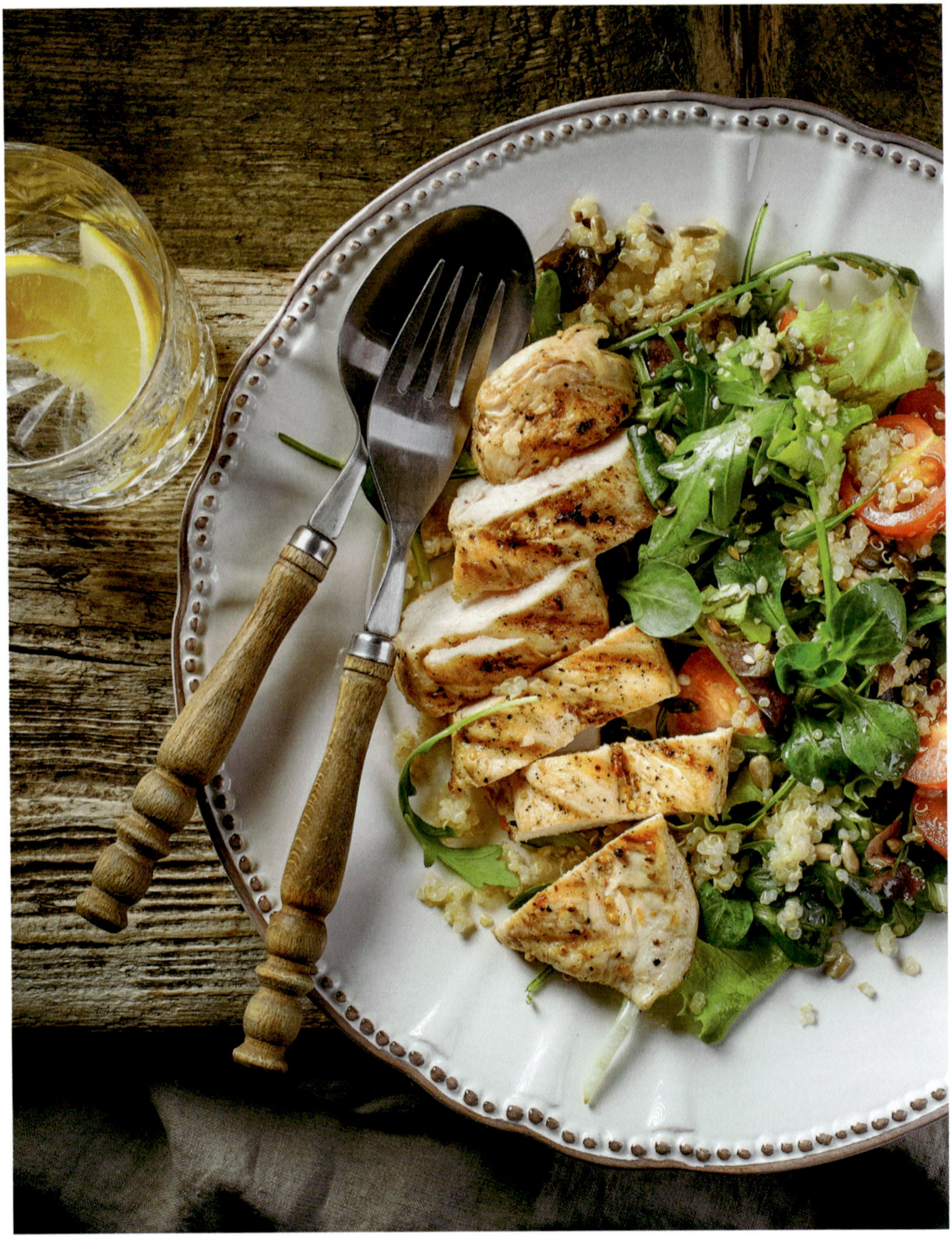

Die perfekte Mahlzeit. Was wirst du im Bereich Ernährung besser machen als bisher?

Dein To-do beim Thema Ernährung:

• ______________________________

____

• ______________________________

____

• ______________________________

____

Bewegung und Sport

1. Gehe oder laufe jeden Tag! 10 000 Schritte am Tag oder 70 000 Schritte in der Woche sind das Ziel.
2. Benutze oder trainiere deine Muskeln! Alle zwei bis drei Tage für mindestens 20 Minuten. Zum Beispiel mit einfachen, funktionalen Übungen wie Kniebeuge, Ausfallschritt, Unterarmstütz, Liegestütz, Klimmzug, Kreuzheben.
3. Einmal in der Woche gibst du Vollgas! Du powerst dich richtig aus. Es reichen ein paar Minuten: beim Laufen, beim Radfahren, bei einem Zirkeltraining, im Fitnessstudio oder im Treppenhaus.

Dein To-do beim Thema Bewegung und Sport:

• ______________________________

____

• ______________________________

____

• ______________________________

____

Entspannung und Stressmanagement

1. Löse deine Themen! Wenn du etwas hast, das dich belastet, dann gehe es mutig an und finde eine Lösung. Stress macht alt, krank und dick. Darum: Change it, like it or leave it.
2. Lerne, dich zu entspannen! Finde deine Methode, dein Ritual, um einfach und schnell zu entspannen. Entspannung macht schlank, gesund und fröhlich. Meditation ist leicht und funktioniert überall und jederzeit.

Dein To-do beim Thema Entspannung und Stressmanagement:

• ______________________________

____

• ______________________________

____

• ______________________________

____

Schlaf als Jungbrunnen

1. Schlafe acht bis neun Stunden! Schlaf ist der am häufigsten unterschätzte Faktor für Gesundheit, Figur, Fitness und mentale Leistungsfähigkeit. Also schlafe!
2. Lerne, gut zu schlafen! Sorge tagsüber dafür, dass du am Abend ausreichend müde bist, beende Training und Mahlzeiten zwei Stunden vor dem Zubettgehen, dimme das Licht, entspann dich gezielt und überprüfe im Zweifel deinen Magnesiumspiegel.

Dein To-do beim Thema Schlaf:

- ______________________________
____
- ______________________________
____
- ______________________________
____

Deine Art zu denken

1. Entdecke das Positive! Finde einen schönen Aspekt an allem, was dir begegnet. Denke bewusst, positiv und mach dir deine Glückshormone selbst.
2. Steuere deine Aufmerksamkeit! Interessiere dich für das, was gut ist, was wirklich wichtig ist oder was dich persönlich betrifft. Ignoriere den Rest. Deine Aufmerksamkeit gilt immer den Lösungen und dem Wunschergebnis.
3. Gute Gedanken und gute Gespräche! Lenke deine Gedanken und deine Gespräche auf deine Ziele, Pläne und Träume. Lass dich von deinen Gesprächspartnern inspirieren und motivieren und tu das Gleiche für sie. Umgib dich mit Menschen, die gut drauf sind so wie du selbst.

Dein To-do beim Thema Denken:

- ______________________________
____
- ______________________________
____
- ______________________________
____

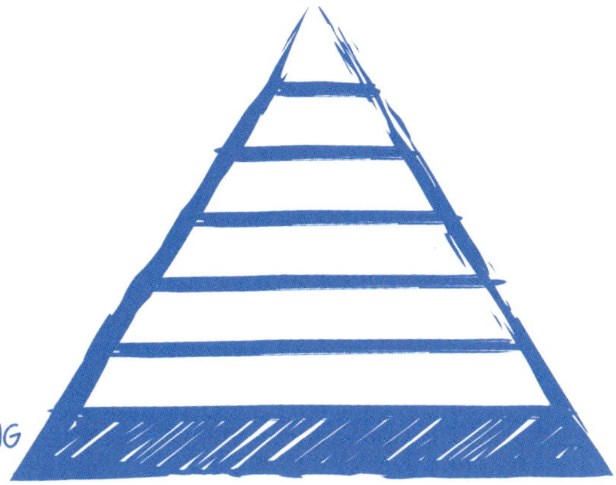

Wissen ist das eine und Tun das andere. Du brauchst eine Umsetzungsstrategie.

SCHRITT 7: PLANE SCHRITT FÜR SCHRITT

Okay, jetzt bist du so motiviert, du weißt so viel und was nützt es dir? Bis jetzt noch nicht sehr viel, denn Wissen allein bringt dich nirgendwo hin. Der Satz »Vergib ihnen, denn sie tun nicht, was sie wissen« trifft den Nagel auf den Kopf und beschreibt recht gut die Stelle, an der viele Menschen verharren. Sie eignen sich Wissen an, ohne es für sich und ihre Ziele zu nutzen. Ein Podcast-Hörer hat mir einmal geschrieben, dass er ein Wissensriese sei und leider auch ein Umsetzungszwerg. Auf dich trifft das sicher nicht zu und falls es bisher so war, dann wird es dieses Mal anders sein. Denn an dieser Stelle kommt ein ganz entscheidender Punkt hinzu: Planung und Vorbereitung.

Warum ist Planung wichtig?

Planung und Vorbereitung sind entscheidende Erfolgsfaktoren für die beste Version von dir, und falls du deine Ziele bisher trotz aller Versuche nicht erreicht hast, dann lag es vielleicht an der unzureichenden Planung. Eine Urlaubsreise mit der ganzen Familie wirst du vermutlich auch nicht ohne jede Vorbereitung antreten. Die machst du ja nicht jeden Tag. Für dein Frühstück kommt dir Planung hingegen albern vor, denn das bereitest du tatsächlich täglich zu. Sobald du allerdings etwas anders machen willst als bisher, solltest du dich vorbereiten, das sichert deinen Erfolg.

Planung bedeutet, du nimmst den Schritt der Entscheidung vorweg. Du entscheidest, was du essen, wann du Sport treiben, wann du meditieren oder schlafen wirst, nicht dann, wenn du hungrig, müde oder gestresst bist, sondern wenn du motiviert bist, wach und entspannt. Du trennst also die Entscheidung von der Handlung, denn motiviert, wach und entspannt kommst du zu besseren Entscheidungen. Wenn du dann hungrig, müde oder gestresst bist, führst du nur noch aus, was du bereits in Topform entschieden und vorbereitet hast. So ist es wesentlich leichter. Du brauchst nur ein paar Minuten in der Woche für etwas Planung und der Aufwand lohnt sich allemal. Außerdem wirst du nur so lange planen, bis du neue und bessere Gewohnheiten für dich programmiert hast.

Gewohnheiten durch bessere ersetzen

Der Mensch, der du jetzt bist, ist das Ergebnis dessen, was du in den letzten Jahren mit dir angestellt hast. Was du im Spiegel siehst und was du fühlst, ist die Folge deiner Ernährung, deines Bewegungsverhaltens und deines Schlafverhaltens. Deine Gesundheit, Figur und Fitness sind beeinflusst durch dein Stressmanagement, die Art, wie du entspannst und denkst. Da sind wir uns sicher einig.

Albert Einstein hat einmal gesagt, es sei die reinste Form des Wahnsinns, alles beim Alten zu lassen und gleichzeitig zu hoffen, dass sich etwas verändert. Also: Wenn du ein anderes Ergebnis haben möchtest, dann musst du etwas anders machen, und zwar in den genannten fünf Lebensbereichen. Das ist weder schwierig, noch ist es bedrohlich. Es ist leicht, wenn du die Lösung kennst.

Wie schon gesagt, dein gesunder Lifestyle ist nichts weiter als die Summe deiner Gewohnheiten in fünf Lebensbereichen. Manche deiner Gewohnheiten sind prima und andere solltest du verändern. Das ist alles, worum es geht. Du ersetzt Gewohnheiten, die hinderlich sind, durch solche, die dich der besten Version von dir näherbringen. Und das machst du Schritt für Schritt.

Die Summe deiner Gewohnheiten nennt man »Komfortzone« und neue Verhaltensweisen liegen zunächst außerhalb dieser Komfortzone. Aber keine Sorge, du musst deine Komfortzone nicht verlassen. Es gibt eine leichtere Methode. Du ziehst ein neues Verhalten einfach langsam, Zug um Zug, in deine Komfortzone hinein. Und zwar indem du dieses neue Verhalten praktizierst. Wenn du etwas maximal 30-mal getan hast, ist es eine Gewohnheit geworden und Teil deiner Komfortzone. Du musst also nur neue und bessere Verhaltensweisen finden und im Höchstfall 30-mal praktizieren. Schon hast du eine neue Gewohnheit programmiert und deine Komfortzone erweitert, ohne sie zu verlassen.

In kleinen Schritten sicher zum Ziel

Um ein neues Verhalten, beispielsweise ein Frühstücksverhalten, in deine Komfortzone zu ziehen, brauchst du etwas Willenskraft. Ich meine diesen kurzen Augenblick, in dem du denkst: »Stopp, ich lasse das Brötchen liegen und hole die Eier aus dem Kühlschrank.« Jedes Mal, wenn du etwas anders machst als bisher, musst du dieses kleine bisschen Willenskraft aufbringen,

und zwar so lange, bis du das neue Verhalten in deine Komfortzone gezogen und zu einer Gewohnheit gemacht hast.
Stell dir deine Willenskraft wie einen Muskel vor. Du kannst ihn durchaus ein Stück weit trainieren und leider erschöpft er über den Tag. Am Morgen ist dein Muskel gut erholt und du nimmst dir vor, an diesem Tag wirklich alles richtig zu machen. In allen fünf Lebensbereichen vom Frühstück bis zum Zubettgehen. Und dann kommt der erste Stau schon auf dem Weg zur Arbeit, der Chef will überraschend die Quartalszahlen, dein Kind hat Nasenbluten, ein Kunde beschwert sich und Opa muss plötzlich ins Krankenhaus. Wahrscheinlich wird deine Willenskraft an diesem Abend völlig aufgebraucht sein. Wenn du dir für diesen Tag vorgenommen hast, bei jeder Mahlzeit etwas Neues zu machen, abends zum Sport zu gehen, zu meditieren und früher als gewohnt zu Bett zu gehen, dann bleibt vermutlich das eine oder andere davon auf der Strecke. Natürlich, denn dein Willenskraft-Muskel ist einfach erschöpft.
Die Lösung: Du versuchst nicht, alles gleichzeitig zu verändern, sondern eines nach dem anderen. Die Methode »Ab jetzt alles anders« funktioniert nur selten. Jedes Jahr am 1. Januar versuchen es Millionen von Menschen immer wieder aufs Neue: besser essen, mehr Sport, weniger Alkohol, Süßigkeiten und keine Zigaretten mehr. Drei Wochen später läuft es für die meisten wieder genau wie zuvor. Wenn du aber in kleinen Schritten zum Ziel gelangen willst, erhöht das deine Erfolgschancen dramatisch, weil du immer nur ein kleines bisschen Willenskraft aufbringen musst und dir der Rest für deinen Job, deine Familie und deine Verpflichtungen bleibt.

Einen Antrieb für diesen Kraftakt brauchst du natürlich trotzdem, und das ist dein Ziel: die beste Version von dir. Schlank, stark, wenn du willst, kerngesund, topfit und voller Willenskraft. Mit diesem Antrieb bringst du die nötige Willenskraft locker auf, um in kleinen Schritten sicher dein Ziel zu erreichen.

Deine Planung für die beste Version von dir!

1. Notiere deine Gewohnheiten in den fünf Lebensbereichen.
2. Finde bessere Gewohnheiten, da, wo es nötig ist, und schreibe sie auf.
3. Lege die Reihenfolge fest, in der du die Gewohnheiten veränderst.
4. Erstelle deinen Zeitplan zur Umsetzung.
5. Überlege dir deine Teilziele (Woche, Monat, Quartal, Ziel).
6. Definiere ein Startdatum und lege los.

Gewohnheiten
Notiere deine Gewohnheiten in den fünf Lebensbereichen. Schreibe zunächst deine Gewohnheiten in den Lebensbereichen auf, so wie sie dir einfallen. In einem zweiten Schritt sortierst und vervollständigst du sie. Als Ergebnis solltest du eine Liste haben wie im folgenden Beispiel:

Beispiel für Ernährungsgewohnheiten:
- Ich esse zum Frühstück Brot mit Marmelade oder Müsli (unterscheide eventuell Werktage und Wochenende).
- Ich snacke nicht am Vormittag.
- Ich esse mittags Pasta oder Fleisch mit Beilagen.
- Am Nachmittag esse ich Obst oder ein Stück Kuchen.
- Am Abend esse ich Brot mit Wurst oder Käse, manchmal Gemüse.
- Nach dem Abendessen gibt es manchmal Nüsse, Schokolade und ein Glas Wein oder Bier.
- Ich trinke tagsüber Kaffee, Tee und Apfelschorle.
- Im Restaurant bestelle ich Fleisch, Fisch mit Beilagen oder auch Pasta oder Pizza.
- Unterwegs esse ich Fastfood oder ich hole mir Backwaren vom Bäcker.

Beispiel für Gewohnheiten für Bewegung und Sport:
- Ich gehe mittwochs zum Yoga.
- Freitags trainiere ich im Fitnessstudio.
- Ich komme auf etwa 6000 Schritte am Tag, 35 000 Schritte in der Woche.
- Ich gebe nur circa einmal im Monat Vollgas.

Beispiel für Gewohnheiten im Bereich Entspannung und Stressmanagement:
- Ich ärgere mich über oder verzweifle an folgenden Stressfaktoren: zu viel Arbeit, zu viele Termine
- Ich entspanne mich derzeit nur vor dem Fernseher oder beim Sport. • Ich meditiere nicht oder so gut wie nie.

Beispiel für Schlafgewohnheiten:
- Ich gehe gegen 23 Uhr zu Bett.
- Ich stehe an Werktagen gegen 6:30 Uhr auf.
- Ich tue tagsüber nichts, um am Abend müde zu sein (zum Beispiel 10 000 Schritte gehen und tagsüber raus ans Licht).
- Meine letzte Mahlzeit sind Schokolade oder Nüsse zwischen 21 und 22 Uhr.
- Ich dämme am Abend die Lichtquellen nicht.
- Ich habe kein Ritual vor dem Zubettgehen, mit dem ich den Tag abschließe.

Beispiel für Denkgewohnheiten:
- Ich sehe die schönen und auch die weniger schönen Dinge.
- Ich stelle mir noch nicht die Frage »Was ist daran schön?«.
- Ich konsumiere Informationen und Nachrichten ungefiltert, so wie sie kommen.
- Ich kontrolliere und steuere meine Gedanken noch nicht regelmäßig.

Finde bessere Gewohnheiten, da, wo es nötig ist, und schreibe sie auf. Du kannst zunächst deine Liste nehmen und die Gewohnheiten farbig markieren. Grün werden die Gewohnheiten, die gut sind, so wie sie sind. Gelb markierst du die, die okay, aber noch nicht perfekt sind. Die Gewohnheiten, die dich wirklich daran hindern, die beste Version von dir zu erschaffen, markierst du rot. Dann erstellst du eine neue Liste. Im ersten Schritt findest und notierst du für jede vorher rot markierte Gewohnheit eine bessere Gewohnheit. Im zweiten Schritt machst du das gleiche für die gelb markierten Gewohnheiten und schreibst sie auf der Liste unter die anderen. Jetzt hast du eine Liste mit neuen Gewohnheiten.

Lege die Reihenfolge fest, in der du die Gewohnheiten veränderst. Gehe zurück zu deinen Notizen im Kapitel »Bestandsaufnahme« und orientiere dich an deinem Ergebnis. Um den Lebensbereich, in dem du dir die schlechteste Note gegeben hast, kümmerst du dich zuerst. Da besteht am meisten Verbesserungsbedarf. Wähle einen, zwei oder maximal drei Lebensbereiche aus und entscheide, in welcher Reihenfolge du die Gewohnheiten ersetzen wirst. Du kannst jeweils zwei Gewohnheiten aus zwei verschiedenen Lebensbereichen kombinieren und zeitgleich angehen. Wenn dein Schwerpunkt beispielsweise in den Bereichen Ernährung und Schlaf liegt, dann könnte ein neues Frühstück die Nummer eins sein und ein neues Abendritual an zweiter Stelle stehen. Dein Mittagessen ist Nummer drei und der Vorsatz, früher zu Bett zu gehen, hat Position vier. So legst du fest, in welcher Reihenfolge du Gewohnheiten durch bessere ersetzen wirst.

Erstelle deinen Zeitplan zur Umsetzung. Hierfür brauchst du so etwas wie eine Tabelle mit Zeilen und Spalten. In die Zeilen schreibst du die neuen Gewohnheiten in der Reihenfolge, in der du sie verändern willst. In die Spalten schreibst du die Tage, angefangen mit deinem Starttag: Montag, Dienstag, Mittwoch und so weiter, mit oder ohne Datum, wie du magst. Jedes Mal, wenn du eine neue Gewohnheit praktiziert hast, hakst du für diesen Tag die Gewohnheit ab oder malst einen Smiley in das entsprechende Feld. Das machst du für diese Gewohnheit so lange, bist du 30 Häkchen oder Smileys hast. Spätestens dann ist das neue Verhalten eine Gewohnheit für dich geworden und kostet dich keine Willenskraft mehr.

Du beginnst zunächst mit den ersten beiden Punkten deiner Liste. Erst wenn du dich mit diesen beiden Gewohnheiten einigermaßen sicher fühlst, nimmst du den nächsten Punkt auf deiner Liste in Angriff. Wenn du wirklich, ohne nachzudenken, Tag für Tag die neue Gewohnheit praktizierst, kannst du diesen Punkt aus deiner Liste streichen. So arbeitest du dich langsam und in kleinen Schritten durch deine Liste. Die jeweils nächste Gewohnheit auf deiner Liste gehst du erst an, wenn du alle vorherigen wirklich sicher beherrschst.

Das mag dir am Anfang mühsam und langwierig vorkommen, aber das täuscht. Wenn du in jeder Woche nur eine einzige Gewohnheit veränderst, dann sieht dein neuer Lifestyle in nur drei Monaten völlig anders aus als bisher. Bereits nach wenigen Tagen wirst du dich besser fühlen und die Veränderung spüren. In wenigen Wochen kommst du meilenweit voran, zwar in kleinen Schritten, dafür aber sicher und leicht.

Überlege dir deine Planung: Das klingt komisch, aber es ist wirklich wichtig. Hoch motiviert einen Plan zu erstellen ist leicht. Ihn über einen Zeitraum von einigen Wochen oder gar Monaten zu verfolgen, das ist schon eine deutlich größere Herausforderung. Darum solltest du gleich jetzt den nächsten Planungsschritt überlegen und fest in deinem Kalender notieren. Reserviere etwa 15 Minuten Zeit in einer Woche für die Planung der darauffolgenden Woche. In diesen 15 Minuten überprüfst du die Ergebnisse der vergangenen Woche. Freue dich über deine Erfolge und finde Alternativen und Lösungen für das, was nicht gut gelaufen ist. Wenn etwas nicht funktioniert hat, dann finde heraus, wie es klappen kann, und versuche es erneut. So lange, bis du es geschafft hast, Aufgeben ist keine Option.

Erstelle einen Plan für die kommende Woche und aktualisiere die Liste der Gewohnheiten, die noch durch bessere zu ersetzen sind. Jedes Mal, wenn du dir Zeit für deine Planung nimmst, legst du auch gleich den nächsten Planungstermin fest, damit du dein Ziel nicht aus den Augen verlierst. Notiere schon jetzt einen Termin in einem Monat, in zwei und in drei Monaten. Du solltest dir Teilziele für einzelne Monate setzen und Meilensteine für jeweils ein Quartal. Im Monatsrhythmus überprüfst du, ob du wie geplant vorankommst. Falls nötig, korrigierst du deinen Kurs, gibst etwas mehr Gas oder machst vielleicht sogar dein Ziel noch etwas größer. Nur eines tust du ganz sicher nicht: Du gibst nicht auf, bis du dein Ziel erreicht hast.

Definiere ein Startdatum und leg los: Ein Buch lesen und einen gründlichen, schriftlichen Plan erstellen, das sind zweierlei Dinge. Vielleicht liest du dieses Buch zuerst von Anfang bis Ende, bevor du dich mit Stift und Papier an die Planung machst. Das ist in Ordnung. Eine Sache aber, die kannst du jetzt gleich erledigen. Entscheide, wann du dir die Zeit dafür nimmst, deinen Weg zur besten Version von dir gründlich, schriftlich und in aller Ruhe zu planen. Wann ist das? Morgen? Am kommenden Wochenende? Schnapp dir deinen Kalender, finde das passende Zeitfenster und trage den Termin fest und unverrückbar ein.

Erledigt? Gut. Lies jetzt noch in aller Ruhe das letzte Kapitel und kehre dann zu deiner ganz konkreten Planung zurück. So wie sie in deinem Kalender steht. Und dann, endlich, geht es los!

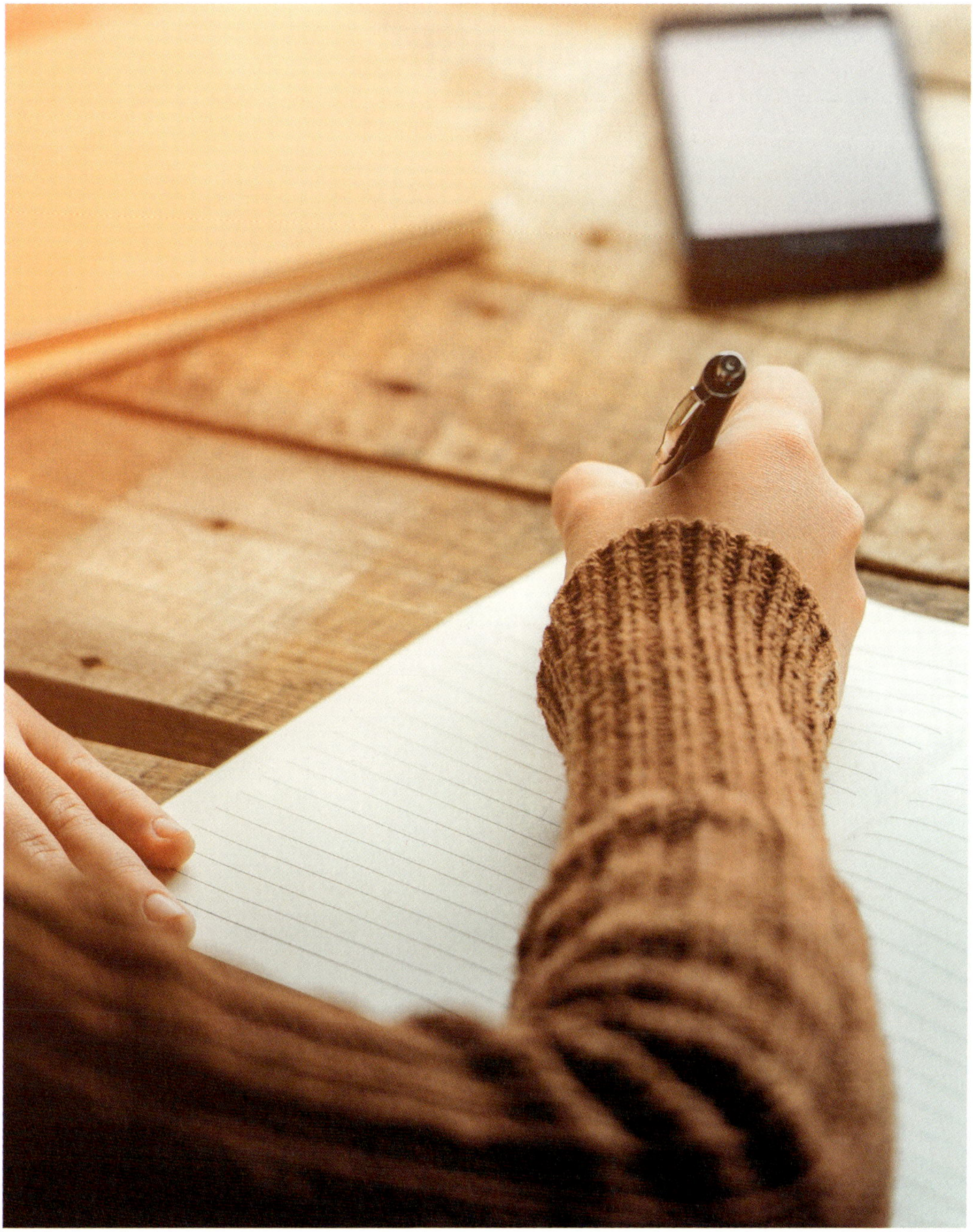

Erstelle einen schriftlichen Plan. Ohne den bleibt alles nur eine Idee. Wann machst du diesen Plan? Lege den Termin jetzt gleich fest.

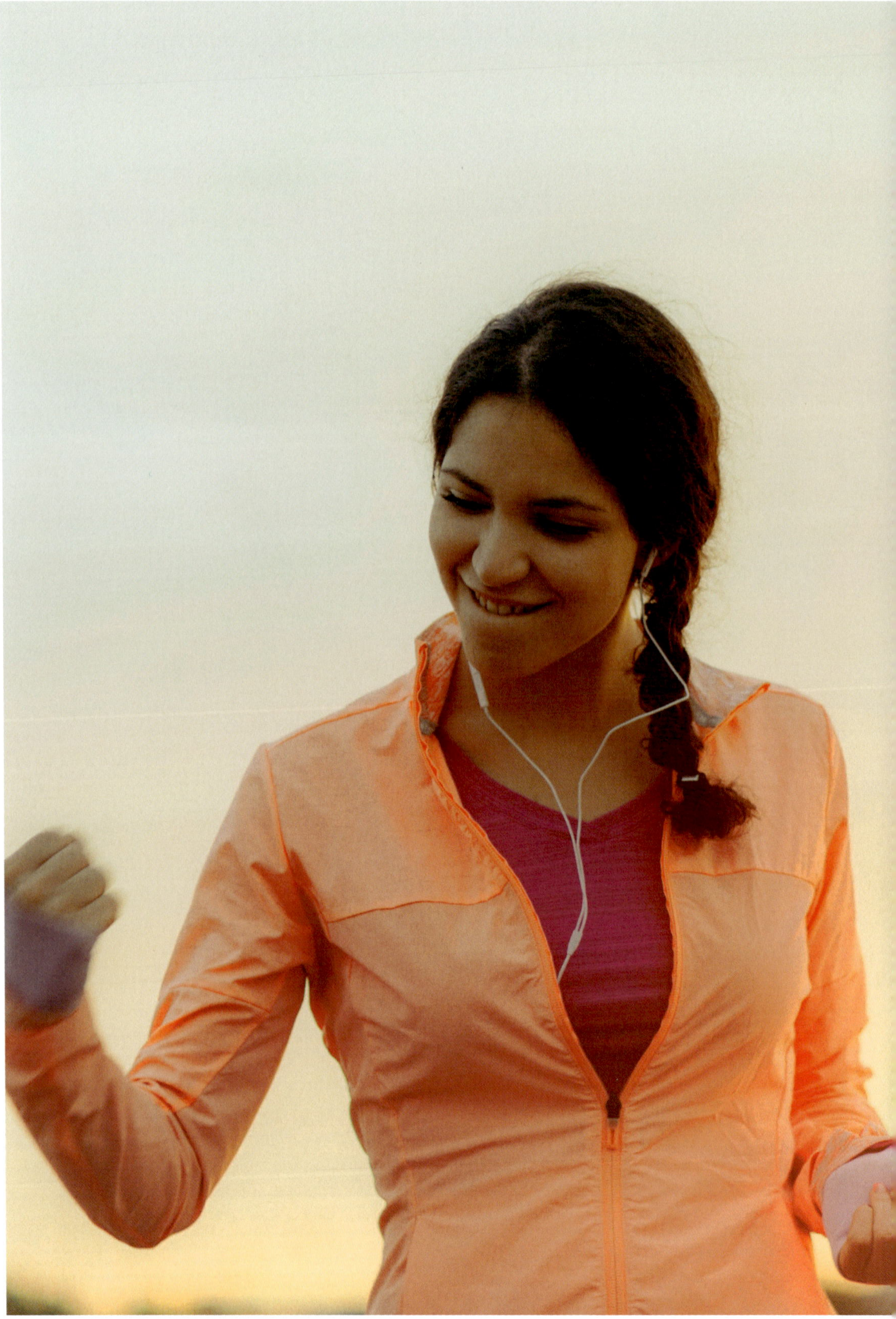

HINDERNISSE ERKENNEN UND ÜBERWINDEN

Im letzten Kapitel hast du die sieben Schritte kennengelernt, mit denen du die beste Version von dir erschaffen kannst. Du weißt, worauf es ankommt und wo du gerade stehst. Was kann da noch schiefgehen? In diesem Kapitel geht es darum, Hindernisse, die sich dir in den Weg stellen oder die bisher im Weg standen, zu erkennen und aus dem Weg zu räumen.

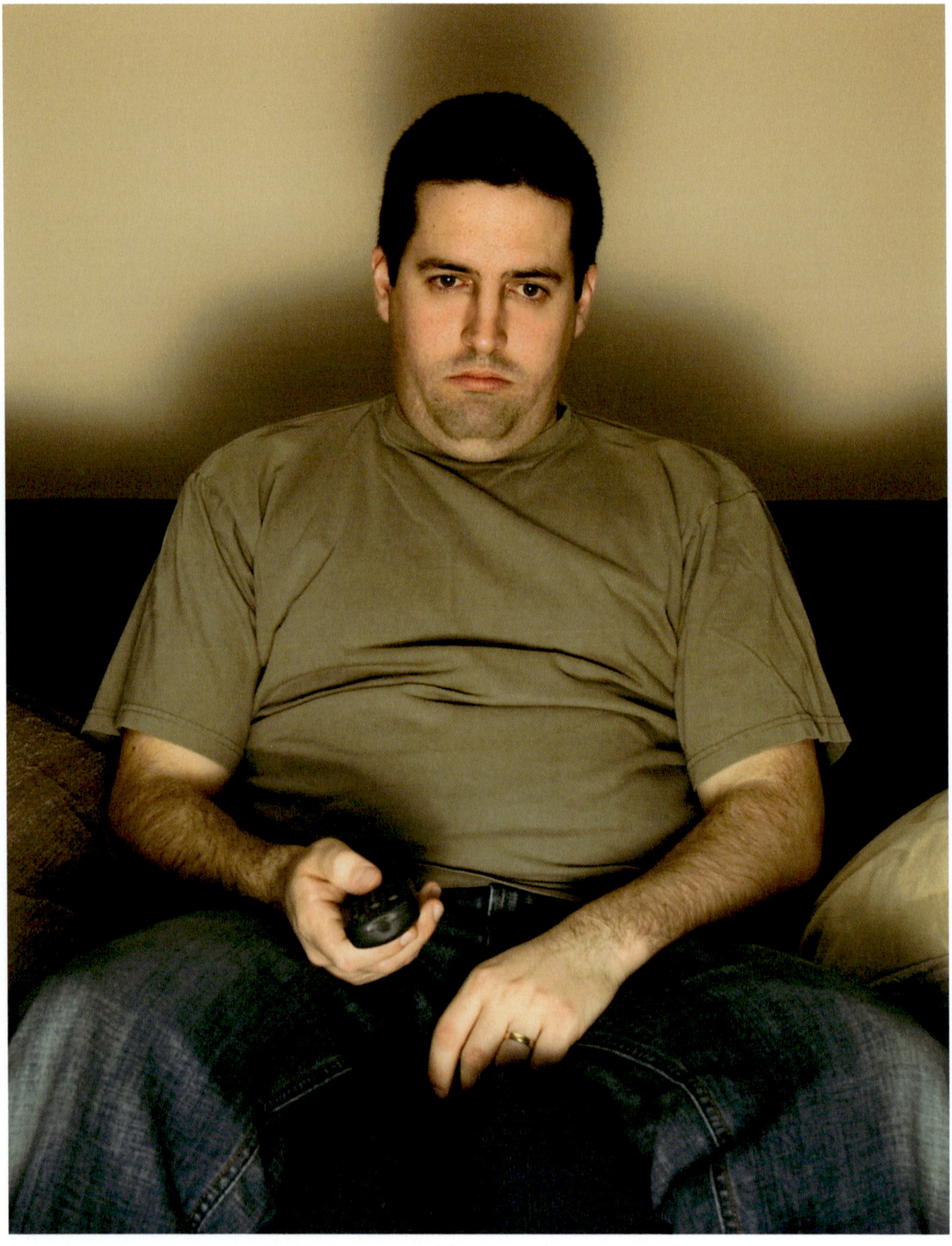

Was steht deinem Erfolg im Weg? Hast du eine Idee? Manchmal ist es einfach nur Bequemlichkeit.

ERFOLGSVERHINDERER UND WIE DU SIE BESIEGST

Stell dir vor, du möchtest mit deinem Auto einen Freund besuchen fahren. Was muss alles zusammentreffen, damit du dein Ziel erreichst? Du brauchst deinen Schlüssel, musst das Auto finden, das du gestern Abend in einer Seitenstraße geparkt hast, im Tank sollte noch Benzin sein und dann wird das schon klappen, oder? Also machst du dich auf den Weg. Du hast den Schlüssel gefunden und das Auto auch. Du hast Benzin im Tank, hast den Motor gestartet und den Gang eingelegt. Aber das Auto bewegt sich keinen Meter vorwärts. Irgendetwas verhindert, dass du losfährst. Was denkst du in diesem Augenblick?

Du würdest kaum in Gedanken aufzählen, was alles erforderlich ist, um das Auto in Gang zu setzen: Schlüssel, Auto, Benzin, erster Gang. Stattdessen würdest du überlegen, was gerade verhindert, dass dein Auto sich in Bewegung setzt. Vielleicht ist die Handbremse noch angezogen oder irgendetwas blockiert eines der Räder. Du würdest nach dem Erfolgsverhinderer suchen, dann die Handbremse lösen beziehungsweise das Hindernis entfernen und schon wärst du auf deinem Weg.

Es wird so viel von Erfolgsfaktoren gesprochen. Von Dingen, die du beachten solltest, damit du ganz sicher dieses oder jenes Ziel erreichst. Im Bereich Gesundheit, Fitness und Vitalität gibt es so viele vermeintliche Erfolgsfaktoren, dass es fast unmöglich scheint, sie alle zu berücksichtigen. Und selbst wenn du es versuchst, ist das noch keine Garantie dafür, dass du dein Ziel tatsächlich erreichst. Manchmal ist es daher leichter herauszufinden, was deinen Erfolg verhindert.

Die beste Version von dir ist das Ergebnis deiner Gewohnheiten in fünf Bereichen deines Lebens und Gewohnheiten kannst du durch bessere ersetzen. Das Einzige, was dir dabei im Weg stehen könnte, das bist du selbst. Oder besser gesagt, es sind drei Eigenschaften, die möglicherweise bisher als Hindernis zwischen dir und deinem Ziel standen. Sobald dir klar ist, worum es sich dabei handelt, kannst du den Weg frei machen.

Erfolgsverhinderer Nummer eins: Faulheit

Ich habe in meinem Leben viele Ziele erreicht, manche jedoch nicht beim ersten Versuch und andere auch gar nicht. Hin und wieder war ich einfach zu faul. Ich konnte mich nicht überwinden, meine kuschelige Komfortzone zu verlassen und zu erledigen, was zu erledigen war. Wenn ich dann ehrlich zu mir war, dann war mir durchaus bewusst, was mir im Weg gestanden war. Hin und wieder haben mich auch meine Eltern oder Lehrer mit der Nase darauf gestoßen. »Du könntest das. Du bist nur zu faul.« Im Grunde wusste ich dann immer, dass sie recht hatten. Mit dem

Vorwurf »Du bist zu faul« haben sie mich angespornt, und das funktioniert bis heute. Nur gibt es heute niemanden mehr, der sich traut, mir das zu sagen. Also muss ich das selbst tun.

Wenn du auf dem Weg zum Ziel nicht vorankommst, dann stell dir doch selbst einmal die folgende einfache Frage:

»Kann es sein, dass ich zu faul bin?«

- Zu faul, ein Heft zu besorgen und die beste Version von mir schriftlich zu planen.
- Zu faul, ein altes Foto herauszusuchen, auf dem ich schlank und sportlich abgebildet bin.
- Zu faul, die Liste der Gewohnheiten zu schreiben, die ich durch bessere ersetzen werde.
- Zu faul, die Küche aufzuräumen, den Mist zu entsorgen und gute Lebensmittel einzukaufen.

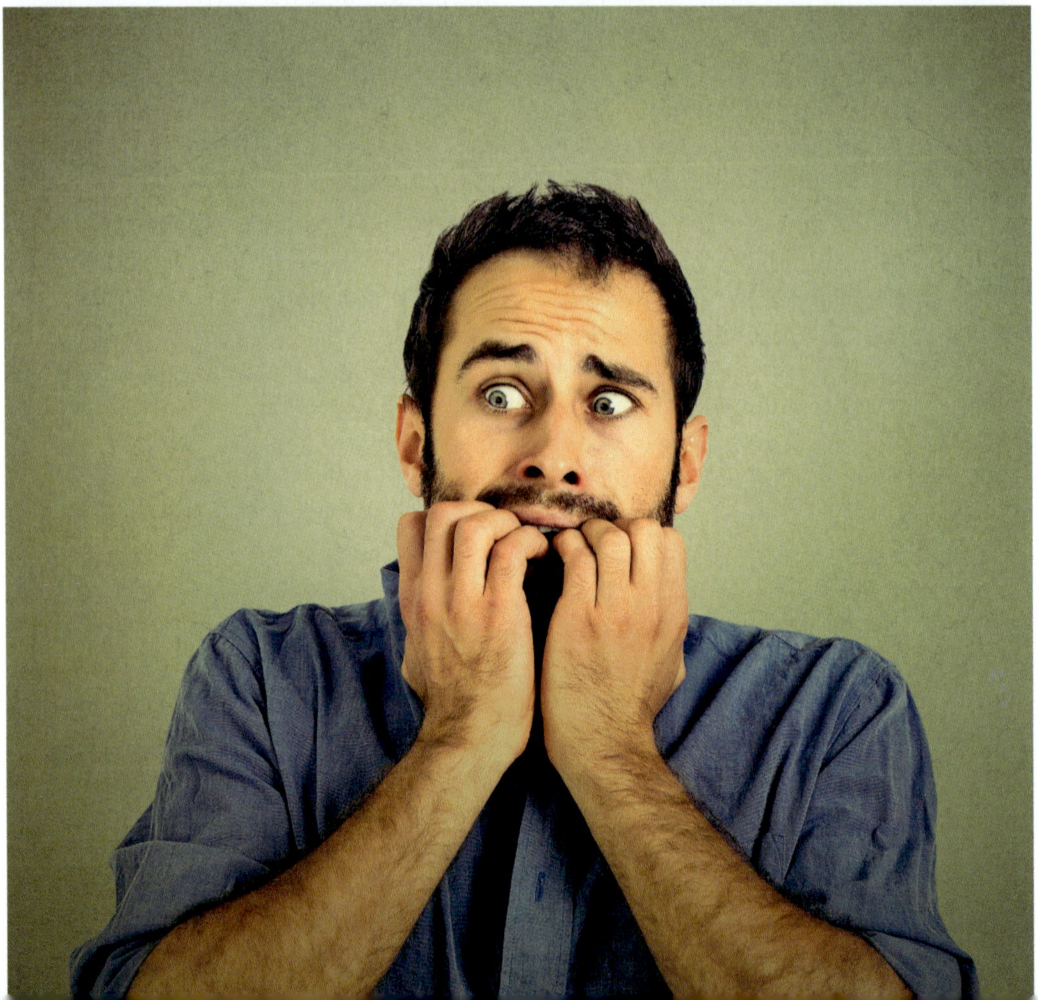

- Zu faul, die Sportklamotten herauszusuchen und zurechtzulegen.
- Zu faul, jetzt gleich einen Termin zu reservieren, an dem ich starten werde.

Wie du ja bereits weißt, kostet dich das nur am Anfang etwas Willenskraft. Wenn dein gesunder Lifestyle zu deiner Gewohnheit geworden ist, geht alles viel leichter.

Erfolgsverhinderer Nummer zwei: Feigheit

Manche Ziele in meinem Leben habe ich nicht erreicht, weil ich zu faul war. Mindestens genauso häufig stand mir ein anderer Erfolgsverhinderer im Weg: Feigheit. Ich meine dabei nicht die Art von Feigheit, die mich als Kind davon abhielt, allein in den dunklen Keller zu gehen. Um die beste Version von dir zu erreichen, brauchst du nicht die Art von Mut, die du benötigst, um dich mit einem Fallschirm aus dem Flugzeug zu stürzen. Was dir im Weg stehen könnte, ist eher eine Art von Feigheit im Umgang mit anderen Menschen und mit dir selbst.

»Kann es sein, dass ich zu feige bin?«

- Zu feige, mich zu meinem Ziel, zu meinem Traum zu bekennen: »Ich möchte so schlank sein wie mit 25.«
- Zu feige, jemanden um Rat zu bitten: »Kannst du mir bitte erklären, wie gesunde Ernährung wirklich funktioniert?«

◀ Oder traust du dich nicht? Was steht dir oder stand dir bisher im Weg?

- Zu feige, mich zu blamieren: im Fitnessstudio, im Schwimmbad, beim Yoga, beim Meditieren.
- Zu feige, die Bedienung nach einer gesunden Beilage statt den Pommes zu fragen.
- Zu feige, Nein zu dem angebotenen Stück Torte zu sagen.
- Zu feige, einfach zu versuchen, die beste Version von mir zu erschaffen.

Ich möchte anderen keinen zusätzlichen Aufwand machen oder ihnen zur Last fallen. Auch möchte ich nicht, dass sich andere über mich lustig machen. Ebenso wenig mag ich eine Schwäche eingestehen oder mich und andere enttäuschen. Ich möchte andere Menschen nicht vor den Kopf stoßen, abweisen oder mich außerhalb einer Gruppe stellen. Wahrscheinlich geht es dir auch so.

Aber hin und wieder darfst du den Mut aufbringen, das alles in Kauf zu nehmen. Denn fast immer wirst du hinterher feststellen, dass deine Befürchtungen völlig unbegründet waren. Der Coach freut sich, sein Wissen mit dir zu teilen und dich zu unterstützen.

Im Fitnessstudio findest du Menschen, die froh sind, dass sie nicht allein als Anfänger dort sind, und die alten Hasen freuen sich über ein neues Gesicht im Kurs. Die Bedienung hat die Frage nach der gesunden Beilage schon 100-mal gehört und für die Küche ist das kein Problem. Du kannst nur

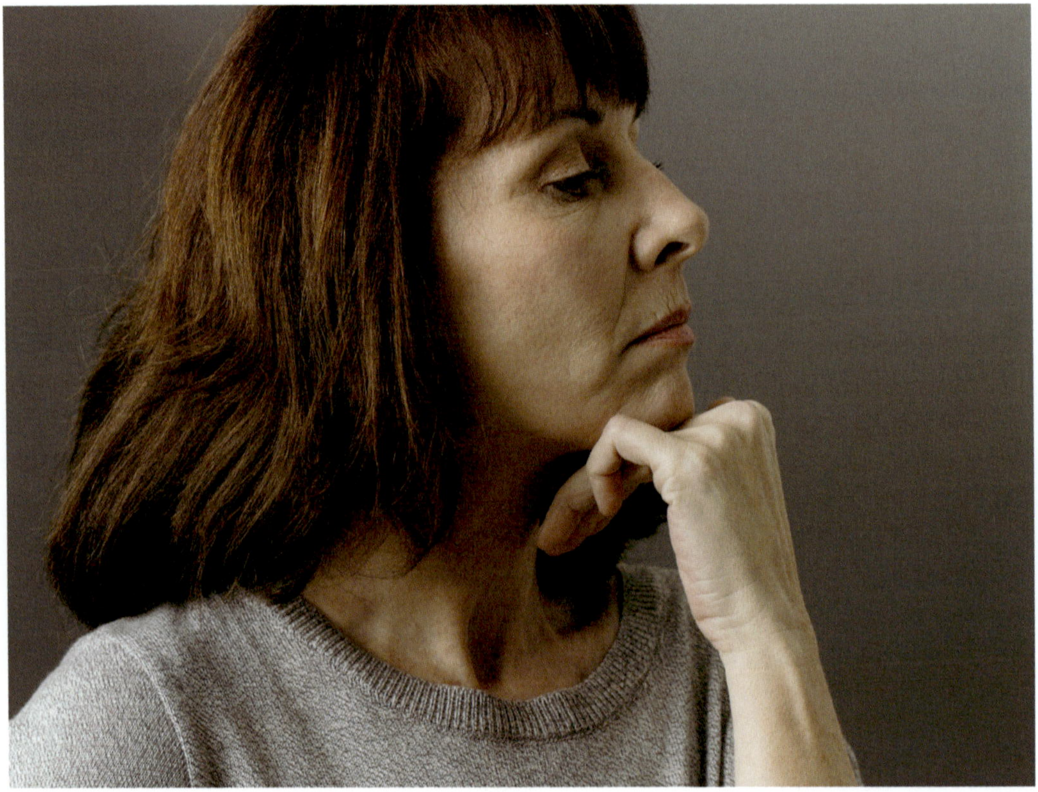

Denkst du, dass du selbst es doch im Grunde viel besser weißt und keine Ratschläge oder Unterstützung von anderen brauchst?

gewinnen, wenn du dich traust zu fragen, zu bitten und hin und wieder »nein, vielen Dank« zu sagen. Vertrau darauf, dass die meisten Menschen in deiner Umgebung dich gern unterstützen. Und die anderen? Wünsche ihnen ein schönes Leben und kümmere dich um deines.

Erfolgsverhinderer Nummer drei: Überheblichkeit

Kennst du diese Menschen, die sich von niemandem etwas sagen lassen, weil sie sowieso alles besser wissen? Die sich gar nicht vorstellen können, dass ein anderer etwas weiß, das ihnen hilft. Und selbst wenn, dann würden sie niemals einem anderen die Plattform bieten, mit seinem Wissen zu punkten, weil sie selbst ja dann nicht mehr so gut dastehen.

Aber diese Typen meine ich gar nicht. Mir geht es eher um den kleinen Anflug von Überheblichkeit, der auch mir schon mal im Weg stand.

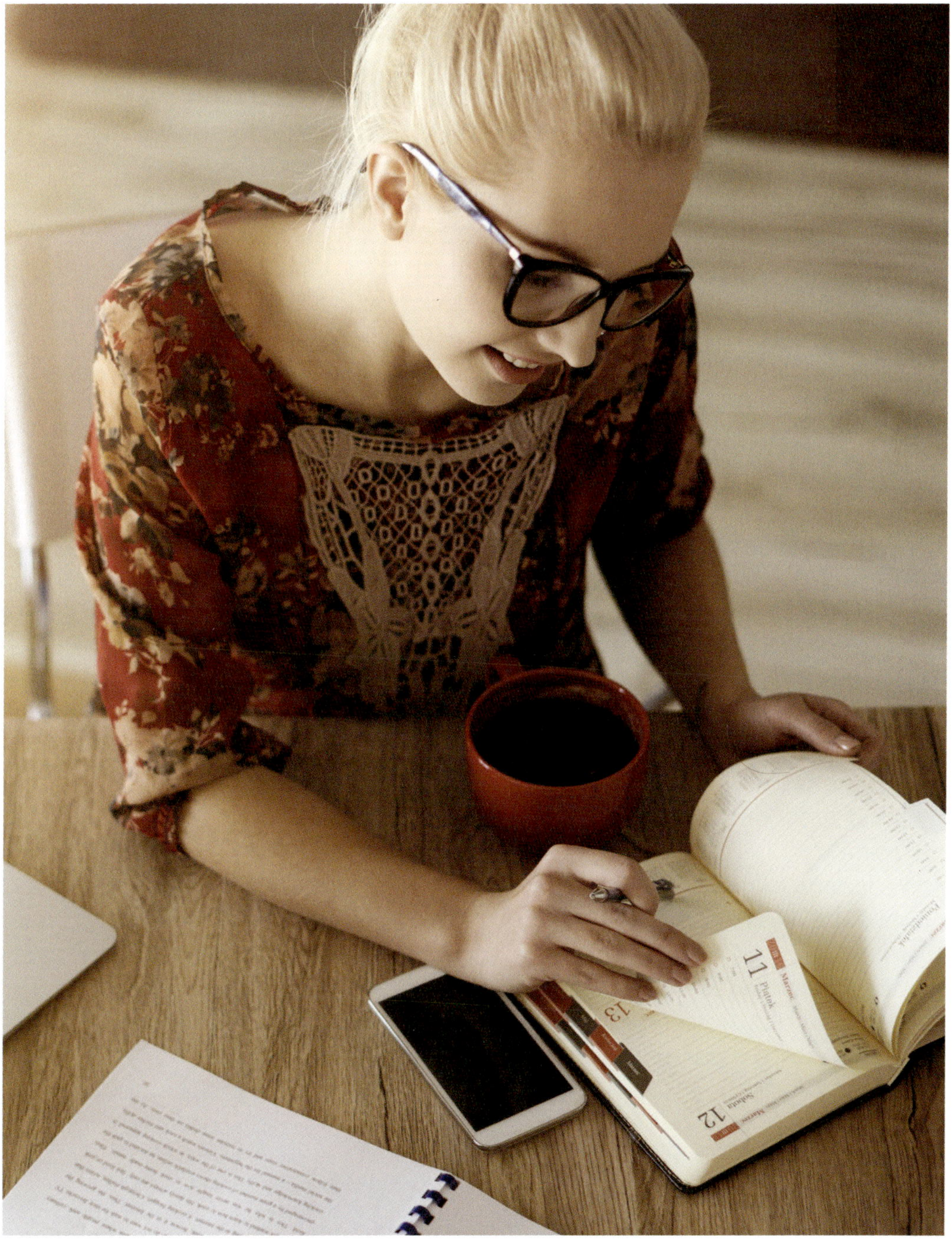

Lass nicht zu, das du aus Überheblichkeit dein Ziel nicht erreichst.

Ich habe mich zum Beispiel schon bei folgenden Gedanken ertappt: »Ach ja, der will mir jetzt was vom Laufen erzählen. Mir, einem 10-fachen Marathon-Finisher« oder »Ich habe noch nie nach dem Training meine Muskeln gedehnt. Dann kann das ja wohl nicht so wichtig sein« oder auch »Das war jetzt 20 Jahre lang richtig, dann wird es auch in Zukunft gut sein.« Solche oder ähnliche Gedanken verhindern allerdings nur Veränderungen. Viele erfolgreiche Menschen zeichnet im Gegensatz dazu die Fähigkeit aus, offen für Neues zu sein und immer neugierig zu bleiben.

»Kann es sein, dass ich zu überheblich bin?«

- Wieso sollte ich glauben, was andere mir sagen?
- Wieso sollte ich tun, was andere mir vorschlagen?
- Wieso sollte ich mir ein Heft besorgen und die beste Version von mir schriftlich planen?
- Wieso sollte ich mir eine Liste mit den Gewohnheiten erstellen, die ich ändern sollte?
- Wieso sollte ich in ein Fitnessstudio gehen oder zum Joggen in den Park?
- Wieso sollte ich überhaupt eine bessere Version von mir brauchen?

Du wirst dir keinen Zacken aus der Krone brechen, wenn du neugierig und offen bist, wenn du zuhörst und einen guten Ratschlag einfach mal annimmst.

Wenn ich in meinem bisherigen Leben ein Ziel nicht oder nicht sofort erreicht habe, dann war immer einer dieser drei Erfolgsverhinderer im Weg. Oder es war eine Kombination davon. Es liegt nie am fehlenden Know-how. Das kannst du dir besorgen, wenn du nicht faul, feige oder überheblich bist. Schuld ist nie die fehlende Unterstützung. Auch die wirst du bekommen, wenn du dich traust zu fragen und bereit bist, Ratschläge anzunehmen. Wenn du das Gefühl hast, dass du nicht vorankommst auf dem Weg zur besten Version von dir, dann stelle dir die folgende Frage:

Welcher Erfolgsverhinderer steht mir gerade im Weg: Faulheit, Feigheit oder Überheblichkeit?

Allein diese Frage bringt dich zurück in die Spur. Sicher weißt du genau, was dir gerade im Weg steht. Und da du dir selbst nicht gern eingestehen wirst, dass du faul, feige oder überheblich bist, wirst du tun, was zu tun ist: Bleib dran, sei mutig und offen.

Was brauchst du, um einen Baum zu fällen? Axt oder Schleifpapier? Versuche, Wichtiges von Unwichtigem zu trennen. ▶

KLEINE TRICKS FÜR DEINEN ERFOLG

Nachdem du die Erfolgsverhinderer erkannt und gelernt hast, wie du sie vertreibst, möchte ich dir noch ein paar kleine Tipps aus meiner Praxis als Coach mit auf den Weg geben. Ich erinnere mich an einen Mann, der alles über den optimalen Pulsbereich für einen Tempodauerlauf wusste, selbst aber kaum fünf Kilometer am Stück laufen konnte. Und da war eine junge Frau, die sich ein sehr ambitioniertes und langfristiges Ziel gesetzt hatte und bei der ersten kleinen Herausforderung bereits glaubte, ein für alle Mal gescheitert zu sein. Du darfst hin und wieder überprüfen, ob du auf der richtigen Detailebene unterwegs bist und solltest deine Ziele in überschaubare Teilziele zerlegen.

Wichtiges von Unwichtigem trennen

Es ist schon eine ziemliche Herausforderung, bei all den im Internet, im Fernsehen,

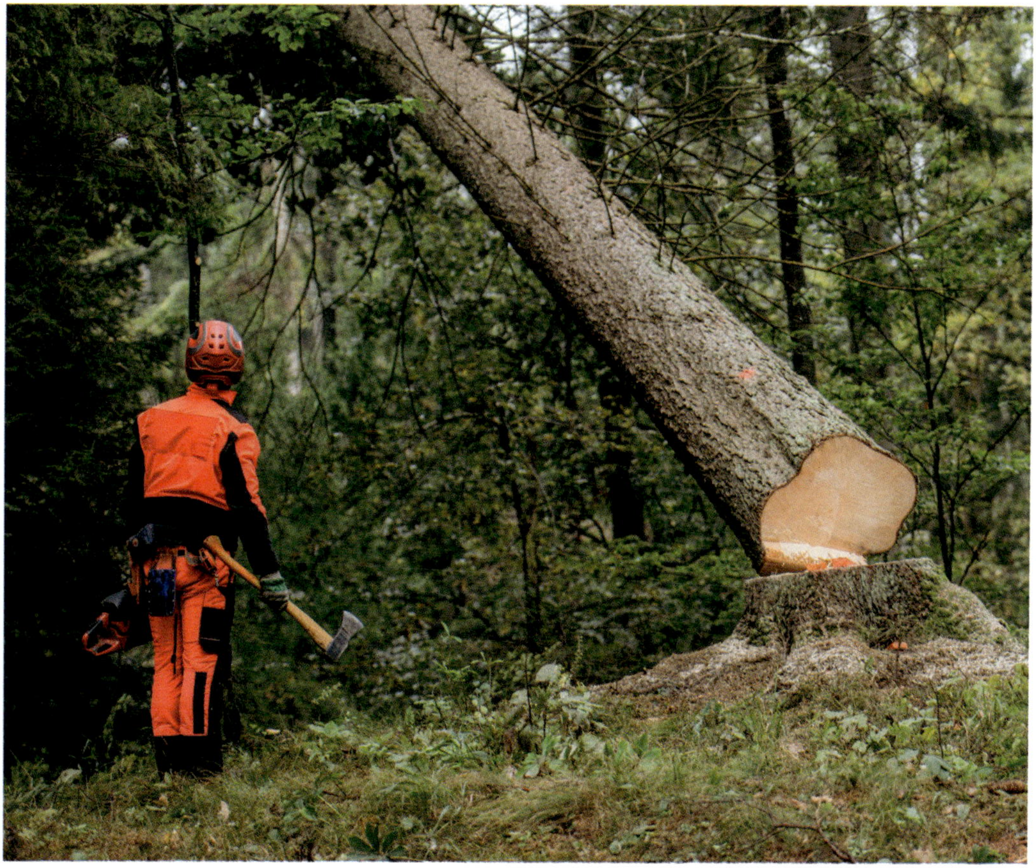

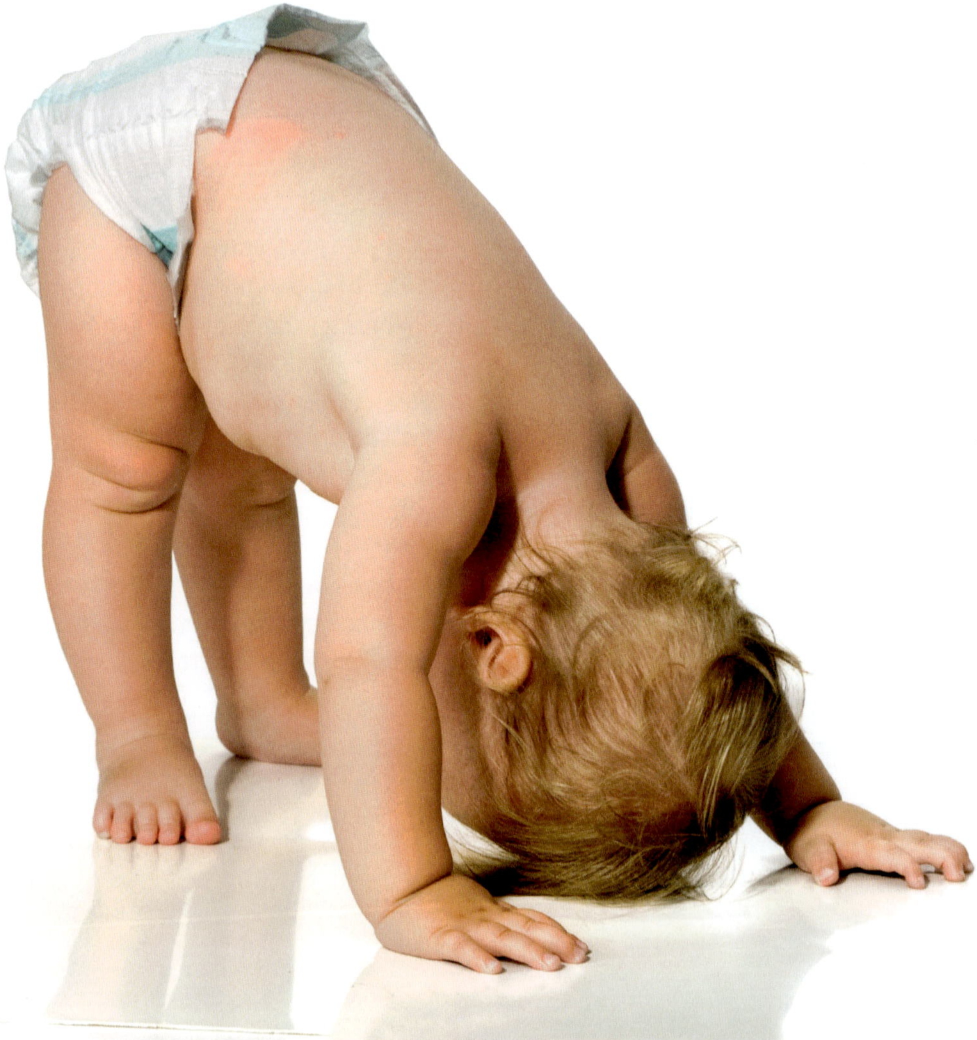

Würde ein Kind beim Laufenlernen jemals aufgeben? Die Frage ist nicht, ob, sondern wie du dein Ziel erreichst.

in Zeitschriften und Magazinen verfügbaren Informationen zu einem Thema den Überblick zu behalten und Wichtiges von Unwichtigem zu unterscheiden. Du solltest dich da immer mal wieder fragen, ob du mit dem richtigen Werkzeug unterwegs bist. Stell dir vor, du möchtest in den Wald gehen, um einen Baum zu fällen, den du dann in Bretter zersägen willst, um ein Regal zu bauen. Was würdest du dafür im Baumarkt besorgen? Dort gibt es Sägen, Schleifpapier, Äxte, Beile, Hobel und noch allerlei mehr. Wenn du dich mit Schleifpapier unterschiedlicher Körnung beschäftigst und darüber vergisst, die Axt in den Einkaufswagen zu legen, dann bist du im Wald mit dem falschen Werkzeug unterwegs. Es wird dir nicht gelingen, mit Schleifpapier den Baum zu fällen. Mit der Axt fällt man Bäume, mit dem Beil entfernt man die Äste, mit der Säge zerteilt man die Stämme und Schleifpapier nimmt man ganz zum Schluss, um die Oberfläche zu glätten.

Du solltest dich darauf konzentrieren, die Bäume zu fällen. Gehe die Schritte zuerst, die dich schnell voranbringen. Konzentriere dich auf die ein bis zwei Lebensbereiche, in denen du derzeit am weitesten von deinem neuen, gesunden Lifestyle entfernt bist. Und konzentriere dich auf die einfachen Formeln in den fünf Lebensbereichen, die entscheidend sind für die beste Version von dir.

- Ernährung: frisch, natürlich und reich an Vitalstoffen
- Bewegung: 10 000 Schritt täglich, regelmäßiges Muskeltraining und hin und wieder Vollgas
- Entspannung: Probleme möglichst lösen und regelmäßig auf deine Art entspannen
- Schlaf: nicht nur ausreichend schlafen, sondern gut oder sehr gut
- Denken: das Positive erkennen und Gedanken und Gespräche auf Ziele, Träume und Lösungen lenken

Wenn dir das in allen Bereichen bereits gut gelingt, dann darfst du natürlich gern etwas Feintuning betreiben und weiter ins Detail gehen. Denn es macht keinen Sinn, sich mit dem optimalen Trainingspulsbereich zu beschäftigen, solange du noch nicht locker und entspannt zwei- oder dreimal in der Woche fünf bis acht Kilometer laufen kannst. Du brauchst keine Kalorien zählen, solange du auf das Frühstück verzichtest und am Nachmittag regelmäßig Heißhungerattacken mit Süßigkeiten bekämpfst. Kümmere dich zuerst um die Grundlagen. Damit kommst du voran. Und dann arbeitest du dich Schritt für Schritt weiter vor. Schleifpapier brauchst du erst dann, wenn das Regal bereits steht.

Teilziele und Meilensteine

Ein Ziel im Bereich Gesundheit, Fitness und Vitalität solltest du so formulieren, dass du es in einem überschaubaren Zeitraum erreichen kannst. Große Ziele solltest du in Teilziele herunterbrechen, damit du die Spannung und deine Motivation aufrechterhalten kannst. Wenn du dir ein Ziel setzt, das du in sechs Monaten erreicht haben willst, dann solltest du ein Zwischenziel festlegen, das du in drei Monaten schaffen kannst. Und das wiederum brichst du in kleinere Monatsziele herunter. Diese Monatsziele sind deine Meilensteine. Und um diese Meilensteine zu erreichen, nimmst du dir für jede Woche die notwendigen Schritte vor und verfolgst sie in einem Wochenplan.

Monat für Monat überprüfst du, ob du die Meilensteine erreicht hast. Wenn ja, bleibst du auf deinem Weg und feierst dich für deinen Erfolg. Falls nicht, korrigierst du den Weg oder gibst etwas mehr Gas. Vielleicht kommst du auch nicht umhin, deine Meilensteine neu festzulegen, um dein großes Ziel trotzdem zu schaffen. Eine Woche ist deine kleinste Planungseinheit. Ein Monat ist ein Meilenstein und drei Monate sind ein Teilziel. Mit drei bis vier Teilzielen erschaffst du die beste Version von dir.

Lass dich dabei nicht verunsichern. Wir überschätzen gern, was wir in einer Woche oder einem Monat erreichen können, und sind dann enttäuscht, wie weit entfernt das Ziel noch scheint. Aber wir unterschätzen auch dramatisch, was wir in einem Jahr erreichen können, wenn wir dranbleiben. Also, bleib dran!

Lernen wie ein Kind

Wenn ein Kind laufen lernt, dann scheitert es zunächst Hunderte Male. Anfangs fehlen die Kraft in den Beinen und die Koordination zum Aufrichten, Stehen und Laufen. Erst durch das Üben werden die Muskeln kräftiger und das Kind lernt nach und nach, die Bewegungen zu koordinieren, Balance zu halten und Geschwindigkeit und Entfernungen richtig einzuschätzen. Hunderte von Fehlversuchen gehören selbstverständlich dazu. Das Ergebnis hingegen steht von vornherein fest. Das Kind probiert nicht, ob es gehen kann. Es findet lediglich heraus, wie Laufen funktioniert.

Und das solltest du auch tun. Sei von Anfang an überzeugt, dass du dein Ziel erreichen wirst. Akzeptiere, dass du auf dem Weg dorthin erkennen wirst, was für dich funktioniert und was nicht. Sei flexibel, was deinen Weg angeht, aber nicht, was dein Ziel betrifft. Erreiche dein Ziel so, wie ein Kind laufen lernt: ohne Wenn und Aber. Und wenn der Weg, den du bisher beschritten hast, dich nicht zu deinem Ziel führt, dann finde einen anderen Weg.

Die magische Frage

Hast du eine Vorstellung davon, wie sich die beste Version von dir verhalten würde? Ich wette, du weißt ziemlich genau, wie die perfekte, schlanke, kerngesunde und fitte Version von dir einkaufen gehen würde. Was legt sie in den Einkaufswagen und was lässt sie lieber liegen? Was würde sie im Restaurant bestellen und was besser nicht? Wie oft geht sie zum Sport? Wann geht sie zu Bett? Wie geht die beste Version von dir mit Stressfaktoren um?

Bei mir habe ich da eine ziemlich genaue Vorstellung. Die beste Version von mir kauft frische und natürliche Lebensmittel auf dem Wochenmarkt, Tütensuppen im Supermarkt lässt sie liegen. Die beste Version von mir bestellt im Restaurant Fleisch oder Fisch mit Gemüse und Salat statt Pommes, dazu eine Flasche Wasser. Die beste Version von mir macht beinahe täglich Sport und geht so früh zu Bett, dass mindestens acht Stunden bleiben, bis der Wecker klingelt. Und sie bleibt immer souverän und entspannt, egal, was passiert. Sie weiß eben, wie sie sich auf Knopfdruck entspannen kann.

Was ist mit der besten Version von dir? Ich wette, auch du hast eine Vorstellung davon.

Schau in deine Zukunft. Wer willst du sein? Wie willst du aussehen und dich fühlen? ▶

Wenn du die beste Version von dir erschaffen willst, dann beginne, dich genau so zu verhalten wie die beste Version von dir. Und zwar jetzt sofort. Die beste Version von dir ist das Ergebnis von dem, was du tust und was du nicht tust. Erst kommt das Verhalten und dann folgt das Ergebnis. Andersherum funktioniert es nicht. »Wenn ich Olympiasieger bin, dann trainiere ich zweimal am Tag.« Nein, so klappt das nicht. Du wirst nur dann Olympiasieger, wenn du jahrelang zweimal am Tag trainierst. Also fang an, dich so zu verhalten wie die beste Version von dir. Jetzt sofort. Nur so erreichst du dein Ziel. Es gibt eine magische Frage, die dir hilft, Entscheidungen zu treffen und deinen inneren Schweinehund zu überlisten. Sie lautet:

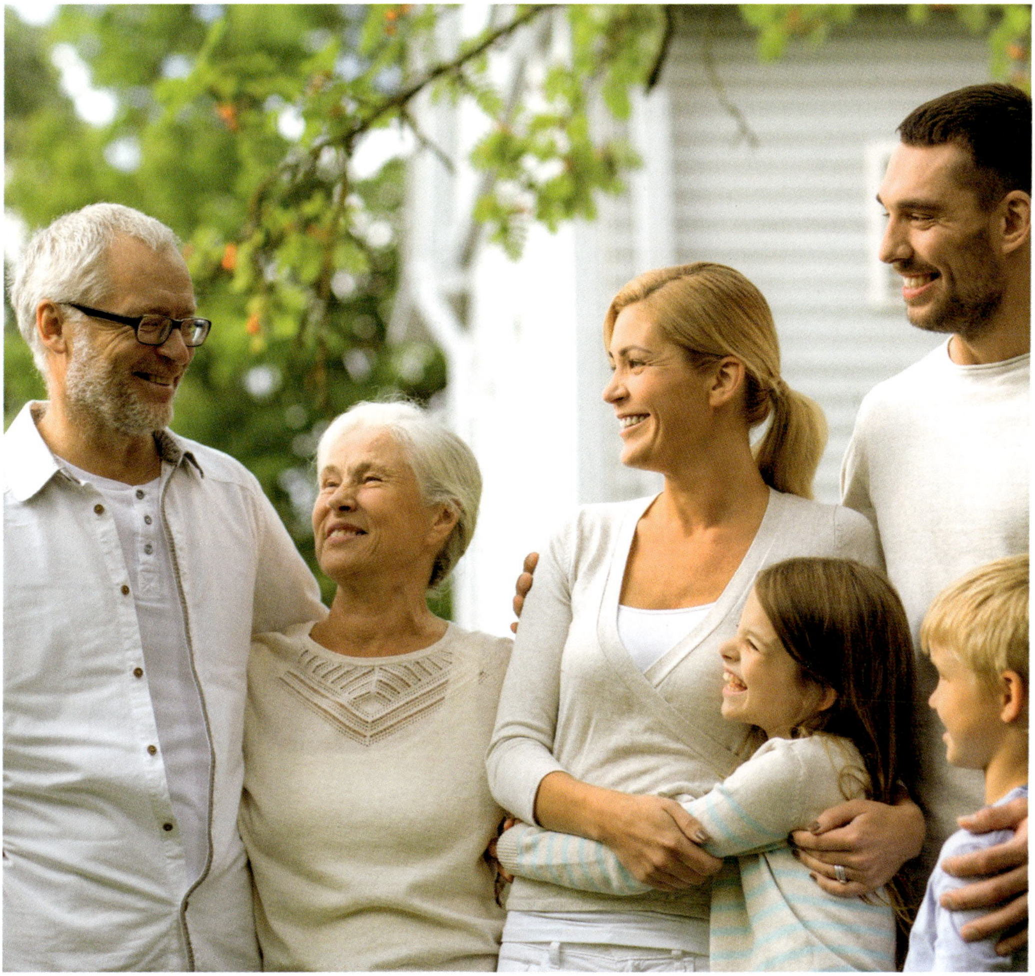

»Was würde die beste Version von mir tun?«

Diese Frage ist meine Ad-hoc-Hilfe, die ich jederzeit und überall in Anspruch nehmen kann, wenn ich Gefahr laufe, etwas zu tun, das mich auf meinem Weg zum Ziel eher zurückwirft als voranbringt. Stell dir vor, ein Kollege fragt dich: »Kommst du in der Mittagspause mit, eine Currywurst essen?« Bevor du antwortest, stell dir kurz die Frage: »Was würde die beste Version von mir tun?« Die würde vermutlich sagen: »Ich würde zur Salatbar mitgehen, zur Würstchenbude lieber nicht.« Oder? Allein die magische Frage reicht bei mir aus, um mich an mein Ziel zu erinnern. Die richtige Antwort ist dann glasklar und »warum nicht« ist plötzlich keine akzeptable Antwort mehr. Ohne meine magische Frage wäre mir das vielleicht herausgerutscht.

Ich habe mir eine kleine Brücke gebaut, um mir die Frage einzuprägen, damit ich im entscheidenden Moment auch daran denke. Ich habe den Satz auf ein Blatt Papier geschrieben, mit dem Smartphone ein Foto davon gemacht und das Bild als Startbildschirm meines Smartphones hinterlegt. Jetzt sehe ich diese Frage immer, wenn ich mein Smartphone in die Hand nehme. Auf diese Art habe ich mir das eingeprägt. Das Magische an der Frage ist, dass sie immer zur richtigen Antwort führt und mir hilft, mich mehr und mehr so zu verhalten wie die beste Version von mir.

WAGE EINEN BLICK IN DEINE ZUKUNFT

All das Know-how, die sieben Schritte und die Tipps in diesem Buch, das sieht auf den ersten Blick nach einer ganzen Menge Arbeit aus, die da auf dich zukommt. Lohnt sich das alles überhaupt? Was mir bei solchen Zweifeln immer wieder geholfen hat, ist der Blick in die Zukunft. Ich habe versucht, mir verschiedene Szenarien auszumalen. Was passiert, wenn ich dieses oder jenes tue oder wenn ich es lasse? Wer werde ich sein, wenn ich diese oder jene Entscheidung treffe oder nicht treffe? Schauen wir doch mal.

Wenn du weitermachst wie bisher

Der, der du heute bist, ist das Ergebnis dessen, was du in den vergangenen Jahren mit dir angestellt hast. Und zwar in den fünf Lebensbereichen, die deine Gesundheit, dein Gewicht, deine körperliche und mentale Fitness ebenso wie dein Wohlbefinden beeinflussen. Angenommen, du hast deine grundlegenden Gewohnheiten in den vergangenen Jahren nicht wesentlich verändert. Deine Ernährung heute unterscheidet sich nicht wirklich von der vor einigen Jahren. Du bist nicht sportlicher oder weniger sportlich, du hast keine neuen Entspannungstechniken für dich entdeckt und du gehst auch noch immer zur gleichen Zeit zu Bett. All diese Gewohnheiten machen zusammen deinen Lifestyle aus, und der hat dich zu dem gemacht, der du heute bist.

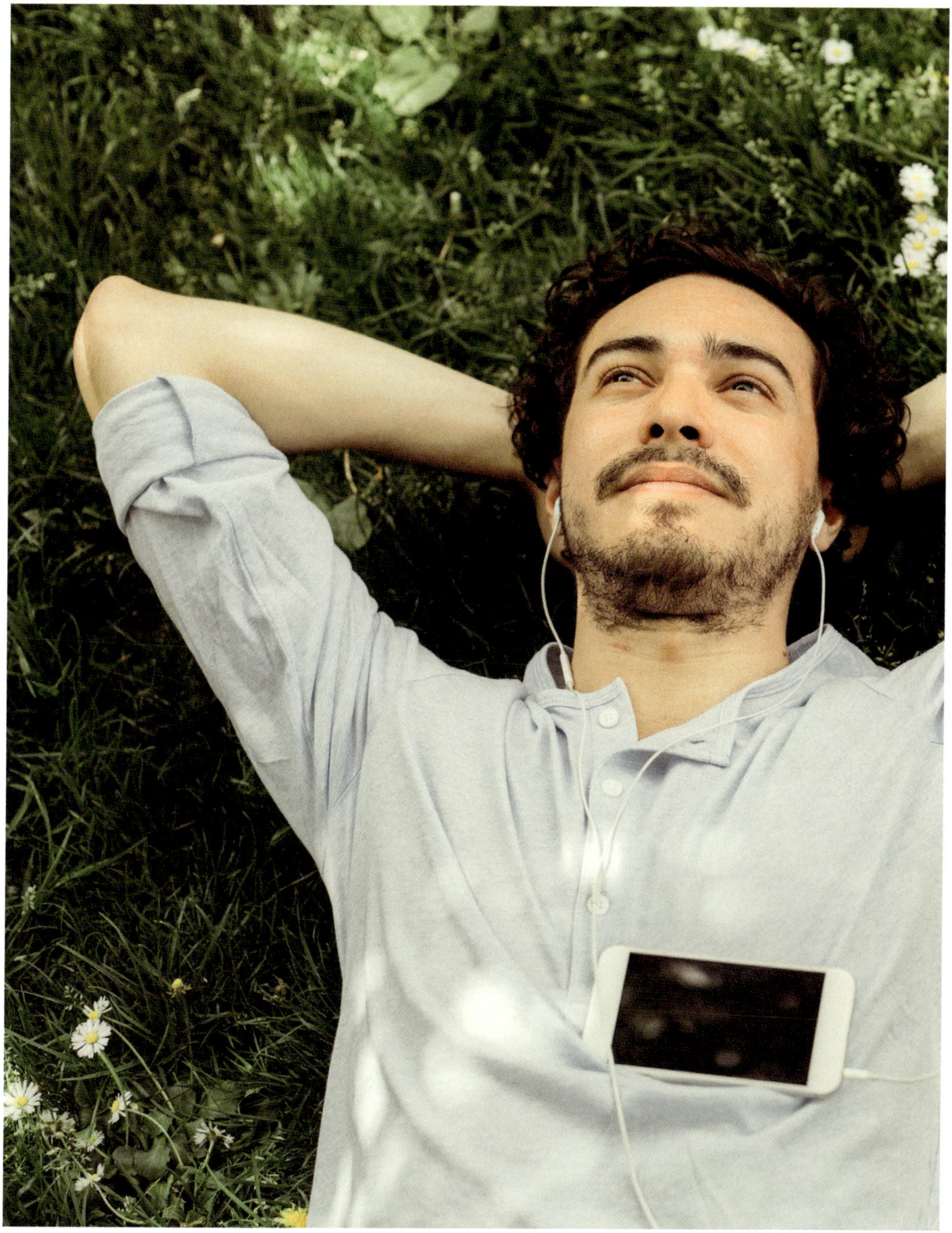

Weiter machen wie bisher? Oder jung bleiben, fitter, schlanker und gesünder werden? Es ist deine Entscheidung.

Wie hilfreich oder weniger hilfreich dein derzeitiger Lifestyle ist, erkennst du am besten, wenn du ein paar Jahre zurückblickst. Erinnerst du dich? Was hast du gewogen, wie hast du ausgesehen, wie gesund warst du damals, wie hast du dich damals gefühlt. Ein Beispiel: Hast du ein Foto von dir aus dem Jahr 2010? Vergleiche die Version von 2010 mit der von heute. Wie hat sich dein Gewicht verändert, deine Fitness, deine Gesundheit, deine Lebensenergie und dein Wohlbefinden?

Vielleicht kannst du den Unterschied konkret messen, zum Beispiel in Kilogramm auf der Waage. Womöglich ist auch die Liste der gesundheitlichen Zipperlein länger geworden. Der verspannte Nacken, der Rücken, die Gelenke, die Verdauung, Unverträglichkeiten, die Blutwerte ... Bist du körperlich fitter geworden seit der Zeit oder bist du heute eher weniger fit?

Wenn du die Veränderung greifen kannst, dann schreibe die Entwicklung doch ein-

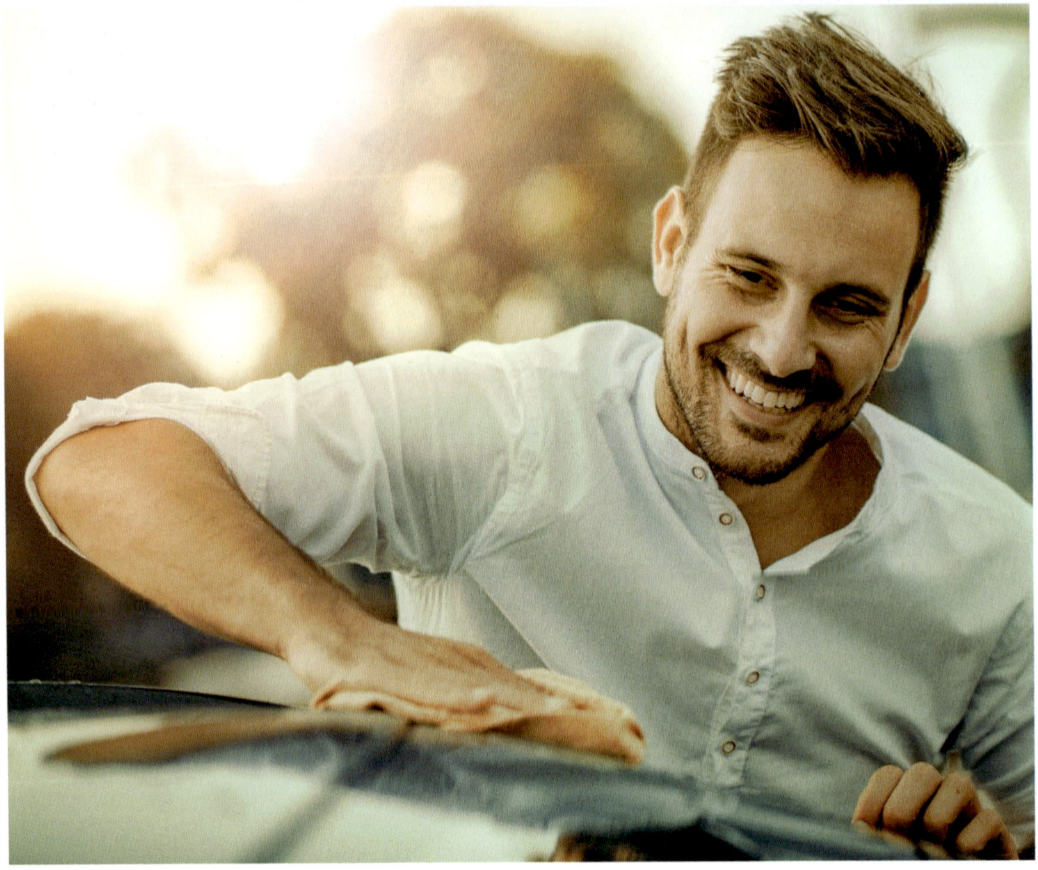

mal in die Zukunft fort. Wenn dein Lifestyle dich in den vergangenen fünf Jahren auf eine bestimmte Art verändert hat, wie wird eben dieser Lifestyle dich dann in noch einmal fünf Jahren verändern? Und dann in zehn, 15 oder 20 Jahren?

Wenn du deinen Lifestyle änderst

Ein Bekannter hat mir einmal erzählt, dass er heute, mit Mitte 40, zehn Kilogramm mehr auf die Waage bringt als noch mit Mitte 30. Ein Kilo pro Jahr, das war ihm gar nicht so sehr aufgefallen. Aber die Aussicht, mit Mitte 50 noch mal zehn Kilogramm mehr zu wiegen und mit 60 dann weitere zehn Kilos, das hat ihn doch ziemlich erschreckt. So hatte er das noch nie betrachtet. Und es war ja nicht das Gewicht allein. Gesundheitlich war auch das eine oder andere Thema dazugekommen. Die Veränderung der letzten Jahre bis heute, die hört ja nicht einfach auf. Sie setzt sich fort, solange sich dein Lifestyle in Bezug auf Ernährung, Bewegung, Entspannung, Schlaf und Denken nicht wesentlich ändert. Das nennt man dann gern »älter werden« – aber es gibt eine Alternative: jung bleiben!

Es gibt sie, die 50-, 60- und 70-Jährigen, die kerngesund sind, dabei topfit und ausgeglichen. Und das ist weder dem Zufall geschuldet noch guten Genen. Wir alle haben gute und weniger gute Gene und wir entscheiden über unsere Lebensweise, welche Gene zum Tragen kommen und welche wir ausschalten. Epigenetik ist der Name eines neuen Wissenschaftszweiges, der sich damit beschäftigt.

Stell dir vor, du würdest in den kommenden Wochen einige Gewohnheiten durch bessere ersetzen. Du würdest dich optimal ernähren und mit Lust und Freude nur noch die Dinge essen, die dir wirklich gut tun. Stell dir vor, du würdest fast täglich laufen, deine Muskeln trainieren und mehr im Stehen als im Sitzen arbeiten. Nehmen wir weiter an, du würdest lernen, dich auf Knopfdruck zu entspannen, täglich mindestens acht Stunden schlafen und die Welt als einen wundervollen Ort voller Möglichkeiten und Chancen begreifen. Du würdest also Schritt für Schritt die beste Version von dir erschaffen.

Wie aber sieht die beste Version von dir in 20 oder 30 Jahren aus? Ich habe ein solches Bild von mir im Kopf. Wenn ich die Augen schließe, dann sehe ich einen beweglichen und fröhlichen Mann mit wachen Augen, der im Park mit seinen Enkeln Fußball spielt. Das ist mein Bild von der besten Version von mir in 20 Jahren. Es geht mir nicht um den makellosen Körper, ein faltenfreies Gesicht und ewiges Leben. Wichtig ist, in den Spiegel zu schauen und sich zu 100 Prozent wohlzufühlen in seinem Körper. Das Ziel ist es, sein Leben lang gesund zu bleiben, beweglich und fit,

◀ Wenn du nur ein einziges Auto im Leben haben würdest, du würdest es pflegen, oder? Wie gehst du mit deinem Körper um?

frei von körperlichen Einschränkungen, gelassen, neugierig, aufgeschlossen und fröhlich. So sieht mein Bild von der besten Version von mir in 20 oder 30 Jahren aus, und dieses Bild treibt mich heute an, die beste Version von mir zu erschaffen. Und zwar jetzt.

Wenn du dein Ziel erreicht hast

Vor mehr als einem Jahr hat mir Nick vier Fotos von sich geschickt. Auf zwei Bildern sieht man einen deutlich übergewichtigen Mann mit einem runden Gesicht. Sympathisch, gemütlich, aber alles andere als fit und gesund. Die zwei anderen Bilder zeigen einen smarten, schlanken, topfitten Typen, der aussieht, als käme er vom Tennisplatz. Dazwischen liegen nur etwas mehr als zwölf Monate. Wenn man die Bilder von Nick vergleicht, glaubt man, zwei verschiedene Menschen zu sehen, so extrem ist der Unterschied zwischen vorher und nachher.

Und jetzt, da Nick die beste Version erschaffen hat, die er sich zwölf Monate zuvor vorstellen konnte? Ich habe ihn gefragt: »Und was jetzt, Nick?« Seine Antwort: »Ich möchte im Frühjahr einen Halbmarathon laufen. Natürlich unter zwei Stunden. Und etwas breitere Schultern und kräftigere Oberarme, das wäre klasse.« Nick hat längst schon eine Vorstellung von seiner nächsten besten Version. Er hat jeden Tag in den vergangenen zwölf Monaten mit Spaß und Freude an sich gearbeitet. Warum sollte er damit aufhören? Heute realisiert er einen Traum, den er sich vor zwölf Monaten noch gar nicht vorstellen konnte. Und er wird auch dieses Ziel erreichen. Und dann? Mal sehen. Mach deine Träume gern noch etwas größer. Gibt es etwas, das du dir heute noch gar nicht vorstellen kannst? Was wäre das?

DER EINZIGE KÖRPER, DEN DU JEMALS HABEN WIRST

Stell dir vor, es ist dein 18. Geburtstag. Du hast ausgeschlafen, geduscht und kommst zum Frühstück in die Küche. Am Tisch sitzen deine Eltern. »Setz dich doch mal hin«, sagt dein Vater. Auf dem Tisch liegt ein Umschlag. »Die Mama und ich, wir haben da was für dich«, meint dein Vater und schiebt den Umschlag zu dir rüber. »Was ist das?«, fragst du. »Mach mal auf.« Du öffnest also den Umschlag und findest darin einen Schlüssel. Einen Autoschlüssel. »Was ist das?« »Schau doch mal aus dem Fenster.« Du springst auf, schaust aus dem Fenster und da steht ein Auto. Du bist völlig platt. Als du gerade deine Eltern umarmen willst, fährt dein Vater fort: »Setz dich noch mal einen Augenblick hin, bitte. Wir haben dir noch etwas zu sagen. Das Auto da draußen gehört dir. Es ist deins, und es ist das einzige Auto, das du jemals haben wirst!«

Du schluckst kurz, brauchst einen Augenblick, bis du begreifst, was dein Vater gerade gesagt hat. Das einzige Auto, das du jemals haben wirst. In diesem Augenblick triffst du eine Entscheidung: »Ich werde mich um dieses Auto kümmern wie um mich selbst. Ich werde es beschützen, pflegen, warten, reparieren, vielleicht aufmotzen, tunen, es zu meinem ganz besonderen, ganz eigenen Auto machen. Dieses Auto und ich, wir gehören jetzt zusammen. Wir werden gemeinsam Abenteuer bestehen, Dinge erledigen, die erledigt werden müssen, und Spaß haben. Leben halt.«

Genauso wie in diesem Beispiel haben deine Eltern dir am Tage deiner Geburt etwas Einzigartiges geschenkt, und zwar den einzigen Körper, den du jemals haben wirst. Du kannst ihn verheizen, vernachlässigen und missbrauchen. Oder du kannst auf ihn achtgeben, ihn pflegen, warten, ihn tunen und aufmotzen. Ihn zu dem Körper machen, mit dem du gern und mit Spaß die Dinge erledigst, die getan werden müssen, mit dem du voller Freude Abenteuer bestehst, Spaß hast und dein Leben teilst.

Dein Körper ist der einzige, den du jemals haben wirst.

Es spielt keine Rolle, wann du dich entscheidest, dich um dein Auto zu kümmern. Es ist auch egal, in welchem Zustand es gerade ist. Du kannst es jederzeit in Schuss bringen, den Motor verbessern und dafür sorgen, dass es besser läuft und besser dasteht als je zuvor. Für dich und deinen Körper gilt genau das Gleiche: Erschaffe die beste Version von dir!

ZUM AUSFÜLLEN

Auf den folgenden Seiten kannst du die Punkte, die auf dem Weg zur besten Version von dir selbst besonders wichtig sind, notieren.

Dein Ziel: die beste Version von dir!

Beschreibe das Bild von der besten Version von dir. Die Szene, in der du dich siehst, wenn du dein Ziel erreicht hast:

- Wo ist das?
- Welche Kleidung trägst du?
- Was tust du?
- Wie siehst du aus?

Alternativ kannst du auch ein Bild einkleben, das all das für dich zeigt. Beschreibe, wie du dich nun fühlst. Finde eine konkrete Formulierung für dein Ziel nach dem Beispiel von Seite 105.

DEIN PERSÖNLICHES LIFESTYLE-DIAGRAMM

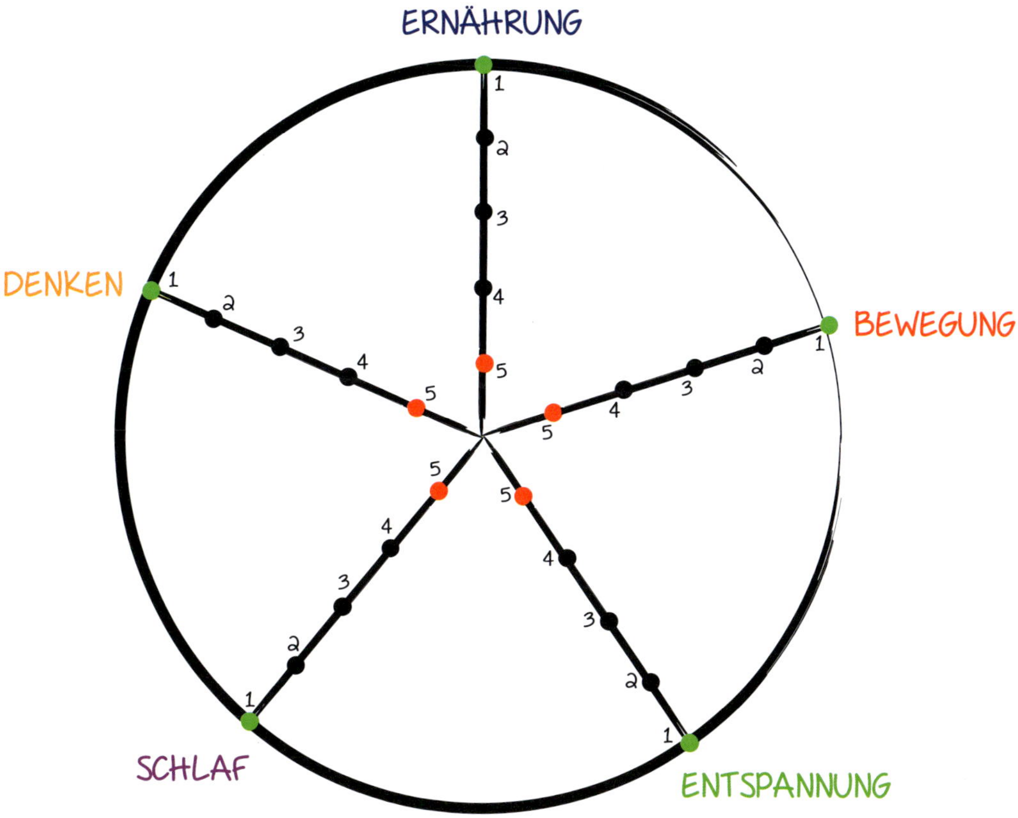

Dein persönliches Lifestyle-Diagramm am ______________________________

Was möchte ich besser machen?

Ab Seite 30 hast du deine Gewohnheiten bestimmt. Hier kannst du noch einmal festhalten, was du in Zukunft alles besser machen willst.

Bessere Gewohnheiten im Bereich Ernährung

____

____

Bessere Gewohnheiten im Bereich Bewegung und Sport

____

____

Bessere Gewohnheiten im Bereich Entspannung und Stressmanagement

____

____

Bessere Gewohnheiten im Bereich Schlaf

____

____

Bessere Gewohnheiten im Bereich Denken

____

____

Meine neuen Gewohnheiten

In dieser Reihenfolge gehe ich meine neuen Gewohnheiten an. Eine nach der anderen!

1. ______________________________

____

2. ______________________________

____

3. ______________________________

____

4. ______________________________

____

5. ______________________________

____

6. ______________________________

____

7. ______________________________

____

8. ______________________________

____

SACHREGISTER

BILDNACHWEIS

S. 8–9 shutterstock/Africa Studio, S. 10 shutterstock/Luna Vandorne, S. 12 shutterstock/lucarista, S. 13 shutterstock/vertu, S. 14 shutterstock/aasige, S. 16 shutterstock/Syda Productions, S. 17 shutterstock/Giorgio1978, S. 19 Max Mucke, S. 20 iStock/violet-blue, S. 24 iStock/ laflor, S. 27 iStock/technotr, S. 31 iStock/Elena_Danileiko, S. 33 iStock/bit245, S. 34 iStock/JulijaDmitrejeva, S. 35 iStock/margouilatphotos, S. 39 shutterstock/MaraZe, S. 41 iStock/svetikd, S. 44 iStock/Nastco, S. 47 iStock/nd3000, S. 48 iStock/Sebastian Kaulitzki, S. 51, 75 iStock/PeopleImages, S. 54 iStock/Ridofranz, S. 59, 60 iStock/Yuri_Arcurs, S. 66 iStock/Finkes, S. 68 iStock/Ridofranz, S. 71 iStock/swissmediavision, S. 76 iStock/kali9, S. 78 iStock/flyparade, S. 82 iStock/DGLimages, S. 84–85 iStock/peopleImages, S. 96–97 iStock/jacoblund, S. 103 iStock/fotomania_17, S. 117 iStock/vgajic, S. 121 iStock/petrunjela, S. 127 iStock/nd3000, S. 134 iStock/Magone, S. 143 iStock/g-stockstudio, S. 144–145 iStock/vacjic, S. 146 iStock/dcdp, S. 148 iStock/SIphotography, S. 150 shutterstock/STUDIO GRAND OUEST, S. 151 shutterstock/gpointstudio, S. 153 iStock/simone, S. 154 shutterstock/Kuglov_Orda, S. 157 shutterstock/Syda Productions, S. 159 iStock/Martin Dimitrov, S. 160 iStock/Ivanko_Brnjakovic

ÜBER DEN AUTOR

Ralf Bohlmann ist heute 53 Jahre alt und gehört zu Deutschlands beliebtesten Podcastern für Gesundheit, Fitness und Ernährung mit mehr als zwei Millionen Downloads. Er ist zertifizierter Coach und Kommunikationstrainer. Vor der Gründung seines Podcasts »Erschaffe die beste Version von dir« war er 20 Jahre IT-Unternehmer. Zudem hat er über 20 Jahre lang Leistungssport betrieben und war mit 50 Jahren einer der besten Marathonläufer seiner Altersklasse in Deutschland. Der Vater von drei Töchtern beschäftigt sich seit mehr als zehn Jahren mit dem optimalen Lebensstil für Gesundheit, Fitness und Vitalität. Diesen Lifestyle lebt er heute und beschreibt ihn in seinem Buch. Dabei bringt er all seine Erfahrungen als Unternehmer, Sportler und Familienvater ein. Ralf Bohlmann arbeitet als Autor und Lifecoach und ist Inspiration und Vorbild für Menschen, die die beste Version von sich erschaffen wollen: schlank, stark, kerngesund, topfit und voller Energie und Lebensfreude.

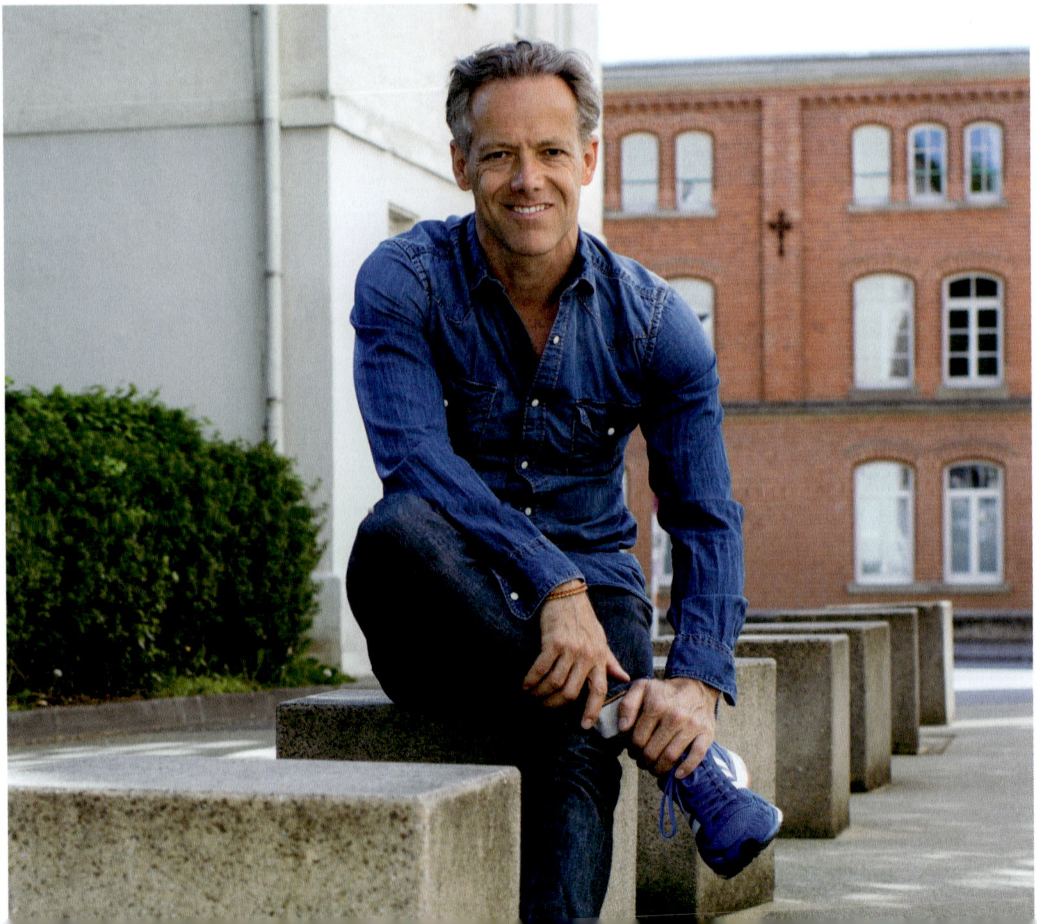

DANK

Es gibt ziemlich vieles, für das ich dankbar sein darf – und bin. Meine bisher unerschütterliche Gesundheit kommt mir da gleich in den Sinn und die fällt, wie ich natürlich weiß, nicht (nur) vom Himmel. Auch die Art, wie ich denke, spielt eine Rolle und meine Dankbarkeit ist ein Teil davon.

Ich empfinde große Dankbarkeit gegenüber meinen Eltern. Zwei wundervolle Menschen, die auf kein leichtes, aber auf ein erfülltes Leben zurückblicken. Meine Mutter ist stark und verletzlich zugleich, fürsorglich und liebevoll. Meine weiche Seite habe ich von ihr. Mein Vater ist das einzige Vorbild, das ich jemals hatte. Seine Neugier, seinen Mut, seine Stärke und seine Beharrlichkeit bewundere ich bis zum heutigen Tag. Ich habe drei großartige Geschwister, auf die ich mich blind verlassen kann und die ich weit mehr schätze und bewundere als sie ahnen. Meine Frau ist ein Geschenk. Sie unterstützt mich ohne Wenn und Aber, gibt mir Liebe und Geborgenheit und inspiriert mich jeden Tag aufs Neue. Und ich habe drei großartige Töchter, die ich dabei beobachten darf, wie sie diese Welt für sich erobern. Ich habe gute Gründe, dankbar zu sein, und mein Dank dafür richtet sich an etwas, für das ich keinen Namen habe und keinen Namen brauche.

Mein ganz persönlicher Dank gilt Herrn Dr. Ulrich Strunz. Sein Buch *Frohmedizin* hat vor Jahren den Anstoß dafür gegeben, meine Idee von der besten Version von mir selbst zu erschaffen. Seine Bücher und Tausende Artikel aus seiner Feder haben ein neues, modernes Verständnis von Medizin und Gesundheit geprägt und mich motiviert, Menschen auf diesem Gebiet zu unterstützen und zu begleiten. Ohne sein unermüdliches Schaffen würde es auch dieses Buch nicht geben.

Last but not least danke ich den Hörern meines Podcasts »Erschaffe die beste Version von dir«, die mir in Hunderten von E-Mails das Gefühl gegeben haben, dass ich auf dem richtigen Weg bin und dass es sich lohnt, ihn weiterzugehen.

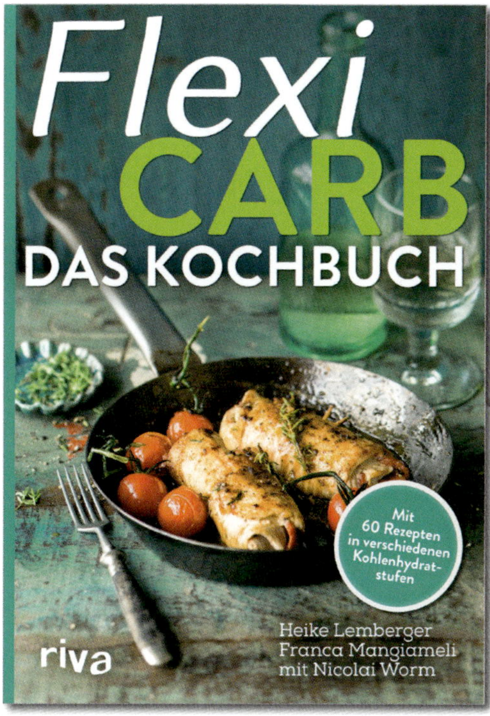

Auch als **E-Book** erhältlich

224 Seiten
19,99 € (D) | 20,60 € (A)
ISBN 978-3-86883-632-5

Heike Lemberger
Franca Mangiameli
mit Nicolai Worm

Flexi-Carb – Das Kochbuch

Mit 60 Rezepten in verschiedenen Kohlenhydratstufen

Das *Flexi-Carb-Kochbuch* zeigt Ihnen, wie die kohlenhydratangepasste Mittelmeerküche im Alltag funktioniert. Von A wie Artischocke bis Z wie Zitrone stellen Heike Lemberger und Franca Mangiameli die wichtigsten und wirkungsvollsten Zutaten einer modernen mediterranen Ernährung vor und packen diese in 60 leckere und schnelle Rezepte für Frühstück, Hauptmahlzeiten und Snacks. Alle Gerichte gibt es in unterschiedlichen Kohlenhydrat- und Kalorienstufen: Ob Büromensch, Hobbysportler oder Bewegungsfreak, ob ein paar Kilos abnehmen, gesund bleiben oder fitter werden – für jedes persönliche Ziel bietet Flexi-Carb die richtige Strategie. Der Lebensstil-Check verrät, welcher Flexi-Carb-Typ Sie sind. Der Wochenplan, die passende Einkaufsliste sowie viele praktische Tipps für zu Hause verhelfen zu einem schnellen Start in ein neues, mediterranes Lebensgefühl mit viel Spaß, Geschmack und ganz ohne Verzicht auf Genuss.

riva

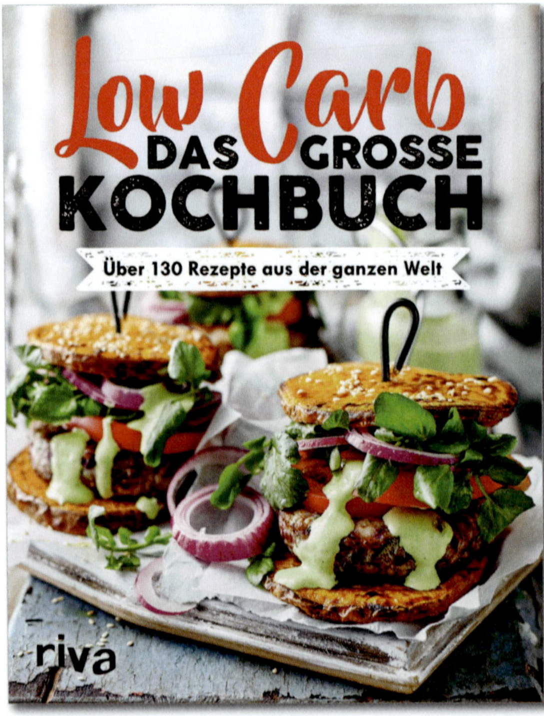

Auch als **E-Book** erhältlich

240 Seiten
19,99 € (D) | 20,60 € (A)
ISBN 978-3-7423-0329-5

Low Carb. Das große Kochbuch

Über 130 Rezepte aus der ganzen Welt

Bei der Low-Carb-Ernährung reduziert man die Kohlenhydratzufuhr, um starke Schwankungen beim Blutzuckerspiegel zu vermeiden und abzunehmen. Dass Sie dabei keinesfalls auf großartigen Geschmack und außergewöhnliche Mahlzeiten verzichten müssen, zeigen die raffinierten und abwechslungsreichen Rezepte in diesem Buch. Zum Mittagessen gibt es beispielsweise einen Salat mit Lammfilet und Spinatpesto-Dressing oder Blumenkohl-Burger – diese Rezepte sind auch optimal zum Mitnehmen und für unterwegs geeignet. Abends kommen etwas aufwendigere Gerichte wie Fischsuppe, spanischer Huhn-Chorizo-Eintopf oder Pizza mit Brokkoliboden auf den Tisch. Zum Snacken zwischendurch gibt es zuckerfreie Kokos-Schoko-Riegel, Erdnussbutterkekse oder Parmesan-Cracker. Die Rezepte wie zum Beispiel die überbackenen Auberginen griechischer Art oder der vietnamesische Garnelensalat stammen aus der ganzen Welt. Mit diesen Gerichten können Sie genussvoll abnehmen.

riva